Nature Therapy for 365 Days

# 365일 자연치유

고운실 지음

BOOK STAR

# 저자의 말

누군가 그랬다!

서툰 처음을 경험하지 않은 사람은 아무도 없다고!

깊이 생각하면 할수록 어느 것 하나 뚜렷하게 아는 게 없었던 나에게 다가온 이가 있었으니 그 이름은 자연이었다! 자연은 끊임없이 인간에게 영향을 미친다. 그 중 중요한 요소가 사계절의 변화이다. 외부적 활동이 생겨나고, 번성하고, 양육하고, 수그러지고 응축되는 일련의 과정이 사계절의 기운 바람風·열熱·습濕·건조燥·차가운寒 기운과 다를 바가 없으며 이는 인체에도 같은 영향을 미친다.

작년 봄에 연초록 싹을 피우더니 올봄도 어김없이 피어난 싹은 먹을거리를 허락하였다. 사계절에 따라서 늘 변하며 말없이 약속을 지키며, 목·화·토·금·수라는 오행의 기운의 움직임을 알기까지 난 무매했었다.

이 책을 쓰게 된 이유는 나로부터다.

나에게 그리움을 준 그리움의 향香이 있다.

밭에서 일만 열심히 했던 우리 어머니 현 여사님의 땀 냄새!

5년 전 내 생일날 하늘의 부름을 받고 눈을 감았다. 그리고 어머니는 내게 짙은 향수를 남겼다. 가시기 전의 일이다. 온전치 않은 정신으로 제주의 거친 땅에 파릇하게 돋아난 당근 잎을 풀인가 하고 뽑아내는 걸 보며, 우리 올캐는 원예치유를 한다며 시어머니를 안쓰럽게 안아 주던 어여쁜 며느리가 있었다면, 그러나 그 기억이 온전치 않은 시간이 더디게 가길 바라는 남동생의 가슴 저린 토닥거림을 전화기 너머로만 들어야 했던 나였다.

어머니가 그랬었다!

저 텃밭에 저 푸른 것들이 있어 자식들 입으로 들어가는 모든 것을 감당하니 오늘도 나는 부지런히 눈을 마주치고 돌봐 주면 된다고 하셨던 어머니. 내가 좋아하는 음식, 내가 싫어하는 음식, 내가 좋아하는 취미, 내가 싫어하는 생각과 행동 안에 문제가 있었음을 몰랐기에 더 그리운 어머니.

어머니와 나의 관계, 그 안에 나의 마음이 동했던 모든 것은 어릴 적 내가 앓았던 아토피를 치료하려고 나병환자분들이 집중 치료를 받았던 병원에 가던 기억이…, 날 그리움의 향기가 되어 잡아 이끈다.

50년 전만 해도 아무 정보가 없었고, 별다른 치료법이 없었다. 내 몸은 온통 발진으로 가득했고 어머니는 쑥을 뜯어다 밤마다 물을 끓였다. 부엌에서 목욕을 하고 있으면 동네 할머니들이 구경 삼아 나들이 오곤 했다. 나를 위한 걱정인데 난 가려움 때문에 참 많이도 화를 내고 짜증을 내곤 했었다.

그뿐이 아니다. 내가 아픈 게 신병이라며 굿도 하고 무당집 들락거림도 몇 번인지 모른다. 쌀로 내 얼굴을 뿌리면 어머니는 우리 딸만 낳을 수 있다면 간절함이 있었는데 난 그때마다 신경질 내는 것이 일상이었다.

할머니 역시 무당은 안 된다고 하시며 한 달에 두 번씩 나를 절로 데리고 갔다. 절을 시키곤 불상에 돈을 넣으며 제발 우리 큰년큰손주라는 제주 방언 좋아지게 해 달라고 엎드려 빌 때 나는 절 마당에서 향내를 맡으며 한참을 기다리곤 했다.

지금은 목회를 하는 남동생이 교회를 나가면서 무당과 절은 그만뒀지만 여전한 아토피는 나를 열熱이라는 문제로 힘들게 했던 질병이다. 그 원인이 음식에서 시작되었다는 것을 어머니가 알아내곤, 어느 날부터인가 좋은 채소를 기르느라 밭일을 더 열심히 하셨다.

소화가 안 되거나 못하는 영양소가 대장과 만나면 유해균의 증식으로 몸의 내벽을 타고 돌게 되면 혈액이 끈적임이 시작된다. 드러나는 증상이 어쩌면 보이지는 않지만 몸은 힘이 들어진다. 다양한 약물, 수술, 방사선 등으로 급성 질병은 효과가 있는 것도 사실이다.

하지만 필자처럼 아토피나 두통에 시달렸던 경험이 있는 사람은 질병으로부터 스스로 건강 증진을 도모할 수 있는 방법들을 원인에서 찾아나가야 한다. 계절에 따라서 음식, 음주, 사는 공간, 성생활, 감정, 임신과 출산을 통한 아이들, 수면, 말하는 법, 목욕법 등이 수명과 관계가 깊다. 증상이 열 가지면 열 가지 약을 쓰고 열 가지 치료법을 쓴다.

이에 비해 현대의학은 겉으로 드러나는 증상을 없애려는 대증요법을 취한다. 치료 방법 또한 병의 가짓수만큼이나 다양하지만 약물, 수술, 방사선, 물리치료 등 병의 근본 원인을 무시하고 드나드는 질병을 치료하다 보면 때론 병원 투어가 되어 간다. 필자 역시 투어 아닌 투어를 했었다. 지금 와서 생각해 보면 수없이 먹었던 아토피약과 두통약이, 그때는 그 약이 아니면 죽을 듯 아팠는데 지금은 약을 먹지 않고도 잘 살아내고 있다.

우리에게 다양한 형태로 존재하며 다가오는 365일 자연치유는 내게 무엇이 닥쳤을 때 하려고 하면 늦다. 장마철이면 대비해야 하는 폭우, 늦여름이면 부지런히 다녀가는 태풍, 겨울이면 눈사태 등을 미리미리 준비했던 상황을 기억한다면 우리에게 맞는 적절한 방법을 선택하는 것이 좋을 것이다.

물론 모든 질병과 상황에 대해 자연치유가 적합한 것은 아니다. 우리 주변에는 전문적인 의료 조언을 해 줄 전문가들이 있음도 명심해야 한다. 그렇다고 자연치유가 한의학, 민간요법과 동등하지도 않다.

무엇보다 '365일 자연치유'는 나를 포함 주변인과 함께 건강해지는 것이다. 안전하고 효과적인 결과를 위해 의학적인 지식, 생활 습관, 식이요법, 운동, 충분한 수면을 통해 개선의 여지가 수반되었을 때 적극적으로 활용한다면 건강과 웰빙에 긍정적인 영향을 미칠 것이다.

어쩌면 그 중심에 질병마다 솔루션 하나하나를 통해 자연치유 실천가로서 내가 있어야 한다고 생각한다면 모두를 위한 치유가 되리라 본다. 그리고 자연치유를 실천함으로 인해 많은 사람이 건강해지기를 바란다.

365일 자연치유는 경험치가 지혜화化되어야 하는 경우도 있고, 사람을 어떤 시선에서 바라보고 어떻게 살아가야 할지에 대한 메시지를 스스로 찾아야 한다고 볼 수 있다. 그래서 이 책이 대안이 되었으면 하는 마음도 가져 본다.

노트북을 덮고 건너편 초등학교 담장에 그려진 아이들 그림이 나를 이끈다. 무엇보다 이 책을 쓰는 내내 많은 것을 배웠기에 고개도 수그러들게 한다. 특히 이 책에는 많은 분의 저서와 자료가 인용되어 집필에 도움이 되었기에 감사 인사를 전한다. 하지만 적절하게 인용되지 못한 부분이 있고, 내 생각과 글에 인용한 부분이 혹시 오류가 있다면 미안함을 전한다.

그럼에도 불구하고 내가 알고 있는 것을 적절히 피력할 수 있도록 도와주신 광문각 박정태 회장님, 편집을 맡아 수고해 준 선생님께도 감사 드린다. 아울러 미숙한 내 강의를 줌을 통하여 들어야 했던 위드 코로나 때도 애프터 코로나 때도 경청해 주었던 보건복지, 자연치유, 메디컬 비지니스 선생님들! 전공 선생님들에게 다시 한번 감사의 마음을 전하는 바이다.

이 책을 통해 내 삶의 든든한 기둥이었던 어머니와 그 어머니를 돌봤던 우리 올케, 남동생, 사랑하는 가족 모두가 그립고 고마운 날이다. 이 감사가 살아가는 동안 행복과 편안함이고 싶다. 그러기에 떨리는 설렘을 공유하며 두팔을 벌려 나를 안아본다.

이제 《365일 자연치유》가 세상으로 발을 내디딘다!

2024년 9월

# 추천사

힐링 열풍이 거세게 불고 있죠. 힐링의 바람은 휴식, 명상, 예술 등의 다양한 활동을 포함하는 것 같습니다. 최근 저에게도 스트레스와 피로가 겹쳐 호흡을 고르거나 건너편 한의원에서 침을 맞거나 잠시 휴식을 취하면 좋아지곤 했습니다.

우리 사회에 치유가 유행하고 있는 것은 질병에 대한 접근 방식이 침습적이지 않고 비침습적이어야 한다는 사고방식과 관련됩니다. 그래서 심리적 안정과 휴식을 찾는 힐링의 수단으로 자연치유가 부상하고 있는 것 같습니다. 경제 성장과 과학의 발달로 이전에는 의료가 주로 질병의 치료에 주안점을 두었다면, 지금은 오히려 건강의 유지를 위한 케어가 관심사인 것 같습니다.

자연치유는 봉사와 기부에서도 시작된다고 봅니다. 따라서 사회적 연결 부족과 고립감은 자연치유 열풍 배경 중 하나가 아닌가 하는 생각이 듭니다. 우리 대한민국사회공헌재단이 20세 미만 어린 암환자의 심리적 치유를 돕기 위해 맞춤형 가발을 무상으로 제공하는 "어.머.나"는 '머리카락 25cm 나눔을 하는 아름다운 희망'과 사회복지 지원이나 ESG 활동이 그 예입니다. 사회적 상호작용과 책임감 등의 행동들은 행복한 사회적 연결과 삶의 만족도를 높이는 전반적인 웰빙에 긍정적인 영향을 미칠 수 있다는 생각이 듭니다.

고운실 박사가 말하는 어깨 통증을 감정으로 다스려 보고, 탈모를 체질경영의 필요성을 말하고, 치매의 안녕을 알아가는 《365일 자연치유》가 많은 분에게 일상의 희망이 되었으면 합니다. 본서를 출판하게 됨을 진심으로 축하합니다.

북한산 자락의 경복궁을 바라보며
대한민국 사회공헌 재단 이사장 **김영배**

우리 인체가 피부 노화를 거쳐 감각 기관의 대사 활성의 감소가 되어 가면서 신경 계통이나 면역 체계에 이상이 오는 것을 알 수 있습니다. 예전에 중국에서는 《황제내경黃帝內經》, 《상한론傷寒論》, 《신농본초경神農本草經》을 통하여 건강의 중요성을 말했습니다. 도교와 유교에서는 섭생과 양생법을 엄격히 하고 적당한 방사, 간단한 식사, 새로운 것을 받아들이고 묵은 것을 내보내는 호흡법, 영양분을 섭취하여 피를 보충하게 하는 법을 알리기도 했습니다. 그러나 우리는 그것을 등한시하고 살았다는 것을 《365일 자연치유》를 통해 알게 되었습니다.

《365일 자연치유》를 읽으면서 현대인들의 고민을 쉽게 따라 할 수 있는 솔루션과, 실천할 수 있는 생활요법을 통해 마음의 조화를 강조하여 독자들에게 다양한 건강 팁을 제공한 것 같습니다. 자연치유를 다양한 각도에서 다루었기에 독자들에게 유익한 정보를 전달할 수 있을 것 같습니다.

현) 푸드투데이 & 뉴스인 미디어 논설위원
전) 식약처 대전·광주·대구·부산 지방청장
공학박사 **김진수**

나이가 들어가니까 누군가가 하나하나 고쳐가면서 살아가야 한다고 했습니다. 저도 허리 협착증 시술을 하여 지팡이를 짚고 다닐 무렵입니다. 다산콜재단과 사회공헌재단이 협력하여 저개발국 학생들의 정보 격차를 해소하는데 기여하고자 '몽골 새활용 컴퓨터 정보도서관 조성사업'을 시작하면서 함께 일하게 된 자연치유연구소 고운실 교수를 알게 되었습니다.

고운실 교수님이 많은 사람에게 건강한 일상과 자연치유의 중요성을 알리고 계시다는 것을 알고 있긴 했지만, 허리 아픈 원인 여러 가지를 동·서양적으로 알기 쉽게 설명해 주셨습니다. 그리고 테이핑 요법을 해 주셨는데, 의료보조용구인 복대보다 한결 편안하였고 마치 갑옷을 두른 것처럼 허리가 든든하게 걷기가 훨씬 수월해지는 느낌이었습니다. 처음엔 일주일에 한 번씩 받으면서 걷기가 편해지자 지팡이를 놓을 수 있었고, 차차 간격을 늘려서 꾸준히 받다 보니 어느새 자연스럽게 걸을 수 있게 되었습니다.

그 덕분에 몽골 시골 학교까지 드넓은 초원을 차로 10시간이나 달려가야 하는 먼 길에도 허리가 조금도 불편하지 않았고, 해맑은 얼굴로 반겨 주는 몽골 학생들에게 무사히 컴퓨터를 기증하고 다녀올 수 있었습니다. 그러므로 이 책의 출판 소식을 접하면서 남다른 감회로 읽어 보았는데, 건강한 일상을 위한 자연치유 요법의 실천에 대한 내용뿐만 아니라 그 원리까지 소상히 밝혀 주고 있어서 앞으로 내가 또다시 병원 신세를 지지 않으려면 평소 건강 관리를 어떻게 해야 하는지 체계적으로 이해할 수 있었습니다. 저자는 부천시 걷기협회 회장으로서 올바로 걷는 방법과 걷기 운동의 중요성을 알려주고 있는데, 이는 내 허리가 아파 보고 나아 본 경험으로도 자신 있게 증언하고 권하고 싶은 내용이기도 합니다.

서울특별시 120다산콜재단 이사장 **이이재**

《365일 자연치유》는 바쁜 일상에서 건강과 행복을 찾는 방법을 제시합니다. 이 책을 통해 다양한 명상 종류와 자연치유요법을 알게 되었으며, 저자는 일상에서 생기는 통증들을 자연치유법으로 해결할 수 있도록 도와줍니다. 독자들이 매일 조금씩 건강한 습관을 형성할 수 있도록 실천 가능한 팁과 조언이 담겨 있어, 몸과 마음의 균형을 찾고자 하는 분들에게 유익할 것입니다.

서울시의회 교육위원장으로서, 자연치유의 원리와 방법은 학생들과 교직원들이 건강한 생활 습관을 형성하는 데 큰 도움이 되리라 믿습니다. 그 이유는 급속한 시대 변화에 따라 교육 현장에서도 적용할 수 있는 쉬운 해석으로 풀어 주어서 감사드립니다. 본서가 단순한 건강 서적을 넘어 삶의 질을 높이는 데 중요한 역할을 할 것입니다. 이 책을 통해 많은 분이 자연치유력을 경험하고, 건강하고 행복한 삶을 누리시길 바랍니다.

서울시의회 교육위원장 **박상혁**

제가 건강에 관심이 생기고 그 중요성을 인지할 무렵 고운실 교수를 알게 되었습니다. 탈모나 두통에 대해 제가 모르던 건강 상식과 다양한 동·서양 지식을 설명해 줄 때는 진지하고, 아주 열정적으로 설명을 해 줍니다.

이 책에 담아낸 내용을 보면 휴식을 취하고 싶을때 의식적 반응을 통한 명상, 식물의 마법사 향, 자유로운 영혼 색色은 예술을 즐기는 사람들에게도 큰 영감을 줄 것이라고 생각됩니다. 저자는 풍부한 경험과 깊은 통찰력을 바탕으로, 독자들이 일상에서 쉽게 실천할 수 있는 실용적인 팁과 자연치유법을 체계적으로 정리하여 심리적 안정과 행복감을 강조하였기에, 《365일 자연치유》를 추천합니다.

부천문화재단 대표 **한병환**

이주 노동자들은 종종 비용이 효율적이고 언어 장벽이 없는 자기 관리 치유 방법을 필요로 합니다. "질병의 이해와 자연치유 솔루션"이라는 섹션은 바로 이러한 요구에 부합합니다. 이 섹션에서는 스트레스 해소와 심리적 안정에 도움이 되는 정신 건강 개선, 과다한 노동으로 인한 신체적 피로를 줄일 수 있는 효과적인 방법 등을 다루고 있습니다. 이러한 저비용 고효율의 자연치유 방법은 이주 노동자들의 건강과 인권을 보호하는 데 도움이 될 뿐만 아니라, 지속 가능한 발전과 더불어 사는 세상을 실현하는 데도 기여합니다. 이 책은 다양한 이주 배경을 가진 사람들에게 희망과 영감을 줄 수 있는 귀중한 자료입니다. 이 실용적인 조언을 통해 우리 자신과 주변 사람들을 돌보는 방법을 발견할 수 있을 것입니다.

사) 모두를 위한 이주인권문화센터 대표 **고기복**

《365일 자연치유》는 우리 몸이 원초부터 지니고 있는 자연치유력을 일깨워 주는 책입니다. 이 책을 통해 학생들은 자연의 힘을 배우고, 자기 관리 방법과 자기 돌봄에 대한 이해를 높일 수 있습니다. 아울러 왜 자연치유를 이해하고 실천해야 하는지, 그리고 질병의 본질과 그에 따른 자연치유 방법을 깊이 있게 탐구할 수 있습니다. 생활 속에서 실천할 수 있는 다양한 요법을 통해 공부하느라 힘들고 지친 학생들은 스스로 건강을 지키고 회복할 수 있는 길을 제시받을 수 있습니다. 이 책은 진정한 치료제는 우리 몸 안에 있다는 믿음 아래, 자연과 조화롭게 살아가는 방법을 배우고 싶은 모든 이에게 자연의 힘을 담아 추천합니다.

전) 평택교육지원청 교육장 **김기연**

저는 대한민국 최초의 만다라 화가이자 국제 명인으로서, 고운실 박사님의 치유서를 추천하게 되어 매우 기쁩니다. 제가 하는 예술은 감정을 표현하고, 자기 성찰을 통해 자존감을 높이는 데 효과적이고, 스트레스를 감소시킵니다. 아울러 창의력과 문제 해결 능력 향상은 두뇌를 활성화 시키기도 하죠. 사회적 연결을 하기고 하고, 외로움을 줄이기 때문에 신체 건강활동에도 영향을 미칠 수 있습니다. 제 그림을 통해서 '영혼의 가출, 기억의 지우개'를 '치매'로 설명한 부분같은 경우가 예술과 건강의 중요성을 설명한 섬세함은 사람을 대하는 방법을 피력했습니다. 본서를 읽으면서 박사님의 따뜻한 마음과 진심 어린 조언이 담겨 있어, 많은 사람들에게 예술같은 혼백魂魄이 도움이 될 것이라 믿기에 꼭 읽어보시길 두손 모아 봅니다.

만다라 세계 명인 **김경호**

# Contents

# 제II장  질병의 이해와 자연치유 솔루션! ································· 113

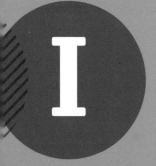

# I

# 왜(why)
# 자연치유를
# 알아야 하는가?

우리가 살아가면서 자연에서 영감을 얻고 자연을 닮으라고 하는데 학교에서는 그런 걸 배우지 못한다. 자연을 이용하여 어떻게 살아야 하는지? 역시 어떤 방법이 무엇인지 배우지 못했다. 생로병사에 의해 자연으로 돌아갈 우리다. 그러다 보니 마음의 세계를 컨트롤하기는 더 어렵고, 몸과 마음은 늘 스트레스로 정신 건강, 신체 건강의 불균형으로 날 쳐다볼 시간이 없다.

DNA 메모리는 혼자 만드는 것이 아니다. 우리가 먹은 음식, 내가 만든 세계 안에서 만들어진다. 인간에게 허락된 자연치유는 남이 만든 것이 아니다. 사람의 몸 밖이 습濕한 병이 온 사람은 안이 조燥로 변하고, 밖이 조燥하면 속은 습濕하다. 밖이 차가우면寒 안은 열熱이 있다. 밖이 열熱이 있으면 안은 차다寒. 손발이 뜨거우면 배가 차고, 배가 차가우면 손발이 찬 것은 음양陰陽의 원리에 의해 나타나는 증상들이다.

자연치유의 근본은 음陰과 양陽이다. 증세를 완화시키기 위해서 처방받는 약이 치유의 목적이 된다면 주기적으로 아파야 하고, 질병을 치유하는 데 힘이 든다. 365일 우린 질병의 근본적인 것을 찾거나 예방하고 제거해야 한다. 기계처럼 고정되어 있지 않고 사계절의 변화에 맞춰서 변화하는 몸을 이해하고 있어야 한다. 오행이라는 역동성을 가지고 수많은 요소가 합쳐지면서 마음과 정보 교류를 한다.

사람은 아파서 자극을 하면 저항하게 되어 있다. 그것을 열熱로 저항한다. 바이러스가 그렇다. 이런 현상을 두고 개체적 자아인 경험, 문화, 가치관 등이 다양한 요인에 의해서 영향을 받고 형성된다고 한다. 이는 개인마다 차이가 있을 수 있으나 머리끝에서 발끝까지 하나로 연결된 유기적 길이 만들어져 있는 인간이기 때문이다. 그 길은 우리가 잘 만들 수 있다. 없는 걸 만들 수 있는 힘은 스스로에게 있다.

우리가 말하는 말은 소리로 나오는 빛이며, 몸 안에서 나오는 광채이다. 보이지 않는 걸 보고 말할 수 있는 힘은 인간이 빛의 세계인 상象의 세계를 통해 나타난다. 자연치유는 '내가 왜 이럴까?'라는 철학적 사고를 가지고 있어야 한다. 사람들은 체질이란 말을 한다. 자연치유를 말할 때 체질은 중요하다. 내가 가지고 태어나며 변하지 않는 나의 현재이며, 내 몸의 상태가 체질이다.

내가 어떤 음식을 먹고 어떻개 어떤 생활 습관을 가졌는지를 알아봐야 한다. 곳곳에 함께하고 있는 세균과 바이러스는 내 몸이 좋아하지 않는 환경을 만들어 공생하고 있기도 하다. 인간의 몸과 마음, 정신 및 자연환경을 유기적인 대상으로 볼 때 치유력이 향상되어 질병을 예방하거나 치유할 수 있다.

알파 세대에 접하면서 기술과 정보의 발전은 우리를 더 연결되고 통합된 세계로 이끌고 있는 문명 구조는 다양한 측면에서 혁신과 발전을 가져올 수 있다. 몸도 마찬가지로 연결성과 통합을 원한다. 우린 알맞은 운동과 정신적 평안을 유지해 주는 최선의 생활환경을 선택해야 한다. 자연치유는 생노병사生老病死의 과정에서 수시로 느끼는 스트레스에 대한 저항력, 피로감, 몸과 마음의 통증 정도에 따라 저항하며 질병이라는 여러 단계를 거치면서 몸에서 작동한다. 이때 우리 인체는 몸에서 일어나는 이상 현상을 스스로 정상 상태로 유지 회복하려는 항상성恒常性인 365일 자연치유력을 지니고 있어서 생명의 유지를 할 수 있다. 그물처럼 유기적으로 연결된 수많은 요소는 건강하기 위한 최고의 치료 원리라고 할 수 있다. 온전히 주어진 수명을 누리자면 풍風·열熱·습濕·조燥·한寒이라는 사계절의 질서를 조절하지 못하여 양생을 거슬리지 말아야 한다. 치유 능력을 가지고 있는 인체가 자체의 병을 낳게 하는 자연과의 조화를 함께 보아야 하기 때문이다.

자연치유는 경험치가 지혜화智慧化되어야 하는 경우도 있고, 사람을 어떤 시선에서 바라보고 어떻게 살아가야 할지에 대한 메시지를 스스로 찾아야 한다고 볼 수 있겠다. 우리 인체는 자연의 원리에 의해 기혈氣血 소통의 통로인 경락이 몸의 기운을 돌리고 있고, 소우주의 에너지를 통해서 건강을 유지하려고 하고, 병을 진단하고 치유하기도 한다. 따라서 건강해야 자신의 삶에 대한 미래를 향해 꿈을 꾸고 도전도 가능하다고 본다.

제I장 왜(why) 자연치유를 알아야 하는가?

제II장 질병의 이해와 자연치유 솔루션!

제III장 자연치유와 생활요법

코로나19 같은 공포의 환경에 대응해야 하는 우린 평상시 기쁨, 노여움, 근심, 생각, 슬픔, 무섭고 놀람의 7정七情이라는 감정인 내상內傷[1]이 생기면 오장육부에서도 병증이 나타나게 된다.

장부병臟腑病이 소속 경맥에까지 발전되어 경맥이 순행循行하는 과정에서 나타나는 소생병은 내인內因에 의하여 생긴 장부의 병으로 몸의 겉에 반영하게 된다. 또 12경맥에 병이 생기면 해당 경맥과 연관된 장부들에 병의 증상들인 시동병은 외인外因에 의하여 생긴다. 경락의 병이란 이름하에 반응을 보인다.

우리 몸에서 짜증이 스멀스멀 올라오기 시작하여 마음속에 표현하지 못한 화를 참고 있을 때나 업무의 과다로 피곤한 분노는 간과 연관이 있다. 기쁨의 증상이 지나쳐 생기는 것은 심장의 감정으로 연관지어 본다. 자책감이 들면서 자신감이 떨어지는 근심은 폐가 연관되어 있고, 자주 한숨이 날 때, 소화가 안 되고 매사에 예민할 때는 생각을 지나치게 해서 비장, 위장과 연관이 있다. 그런데 우리에겐 언제나 신의 격려와 응원이 곁에 존재한다는 걸 모르고 기능이 떨어지기 시작한다면 슬프지 않을까 싶다.

행복한 일이 없다고 느껴지고, 안 좋은 일은 떼를 지어 온다고 느껴질 때 슬픔의 감정이 생기며 폐, 비장에 연관이 있게 된다. 가슴이 답답하고 숨쉬기가 힘들 때, 주변에 많이 휘둘리면서 안정감이 없을 때는 놀라움이 생기는 거다. 간, 심장과 연관이 있다. 코로나19처럼 힘들지만 꿋꿋하게 버텨야 할 때, 내 안의 잠재력을 펼쳐야 하는 공포는 신장이라는 장기가 컨트롤타워에 있다. 물론 불안과는 차별성은 있다. 불안은 실체가

---

1) 다음의 세 가지의 의미로 쓰인다.
  ① 내장 장기의 허손(虛損)이 병을 일으키는 원인이 된 것으로 칠정(七情)이나 음식 조절을 잘못하거나 과로하거나 방로상(房勞傷) 등의 원인으로 생긴다.
  ② 외상이나 기타 다른 요인으로 인해서 내장 장기와 기혈이 상한 것을 말한다.
  ③ 내손(內損)과 같은 뜻으로도 쓰인다.
  외상으로 기혈이나 장부가 상한 병증으로 높은 데서 떨어지거나 딱딱한 물체에 부딪쳤을 때 생길 수 있다. 만일 다친 자리가 붓지 않고 통증이 일정하지 않으면 기가 상한 것이고, 다친 자리의 통증이 뚜렷하고 피부 겉의 색이 벌겋거나 퍼런 자주색이고 피가 나면 혈이 상한 것이다. 가슴이나 배 안이 몹시 아프고 피를 토하거나 피가 대변으로 나가면 장부가 상한 것이다. [네이버 지식백과]

없는 것으로 막연히 무언가에 대한 긴장하는 것이라면, 공포는 대상이 있다. 폐쇄공포증이나 고소공포증과 같이 모두 특정한 상황에 대한 반응이다.

이러한 공포의 상태는 버티고 이겨내야 하는 경우가 많다. 이처럼 어려움이 닥쳤을 때 버틸 수 있는 힘을 필요로 하는 것이 코로나19와 같은 공포다. 심지어 친하게 지내던 친구들, 직장 동료들까지 어디 갔다 오는지 궁금하게 되고, 거리를 두어야 하는 이 상황에 자연치유가 대안이 되었으면 하는 마음을 가져 본다.

제Ⅰ장 왜(why) 자연치유를 알아야 하는가?

제Ⅱ장 질병의 이해와 자연치유 솔루션!

제Ⅲ장 자연치유와 생활요법

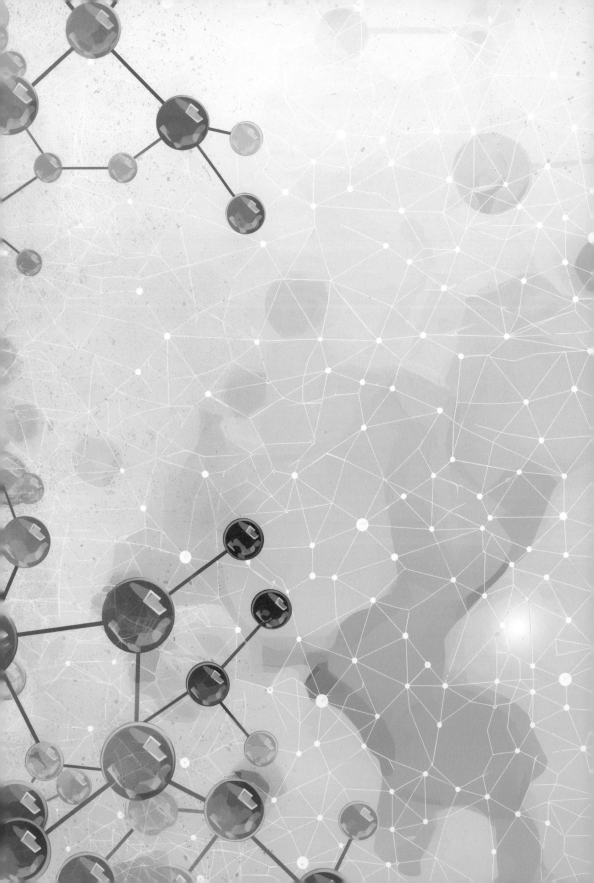

## PART 01

365일 자연치유(Nature Therapy for 365 Days)

# 왜(why) 자연치유를 알아야 하는가?

## 1. 자연치유 이해

### 1) 치료(治療 : Therapy, Treatment)

치료治療라는 용어는 국어사전의 정의에 따르면 '병病이나 상처 따위를 잘 다스려 낫게 함'이라고 정의하고 있다. 의학사전에서는 '일반 질환 또는 특수한 증례症例의 치료 경과 또는 치료의 성공'이라고 하였다. 전문적인 지식과 기술을 활용하여 증상의 해소, 질병의 치료, 장애의 극복 등을 목표로 한다. 의료 전문가, 심리학자, 재활 전문가 등이 관여하여 필요한 치료를 제공한다.

주로 질병이나 문제 해결에 초점을 맞추고, 전문적인 지식과 기술을 활용하여 개인을 치료하고 회복시키는 데에 중점을 둔다. 따라서 치료는 질병이나 부상과 같은 신체적 또는 정신적 문제를 다루는 과정으로 해석된다. 치료治療는 육체적肉體的이며, 병이나 상처를 다스려 낫게 하는 부분적인 개념으로, 의료적 처치處治: Treatment를 의미한다고 할 수 있다. 치료라는 용어 'Therapy'는 '고치다', '치유하다'라고 번역되지만, '예배하다', '섬기다' 등의 의미로 사용하기도 한다.

## 2) 치유(治癒 : Healing)

치유에 관한 정의는 관점에 따라 다양하고, 하나의 명확한 정의는 없는 상태이다. 먼저 국어사전에서는 치료治療와 같은 뜻으로 '낫게 하다, 고치다' 정도로 구분 없이 해설을 해 놓은 전인적全人的 개념이다. 따라서 인격人格적이며 전인적全人的인 회복이다. 즉 동양적인 표현으로 선천先天의 회복을 의미하고, 본성本性을 회복하려는 전반적인 웰빙과 회복을 의미한다. 이는 심리적, 정서적, 신체적인 측면에서 개인이 나아지고 균형을 찾을 수 있도록 도와주는 과정이다. 개인의 내적 자원을 활용하여 스스로 회복하고 성장하는 과정을 의미하며, 건강과 행복을 추구하는 데에 있어 종합적인 접근을 갖는다. 의학사전에 따르면 Healing은 '질병으로부터 육체적肉體的으로나 심리적心理的으로 자유自由로운 상태, 즉 신체 기능이 모든 면에서 최적最適의 효율效率을 유지하고 있는 상태'라고 정의하고 있다. 개인의 복지와 회복을 위한 전체적인 관점이나 종합적인 접근을 통해 개인의 내적 자원과 환경의 조화를 중시한다.

## 3) 자연치유란 무엇인가?

자연치유의 의미는 인간의 건강 증진과 질병 예방 및 치료를 위한 모든 의료 시스템의 범주에 있다. 한의학, 전통의학, 통합의학, 전인 치유, 보완 대체의학, 전승의학, 민족의학 등을 활용한 치료와 치유를 통칭하여 자연치료의학, 자연치료 요법 등으로 불리고 있다. 이는 질병의 신체적인 부분뿐만 아니라 정신적, 사회적, 환경적 측면까지 종합적으로 고려하며, 다양한 자연 자원과 원리를 활용하여 건강과 웰빙을 촉진하고 생명 현상을 조화롭게 정상화시키는 것을 목표로 한다.

자연치유의 궁극적 목적은 신체의 기능을 조절하고 질병을 예방하여 삶의 질을 향상시키며, 전반적인 건강을 유지하거나 개선하는 데 있다. 이 개념은 자연의 힘과 환경이 인간의 건강과 회복력에 긍정적인 영향을 미침을 기반으로 한다. 자연치유는 일상적인 스트레스와 긴장을 완화하며, 멘탈 상태를 회복시키는 데 도움을 줄 수 있다. 즉 우리 몸이 건강한 상태를 유지하기 위해 근육을 형성할 때, 노화된 영양소를 효과적으로 제공할 수 있도록 우리의 감성과 정서에 긍정적인 영향을 미친다.

자연치유는 개인의 복지와 행복을 추구하는 데 중요한 역할을 할 뿐만 아니라, 항상성 유지를 통한 스트레스 반응에도 강하게 활성화된다. 이것은 스스로 임무를 수행하며 세포의 여러 기관과 협력하여 다양한 영역에 긍정적인 영향을 미칠 수 있다. 따라서 자연치유는 생물체가 질병에 걸렸을 때 개인의 휘말림과 회복을 돕는 과정이며, 정상 상태로 유지하거나 회복하여 건강한 상태로 돌아갈 수 있는 자가 치유治癒와 회복恢復의 과정을 말한다.

질병이나 인체의 부조화와 불균형이 어떠한 약이나 방법을 사용하지 않았음에도 몸의 이상 현상을 스스로 정상 상태로 유지, 회복하려는 내부로부터의 작업을 통하여 스스로 조화와 균형 상태로 회복되는 것을 의미한다. 아토피가 생긴 사람에게 항생제나 스테로이드제를 바르는 것보다 청결하게 하고, 피부가 숨을 쉴 수 있는 폐의 기능을 활성화시켜 주고, 갈비뼈의 운동을 움직일 수 있도록 횡격막 근육을 유연하게 하여 준다. 섭취하는 음식에 열이 나지 않는 영양 밸런스를 맞추어 준다. 그리고 자생력을 키워 준다.

'자연치유력'이라는 용어는《황제내경》에서 나온 것으로, 몸을 하나의 자연의 운행과 비유하여 설명하고 있다. "태고적 사람 중 양생의 이치를 터득한 자는 천문 역수를 알아서 춘하추동春夏秋冬의 자연의 기운에 조화를 맞추고, 음식에 절제가 있었으며, 규칙을 세워서 심신을 과로하게 하는 일이 없었기 때문에 육체와 정신이 조화를 이루어 백 년 이상의 수명을 살아갈 수 있었다." 히포크라테스 역시 고대 그리스 의학자로서 몸을 '주거 환경, 기후, 섭취한 음식'에 중점을 두어 병을 치료하기 위해서는 스스로 간직한 자연치유력에 의존하는 것이 가장 좋다고 역설했다.

## 2. 자연치유의 분류

자연치유의 영역은 매우 다양하다. 학자에 따라 약간씩 다르게 동서양의 치유 체계에 따라 분류한다. 가장 많이 활용되는 분류는 미국의 국립보건성 산하 국립보완대체의학센터에서 활용하는 방법을 적용하여 70여 가지가 있다.

① 보완 대체 의학적 분류를 한다. 동양의학의 침술, 약초요법, 식이요법, 뜸, 부황, 마사지, 맥진학, 기요법의 장상학과 아유르베다, 자연요법, 동종요법 등이 있다.

② 심신적 관점과 에너지장을 이용한 방법이 있다. 마음과 건강에 영향을 미치는 치유요법과 에너지장을 통한 형이상학적 요법으로 심신일원론과 내인을 중요시하는 임상에 적용하는 방법이다. 명상요법, 영성요법, 요가, 미술치료, 태극권, 향기요법, 춤 테라피, 음악 테라피, 색채요법, 최면요법, 기공법, 자성自省요법, 신경언어 프로그램 요법, 원예요법, 광선요법 등이 있다.

③ 자연 약재를 이용한 방법을 활용한다. 향기요법, 약용식물이나 작물을 이용한 생약요법, 영양요법, 효소요법, 요로법, 해독요법, 식이요법이 있다.

④ 신체 기반을 중심으로 운동이나 수기로 치유하는 수기요법은 마사지 요법, 카이로프랙틱, 장골요법, 발 반사요법, 롤핑요법, 두개천골요법, 테이핑요법, 괄사요법, 이혈반응법, 홍채진단학 등이 있다.

⑤ 자연의 순리를 따른 방법으로는 광선과 물요법, 산림요법인 일광요법, 풍욕법이 있고, 색채요법이 있다.

특히 최근에는 자연요법인 식이요법이 유행하면서 음식의 맛과 장부와의 관계를 연계하여 서로의 공명 관계를 통한 자연치유요법이 행해지고 있는 것이 한 예라고 할 수 있다.

신맛은 간, 담과 공명하며 푸른색의 식재료는 짜증의 감정을 견디게 한다. 이때 '쉬'와 '시' 소리를 내며 숨을 쉬면 눈을 편안하게 하고, 장군의 역할로 모든 지혜와 책략이 가능하다.

쓴맛은 심장, 소장과 공명하며 붉은색의 식재료는 기쁨을 느끼게 한다. 이때 '허' 소리를 내고 숨을 쉬면 혀를 편안하게 하여 국왕의 역할로 사람의 정신과 사고 활동이 이루어진다.

단맛은 비장, 위장과 공명하며 노란색의 열매나 식재료는 생각을 정리하게 한다. 이때 '후' 소리를 내고 숨을 쉬면 입을 편안케 하고, 운반과 소화를 맡은 창고 관리 역할을 다섯 가지 맛을 영양소로 바꾸는 임무 수행을 잘해 낸다.

매운맛은 폐, 대장과 공명하며 흰색의 식재료는 슬픔을 자제하게 한다. 이때 '스' 소리를 내고 숨을 쉬면 코를 뚫어 편안하게 하고, 왕을 보좌하는 재상의 역할로 온몸의 기氣를 주관하여 인체의 내부와 외부, 상하부의 활동을 조절한다.

짠맛은 신장, 방광과 공명하며 검은색의 열매나 식재료는 공포를 이기게 한다. 이때 '취' 소리를 내고 숨을 쉬면 귀가 편안해지며, 신정을神情을 보관하여 뼈와 골수를 단단하게 한다.

담백한 맛은 심포, 삼초와 공명하며 호르몬을 조절하고 신진대사를 원활하게 한다. 이는 대자연과 우리 몸을 비유하여 건강 증진이나 예방을 위해 그에 맞는 생활을 할 수 있도록 우리 몸에 내재된 자연치유를 위해 한번 돌아보게 하는 메시지다.

## 3. 자연치유의 원리

병이 있으면 반드시 치료법도 있다. 질병의 원인을 알면 그에 대한 치유법이 있게 마련이다. 우리의 몸에는 원초부터 갖고 있는 자연치유력이 있다. 바이러스가 몸에 침입하면 식욕이 떨어지면서 백혈구의 활동이 왕성해지고, 자체의 발열로 인해 체액을 알칼리성으로 바꾸는 작용이 생겨나 바이러스를 퇴치하려는 치유 현상이 일어난다. 결핵환자에게 심한 발열은 결핵균을 박멸하기 위함이요, 땀이 나는 것은 체내의 독소를 배설해 주는 작용이다. 진정한 치료제는 내 몸 안에 있으며, 이러한 치료제가 그 힘을 발휘하도록 도와주는 방법을 찾아 주는 것이 자연치유다. 치유의 개념은 천지 창조의 원리이며 창조되었던 처음의 기능으로 회복되는 과정이다.

인간들이 환경 파괴로 인한 환경 오염, 유해 물질, 잘못된 식생활, 그릇된 습관과 스트레스 등으로 인한 난치병에 대한 치유는 자연을 사랑하고 그릇된 생활 습관을 바꾸고 질병의 발병에 대한 근본적인 요인을 분석하고 겸허한 마음을 가질 때 지혜로운 치유법이 나온다 생활로 인해 얻은 질병은 생활을 개선해야 치유되며, 음식으로 얻은 질병은 음식으로 고쳐야 한다.

자연에서 멀어져서 생긴 병은 가까운 자연에 치유 방법이 있다.

자연치유력은 살아 있는 생명체만이 가질 수 있는 생명 활동 현상으로 심리적이고 정서적인 안정감을 준다. 치유治癒는 약물학적 방법보다는 몸과 마음에 휴식과 함께 자연적으로 몸의 상태가 항상성 유지와 균형을 위한 회복을 쉼 없이 작동한다. 몸의 손상된 조직이 회복의 탄력성을 유지하도록 하기 때문에 질병에 대한 접근 방식이 다르다고 볼 수 있다. 각자의 생활 패턴과 사회와 환경, 문화에 따라 다양한 형태로 나타난다. 성격과 정서적 상황을 고려하여 질병을 예방하는 방식을 택하여 질병의 증상만을 보는 것이 아니라 인체를 전체적으로 이해하여 치유 반응을 방해하지 않는 자연적인 원리를 적용하는 것이다.

치료治療처럼 질병이 생겨 아프거나 상처 난 곳의 통증 치료 시 물리적 치료, 약물학적 치료, 화학적 처치 등을 통해 전문가인 의사나 약사에 의해 행해지는 의술의 활동과 과정을 검사하고 그 원인을 다스려 낫게 하는 것과는 조금 다른 의미를 가진다. 자연 에너지를 이용하여 양생하고 질병의 증상보다는 근원을 찾으려고 해야 한다.

따라서 항상성 유지를 위해 체내의 생리적 환경인 온도, 습도, 열의 조율을 위해 혈당이나 산소 농도 등을 일정하게 유지하여 신경이나 내분비계를 유지한다. 해독과 방어를 위한 정화를 위해서는 소화기, 호흡기, 비뇨 생식기 내의 유해 물질 침입과 제어를 위한 호르몬의 조절을 통하여 면역 기능을 지키면서 신진대사를 조절하는 내분비계의 기능을 돕는다. 이러한 자기 진단과 자기 교정은 모든 조직의 재생과 회복의 메커니즘을 갖는 기능을 한다.

# 4. 자연치유의 역사

자연치유 요법의 역사적 기원은 인류의 역사가 시작되면서 함께한 오랜 역사를 가지고 있다.

## 1) 이집트

신체상의 불편함을 해결하기 위한 시작은 고대 이집트의 미이라에서 알 수 있다. 질병은 인류뿐 아니라 생명이 존재하는 한 언제나 존재하였다는 사실로, 3억 5,000만 년 전의 화석에서 기생충이 발견되면서 관절염, 암, 충치의 흔적이 있었다고 보고되었다. 이집트인들은 뼈에 이상이 생겼을 때 뼈를 맞추는 방법을 알았으며, 이 영향으로 이스라엘에 알려져 오염의 원리를 이해하여 위생 관리에 필요한 방법을 개발하고 식이요법을 종교적 규범으로 삼았던 것은 구약성서에 나타나 있는 사실이다.

## 2) 중국

5,000년 이상 약용식물에 대한 방대한 지식과 경험을 축적하여 사용해 오고 있는데 《황제내경소문黃帝內經素問經》[2]에는 자연의 원리를 통한 다양한 양생법이 소개되어 있다. 내용은 천인합일天人合一과 음양오행설陰陽五行說이다. 음과 양의 조화는 우주관

---

2) 《황제내경》에서 황제(黃帝)는 정치적 군주를 말하는 황제(皇帝)가 아니다. 이 말은 중국인들에게 있어서, 우리가 단군 할아버지라고 할 때의 단군에 상응하는 그런 친숙한 존재이다. 사마천(司馬遷)의 《사기(史記)》를 보면, 황제는 복희씨(伏羲氏), 신농씨(神農氏)와 함께 삼황(三皇) 가운데 하나이고 백성들에게 불, 역법(曆法) 등을 창제해서 알려준 신인(神人)으로 기록되어 있다.
　'내경(內經)'에 대해서는 여러 가지 해석이 있다. '내(內)'라는 말에 주목해서 곧 '안'은 '밖'에 대하여 드러나지 않은 곳이기 때문에 감추어지거나 비밀스러운 곳이라는 의미이다.
　《황제내경》〈소문〉의 내용은 황제가 기백(岐伯)를 비롯한 여러 명의들과 나눈 문답을 기록한 것이다. 그런 뜻에서 '소'를 평소로 해석해서 소문을 '평소의 문답'이라고 이해할 수 있다. 혹은 한자에서 '소'는 근본(本)과 통하는 개념이므로 생리나 병리의 근본에 대한 물음을 황제가 명의들에게 질문한 것으로 해석할 수도 있다. 두 가지 해석은 달라 보이지만, 결국 구체적으로 생명을 영위하는 존재, 다시 말해 인간 생명의 본질을 묻는다는 의미다. 요즘 말로 하자면 "인간의 생명은 무엇인가?" 혹은 "인간은 무엇인가?"에 해당할 것이다.
　[네이버 지식백과] 삶의 한 탁월한 기술 "동양의 고전을 읽는다," 2006

을 근원으로 하기 때문에 의복이나 주거 등의 생활에 영향을 많이 미쳤다. 〈영추편靈樞篇〉 역시 뜸이나 침을 통해 경락을 자극한 침구鍼灸와 도인법導引法 등 다양한 물리요법이 소개되고 있다.

《신논본초경神農本草經》에도 약물 총론을 통해 약물의 성질과 맛, 주치, 효능은 약초의 경험을 통한 양생법과 건강 장수를 위한 다양한 비법들이 소개되어 있다. 이처럼 많은 고서와 구전을 통하여 여러 가지 자연치유 방법이 전수되고 있음을 알 수 있다. 최근에 발견된 미이라의 사인을 분석한 결과 왼쪽 관상동맥 경색증에 의한 심장마비로 밝혀졌는데, 혈관 내에서 오늘날 중국 병원에서 사용하고 있는 약재가 발견되기도 하였다.

### 3) 기타

히포크라테스는 "인간은 자연 상태에서 일정한 균형과 조화를 유지해야 건강을 유지할 수 있다"라는 개념을 주장했으며, 이를 '히포크라테스의 균형 이론'이라고 한다. 그는 환경 요인, 식이 요인, 생활 방식 등의 요소가 건강에 미치는 영향을 강조했다. 특히 신체의 균형과 질병의 원인에 대한 이해, 진단 및 치료 방법에 대한 체계적인 접근을 개발한 것으로 알려져 있다.

뒤를 이어 파라셀서스paracelsus 같은 위대한 자연치료 학자들이 자연치료법을 연구 개발하고 운동과 마사지, 물리치료 방법 들을 발전시켰다. 러시아와 불가리아, 핀란드에서는 증기를 이용한 목욕법이 발달하였다. 특히 로마 시대에는 냉법과 온법의 목욕요법을 활용하였다는 것을 그들의 건축물 등을 통해 파악할 수 있다.

그 외에도 세계 4대 전통의학으로 불리는 인도의학아유르베다, 아라비아의학유나니의학, 티베트의학 등도 수천 년 전부터 시작되었다.

이와 같이 자연치유는 인류의 역사와 같이 동반되어 그 궤를 같이 하여 왔다. 세계 각국은 나라마다 고유한 전통 의술을 전승하고 존재하고 있다. 자연치유요법은 자연을 통한 치유로서 독성 있는 의약 사용 및 수술이라는 극단적인 시스템을 이용하지 않는다. 인체의 고유한 자연치유력을 높여서 질병을 치유하는 효과적인 자연요법을 사용하여 질병을 치유하고 건강을 증진시킨다.

# 5. 현대의학과 자연치유

현대의학은 질병의 원인을 외부에서 찾아내서 분석하고 그에 따른 수술과 약물 처치로 치료하는 개념이다. 자연치유는 몸 안에 질병이 있으면 밖으로 나타내는 표리表裏 관계에서 찾아낸다. 그때 밖을 치료하는 것이 아니라 체내에서 견딜 수 있는 저항력인 자연치유를 강화시키는 데 포커스를 두고 개선해 나간다. 자연의학은 미병未病 상태일 때 몸의 정기가 왕성하고 병에 대한 저항력이 강할 때부터 예방을 목적으로 몸에 나타나는 이상 유무를 알아차리는 것이 중요하다고 말한다.

현대의학에서는 병을 여러 가지로 나누어 구체적이고, 병에 대한 원인도 다양하게 보지만, 자연의학에서는 이해하고 습득하여 예방한다. 병의 원인에 대해서 증상에 따라 수술을 하거나 화학약품을 사용한다. 반면에 자연치유는 자연의 원료를 이용하여 비수술적 요법으로 사람의 전체를 보고 몸의 체질을 가지고 개별적 치유를 한다. 수술을 하면 세균이나 바이러스에 취약해진다. 그렇다고 의사들이 자연치유를 하지 않는 건 아니다. 예를 들면, 증상에 따라 현재 증상에 포커스를 맞추어서 약이나 주사는 빠른 회복을 한다. 하지만 화학요법에 의해 장의 이상은 조직의 이상으로 인해 소화 흡수의 반란과 싸워야 한다.

이렇게 현대의학은 병의 증상과 치료에 중점을 두며 질병의 원인이 외적인 병원체인 이물질로부터 온다는 것을 설명한다. 특히 세균, 바이러스, 외부 독소에서 식별하고 존재하는 외부 미생물이 내부로 침입하여 발생하는 것을 찾아가기 시작했다. 19세기 프랑스 의사이면서 생물학자 파스퇴르의 외부 세균 이론에서 비롯되었다고 할 수 있다. 급성과 응급 질환에 효과적으로 인체를 분석, 세분화하여 약물과 수술에 초점을 맞추어 확실성 이론을 중시하여 객관적 정보인 통계 중시로 고전물리학과 분자생물학이 바탕으로 건강을 파악한다.

반면 자연치유는 내적인 에너지인 백혈구, 효소, 줄기세포 같은 양생법을 강조하며 인체 내부의 면역력이 떨어졌을 때 질병이 발생한다고 말한다. 19세기 생리학, 생물학, 의학 분야에서 중요한 업적을 남긴 프랑스의 과학자 베르네르의 내부 면역론에서 비롯되었다. 생체 내부 환경의 안정성과 균형을 유지하는 중요성을 강조하여 만성질환에 효과적인 인체의 통합과 조화를 중시한다. 이는 식이요법과 생활 습관에 초점을 두어 가능성의 이론을 중시했다. 주관적인 정보인 식욕, 감정, 육체, 마음, 환경의 상호 관련성을 통한 영양 보충제나 약용식물을 치유 과정의 파트너가 될 수 있다. 질병의 원인을 찾고 해결책을 찾는 데 도움이 되며 과학적 원리를 강조했다고 볼 수 있다.

하지만 자연치유가 완전하고 절대적이라고 믿는 것은 안 된다. 건강과 질병을 호전시키고 건강하게 하는 것은 자기 자신의 자연치유력이라고 말할 수는 있다. 자신의 자연치유력의 강함과 약함에 따라 병의 상태나 회복의 속도에 차이가 발생한다고 본다.

세계보건기구WHO는 "건강은 질병이 없거나 허약하지 않을 뿐만 아니라 육체적·정신적·사회적·영적으로 완전히 안녕well-being한 상태"라고 정의하였다. 즉 건강健康 Haelth은 질병이 없고 허약하지 않을 뿐만 아니라 신체적身體的, physical·정신적精神的, Mental·사회적社會的, social으로 완전무결한 상태다. 여기서 영적인 안녕은 영혼의 상태에 대한 정신 활동이라고 본다. 외부와 내부에서 일어나는 호흡, 정액, 피와 땀, 눈물과 콧물, 몸의 모든 체취 등은 스스로 책임지는 생명의 원천이면서 원리가 자연치유이다.

앞으로 자신에게 일어날지도 모르는 질병을 예방하여 몸과 마음의 치유 통로인 영혼靈魂soul의 건강을 회복할 수 있다면, 우리 인간에게 주어진 놀라운 재생력, 자연치유력을 최대한으로 개발하고 이용하여 스스로 건강을 유지하고 더 나아가 신체의 이상을 조절하여야 하는 것도 자연치유이다.

그런데 인체의 자연치유 체계가 제대로 작동하여 인체 스스로 치유한다고 할 때, 인간이 질병에 걸리는 이유는 무엇인가에 대한 의문점이 남는 것이 현대의학이기도 하다.

## 6. 자연치유의 방해 인자

자연치유력을 억제하는 대증 치료는 특정 상황에서 필요할 수 있다. 그러나 개인의 상황과 필요에 따라 신중하게 고려되어야 한다. 의료 전문가와의 상담을 통해 적절한 치료 방법을 의논해야 한다.

## 1) 약물 치료

진통소염제는 면역세포와 면역 효소계를 불활성화시켜 염증세포와 종양세포를 제거 못 한다. 일부 약물은 증상을 완화하거나 질병을 치료하기 위해 사용하지만 자연치유력을 억제할 수 있다. 예를 들어, 특정 약물은 질환의 증상을 억제하거나 통증을 완화하기 위해 특정 약물이 사용할 수 있다. 이러한 약물 치료는 즉각적인 증상 완화에 도움이 될 수 있지만, 장기적으로 자연치유력을 억제하는 경우가 있을 수 있다.

## 2) 방사선 치료

방사선 치료는 방사선을 사용하여 암세포를 파괴하거나 성장을 억제하는 치료 방법이다. 이 치료는 세포의 DNA를 파괴하여 암세포를 제거하기 때문에 자연치유력을 억제할 수 있다. 그러나 이러한 치료는 암 치료에 중요한 역할을 하며, 종양을 통제하고 환자의 생존율을 향상시키는 데 도움을 줄 수 있다.

## 3) 수술

수술은 심각한 질병이나 부상의 경우 필수적인 치료 방법으로 사용할 수 있다. 이러한 치료 방법은 자연치유 과정을 일시적으로 억제할 수 있다. 특히 수술 시 사용하는 마취제는 혈관을 수축시키고, 항생제와 항균제는 장내 유익균을 사멸시켜 면역 작용을 억제할 수 있다. 수술은 외부 개입을 통해 몸을 치료하고 회복시키는 과정이기 때문에 자연적인 치유 과정에 일시적으로 방해가 될 수 있다. 그러나 수술 및 응급 처치는 필요한 경우 생명을 구하는 중요한 치료 방법이기도 하다.

위에 나열된 것 외에도 베타 차단제인 혈압약, 콜레스테롤 합성 억제제, 해열제, 항암제, 항히스타민제, 전자레인지나 전기담요 같은 전자파, 슬픔, 공포, 분노, 불안 같은 나쁜 생각 등은 자연치유력을 방해한다. 이런한 방해 요인도 있지만 발현하는 인자들도 있기 때문에 건강을 지키기 위해 적단한 휴식, 물, 햇빛, 적절한 활동을 통하여 자연치유력을 키워야 한다.

　이러한 자연치유력을 키우는 데는 부작용이 없어야 하며, 자연치유요법의 다른 의미는 의료와는 구별되는 자연에 의지하고 그 법칙에 따르는 인간의 노력이라고 할 수 있다. 의료는 병균 등의 감염으로 다른 질병이 다시 발생할 우려가 있기 때문에 의약품에 의한 소독이나 수술, 그리고 기구를 이용한 물리치료법을 사용하여 회복 기간을 단축하고 다른 질병의 감염을 예방한다. 이와 같이 의료는 자연치유의 보완적이어야 한다. 인간은 자연을 닮은 소우주이기 때문에 자연의 질서를 벗어나는 욕심이 게재되는 것은 자연치유가 아니다.

PART

02

365일 자연치유(Nature Therapy for 365 Days)

# 인체의 이해

## 1. 인체의 구성 물질

우리 인체는 복잡하다. 그리고 다양한 구성 물질로 이루어져 있다. 백분율은 개인의 신체 구성, 연령, 성별, 건강 상태, 식사 습관 등에 따라 다를 수 있으며, 평균적인 값들을 제공할 수는 있지만 각각의 비율은 다양하게 변한다. 각각 상호작용을 하는 이들은 인체의 생리학적 기능을 유지하고 조절하며 생존에 중요한 역할을 하는데, 그중 하나가 부족하거나 과잉할 때 건강 문제가 발생할 수 있다.

### 1) 무기화합물(無機化合物)

탄소가 포함되어 있지 않으며 구조적으로 단순하다. 물·소금·산·염기가 생명체의 60~70% 이상을 차지한다. 신체의 모든 화학반응은 물에서 대사 활동, 영양소 운반, 체온 조절 및 다양한 생체 화학반응을 한다. 물 분자의 가장 큰 특징은 극성 공유 결합을 통해 만들어진다.

### 2) 유기화합물(有機化合物)

탄소가 포함되어 있고, 인체의 약 40%를 차지한다.

① **단백질**(protein)

물 다음으로 많은 양을 차지한다. 생체의 구성과 에너지원으로 세포, 조직 및 기관의 구조와 기능을 담당한다. 효소, 항체, 근육, 피부, 헤모글로빈과 같은 중요한 기능을 하는 단백질이 있다. 이때 아미노산Amino Acids은 단백질의 구성 요소로서 여러 생체 화학반응에서 중요한 역할을 한다.

② **탄수화물**(carbohydrate)

탄소C, 수소H, 산소O 세 원소로 구성되어 있다. 생체 에너지의 공급원으로 사용되며, 포도당과 같은 단당과 전체 성분인 식이섬유를 포함한다.

③ **지질**(Fats)**과 비타민**

세포막의 구성 성분으로 보호 역활, 물질대사의 주요 에너지 저장과 체온 조절에 필요한 역할을 한다. 또한, 지방용 비타민의 운반에 관여한다. 이때 A, B, C, D, E, K 등 다양한 비타민은 각각 다른 기능하며, 작은 양이 필요하지만 건강을 유지하는 데 기여한다.

④ **핵산**(Nucleic Acids)

단백질 합성에 필요한 DNA와 RNA는 유전 정보를 저장하고 전달하는 데 사용한다. 이것들은 생물의 성장, 발달 및 기능에 관련된 중요한 역할인 해독을 한다.

⑤ **기타**

미네랄Minerals은 뼈와 치아의 구성 요소로 신경과 근육 기능을 조절하고 수용액의 밸런스를 유지하는 데 중요하다. 무기이온 Inorganic Ions은 세포 내에서 신경 전달 및 근육 수축과 같은 중요한 생물학적 프로세스에 관여하고, 내분비 시스템에 의해 분비되는 호르몬Hormones은 여러 생체 기능을 조절하는 데 사용되는 화학물질이다.

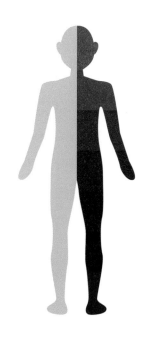

● **아연과 지방**: 활성산소 억제와 지방은 13%

● **나트륨**: 혈액 밸런스 유지에 필요

● **탄수화물**: 0.6%

● **물**: 신체 중량의 60%

● **단백질**: 성인 신체 중량의 약 20%

● **기타**: 신체 중량의 0.4% 정도

# 2. 세포

세포cell는 모든 생물체의 기본 구조와 기능을 담당하는 기본 단위다. 생명체의 생물학적 단위로, 다양한 생물학적 프로세스와 조직의 구성 요소로 작용한다.

## 1) 세포의 목적과 기능

① **메시지 전달**: 신경세포들은 전기 신호로 전환된 메시지들은 전달한다.

② **화학물질 전달**: 혈액 속의 적혈구는 몸 구석구석의 산소를 전달한다.

③ **몸의 구성**: 뼈세포들은 골격을 구성한다.

④ **몸의 작동**: 근육세포들은 힘을 생성한다.

각각의 세포들은 모두 각기 다른 할 일을 지니고 있으며, 모든 세포는 태어나고, 성장하고 결국 죽게 되고 다른 세포로 대체된다.

## 2) 세포막(Cell Membrane)

세포를 감싸고 있으며, 단백질로 구성이 되어 있다. 세포막의 특징은 외부 신호, 호르몬, 미네랄 또는 다른 세포와의 상호작용을 위한 수용체를 포함하고 있다. 이러한 수용체는 세포의 반응과 대응을 조절하는 역할을 한다. 세포 밖과 안을 나누는 역할을 하여 생물학적 프로세스와 세포의 반응을 조절하는 데 사용된다. 세포막의 성질은 반투막, 지용성 물질은 투과, 이온, 포도당, 아미노산 등은 투과하지 못하여 이온 채널 또는 운반 당백질포도당, 아미노산을 통하여 투과한다.

## 3) 세포질(Cytoplasm)

세포막과 핵 사이에 있는 세포의 살아 있는 바탕질로 세포 부피의 약 70%를 차지한다. 사립체미토콘드리아 mitochondria는 세포 내 에너지 생성 반응인 세포 호흡을 관장하는 소기관으로 독자적인 DNA를 가지며 중추적 역할을 한다.

소포체는 가지를 치는 세관 또는 수조cistern 구조로 이루어져 세포질 전체를 그물망처럼 뒤덮는 세포 소기관으로 세포 내에서 단백질, 지질의 생산에서 중추적 역할을 한다.

## 4) 핵(Nucleus)

염색체를 이루는 여러 가지 단백질 복합체인 유전자 DNA디옥시리보 핵산를 암호화하여 이중 나선 구조로 저장한다. 세포의 분열 시 주도적 역할과 세포 내의 대사 조절 센터 기능을 한다.

RNA는 유전자 본체인 디옥시리보 핵산DNA이 가지고 있는 유전 정보에 따라 필요한 단백질protein을 합성할 때 직접적으로 작용하는 고분자 화합물을 운반하여 준다.

## 5) 체액(Body fluid)

몸속에 있는 혈액·림프액·조직액눈물, 침 등 체내의 액체로서, 체내를 이동하여 조직 세포에 영양분이나 산소를 운반하고 노폐물을 운반·제거하며, 또한 나쁜 병균을 없애고 몸의 온도인 체온을 조절하는 역할을 한다. 몸은 체액의 농도를 일정하게 하기 위해 스스로 조절하는 기능이 있다. 체액의 농도와 오줌의 양은 밀접한 관련이 있고, 체내 수분량이 적어 체액의 농도가 높을 때는 뇌하수체에서 항이뇨 호르몬 분비가 증가하며, 콩팥에서 수분을 재흡수하게 되어서 오줌량이 감소한다. 이렇게 되면 체내 수분량이 증가하게 되어 부종이 생긴다.

### 6) 부종(Edema)

체액이 신체 조직 내에 림프액이나 조직에 비정상적으로 과잉 축적되어 피부가 부어 오르는 현상이다. 원인은 혈관에서 액체 이동 시 조직 압이 상승하며 혈장 단백질의 감소, 모세혈관의 투과성 증대, 림프관의 폐쇄에 의해 형성된다. 전신 부종은 일반적으로 심장질환, 신장질환, 간질환이 원인이 되는 경우가 많고, 국소 부종은 국소적인 순환 이상에 의해 발생하며 림프 부종이나 정맥 순환 이상 혹은 약물에 의한 원인 등도 고려해 볼 수 있다.

## 3. 인체 조직(人體組織)과 기관계

세포는 몸의 구조와 기능의 기본 단위이다. 유사한 기능을 하는 세포를 조직으로 묶을 수 있는데 주요 조직primary tissue은 근육조직, 신경조직, 상피조직, 결합조직으로 구성된다. 네 가지 주요 조직을 해부학적 그리고 기능적 단위로 묶을 것이 기관organ이다. 공통이 기능을 하는 기관이 모여 계system를 이루고, 이는 협동 체계를 통해 생명체의 생리를 관장한다.

### 1) 근육 조직(筋肉組織 muscle tissue)

수축과 이완을 담당하는 특수화된 조직으로 전체 또는 부분적 운동을 주도하고, 내부 장기의 움직임에 관여한다.

### ① 골격근

골격근의 수축은 의식적으로 통제되기 때문에 수의근맘대로근이라고 한다. 인체의 몸통 및 사지골격, 혀, 식도의 상부, 조임근괄약근 가로막횡격막의 허리 부분 등에 분포되어 있다

### ② 심장 근육(심근)

심장 근육은 불수의적으로 조절되고, 미세섬유의 배열이 골격근과 같아서 가로무늬가 보인다. 세포의 형태는 분지된 짧은 원통형이며 개재판에 의해 서로 부착되어 심장 근섬유를 형성한다.

### ③ 민무늬근(평활근)

장기의 소화기관과 혈관 세기관지, 비뇨기계와 생식기계에서 분포하여 근육 수축 시에 관 내강을 좁아지게 한다. 소화관에서는 연속적인 파상 수축으로 꿈틀연동운동을 일으켜 음식을 밀어낸다.

## 2) 신경조직(神經組織, nerve tissue)

외부 또는 내부에서 발생한 여러 종류의 전기적 자극을 받아들이고 자극의 신호를 전달할 수 있도록 한다. 모든 기능을 통합 조절하며, 스스로 정보를 만들거나 저장하는 기능도 수행한다. 따라서 이 조직의 특성이 궁극적으로 의식, 기억, 사고, 운동 등의 복합적인 기능을 가능하게 하는 기초가 된다. 전기화학적인 신경 신호를 수용하고 전달할 수 있게 특수화된 신경세포nerve cell 또는 뉴런neuron과 이 세포를 지지하고 영양을 공급하는 신경아교세포 지지세포로 구성되어 있다.

## 3) 상피조직(上皮組織, epithelial tussue/epithelium)

상피조직은 몸 표면을 덮는 막membrane을 형성하는 세포와 막에서 유래한 샘gland이다.

샘에는 외분비샘exocrine gland, 내분비샘endocrine gland 두 부류가 있다. 외분비샘은 화학물질을 관duct을 통해 막 밖으로 분비하는 반면, 내분비샘은 호르몬을 혈액으로 분비한다. 상피조직의 기능은 4가지 조직을 일차적으로 외부 충격과 마찰, 화학 자극으로부터 보호한다. 영양분을 흡수하여 외부 환경의 변화 감지, 물질 이동을 조절하고 여과, 다양한 호르몬과 점액, 효소 분비 및 배출과 관련 있다.

### 4) 결합조직(結合組織, Connective Tissue)

조직과 조직, 기관과 기관 사이를 결합하고 지지하는 형태의 조직을 말하며, 인체에 가장 널리 분포하는 조직이다. 때로는 물리적 장벽으로 세균과 같은 외부 입으로부터 신체를 보호한다.

좁은 의미 결합조직은 물질의 종류와 배열에 따라 조직의 틈을 메우고 연결하여 내부 장기를 보호하는 고유 결합조직을 말한다.

넓은 의미의 결합조직은 신체를 받치고 있는 연골, 뼈, 혈액과 림프 등의 특수 결합조직special connective tissue을 포함한다. 혈액 부피의 절반 정도가 혈장이라는 세포의 유동액으로 구성되기 때문에 혈액blood을 결합조직으로 분류하는 것은 혈구와 림프구 사이에 혈장과 림프가 다량으로 존재하는 데다, 이들이 발생 단계상 중배엽으로부터 유래되기 때문이다.

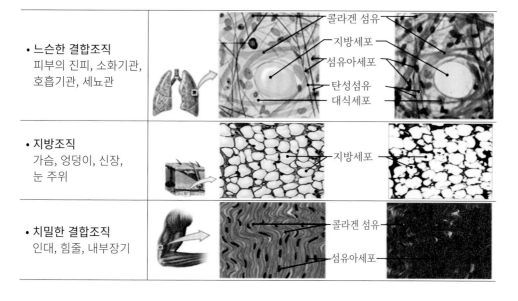

| | | | |
|---|---|---|---|
| • **느슨한 결합조직**<br>피부의 진피, 소화기관,<br>호흡기관, 세뇨관 | | | 콜라겐 섬유<br>지방세포<br>섬유아세포<br>탄성섬유<br>대식세포 |
| • **지방조직**<br>가슴, 엉덩이, 신장,<br>눈 주위 | | | 지방세포 |
| • **치밀한 결합조직**<br>인대, 힘줄, 내부장기 | | | 콜라겐 섬유<br>섬유아세포 |

## 5) 인체 기관계(人體 氣管系, organ system)

| 기관계 | 주요 기관 또는 조직 | 주요 기능 |
|---|---|---|
| 순환계 | 심장, 혈관, 혈액 | 신체 전반에 혈액 운반 |
| 소화기계 | 입, 식도, 위, 소장, 대장, 항문, 췌장, 간, 담낭 | 영양소의 소화와 흡수, 배설을 통한 음식물 분해 |
| 내분비계 | 호르몬을 분비하는 모든 분비선과 기관 | 호르몬 분비를 통한 신체의 활동의 조절과 조정을 하는 성장, 대사, 생식, 혈압 수분과 전해질 균형 등 |
| 면역계 | 백혈구, 비장, 흉선, 림프절 | 면역 반응을 통한 신체 보호 |
| 림프계 | 림프관, 림프절 | 세포외액을 순환기계로 보내기 위해 수집, 면역 기능에 관여 |
| 근골격계 | 연골, 뼈, 인대, 건, 관절, 골격근 | 신체의 지지 운동(운동과 지지/골격의 운동) |
| 신경계 | 뇌, 척수, 말초신경, 신경절, 감각기관 | 신체의 많은 활동을 조절하고 통합, 내부와 외부 환경 변화 감지, 의식 상태, 학습, 기억, 감정 등 |
| 생식계 | 고환, 음경, 난소, 나팔관, 자궁, 유선 등 | 종의 번식 |
| 호흡기계 | 코, 인두, 후두, 기관, 기관지, 폐 | 이산화탄소의 교환(가스 교환) |
| 비뇨기계 | 신장, 수뇨관, 방광, 요도 | 염분, 물, 노폐물의 배설 조절을 통한 체액량과 성분 조절 |
| 외피계 | 피부 | 외상으로부터 방어, 병원체 방어, 체온 조절 |

# 4. 《동의보감(東醫寶鑑)》을 통한 인체 이해

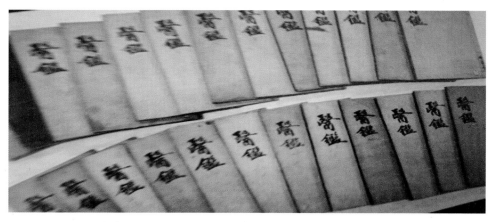

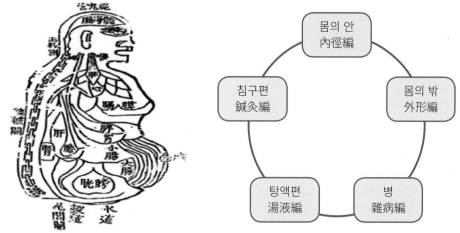

사진 출처: 신형장부도《동의보감》

조선 시대의 생명관·신체관을 완성한 허준은 위대한 사상가이다. 위의 그림은《동의보감》에 수록되어 있는 '신형장부도'로 사람의 몸은 어떻게 생겼는지 보여 준다. 구조적으로 그려진 기계론적인 서양의 해부도와 달리 신형장부도는 몸 바깥外形編과 몸 안內徑編의 기氣가 어떻게 비롯되며, 그것이 어떻게 오장육부의 생리 작용과 연결되는지 보여 주는 데 초점이 맞추어진 기능적 해부라고 할 수 있다. 다시 말하면 심장은 해부학적으로 가능하지만 마음은 해부학적으로 불가능하다.

마음은 단독으로 움직이는 것이 아니라 몸을 통제하는 장기에 의해 움직이는 서사 敍事를 논리로 바꿔 놓았다. 예를 들어, 중풍이 있는 사람은 혀가 반듯하지 않고 길게 내려오지 않는다. 마음과 몸이 왔다 갔다 하면 말을 더듬는 것은 마음도 떨고 몸도 떠 는 증상이다. 몸에서 열을 내든 성질을 내든 뭔가가 튀어 올라온다. 혈행이 가속화되 면 혓바닥이 빨개지며 바늘처럼 돋아난다. 이처럼 《동의보감》은 문자로 설명하면서 경험을 논리화시켜 놓았다.

# 5. 우리 몸의 근본은 어떻게 될까?

우리 몸의 근본은 세계관과 인체관을 집약적으로 하여, 사람의 몸이 형성되는 과정 을 우주의 형성·운용 과정과 연결시켜 사람의 몸은 하나의 나라와 같고, 건강과 장수 를 위해 자연의 질서를 거스르지 않고 거기에 순응해야 한다는 양생관을 설명하였다.

## 1) 내경편(內徑編)

| | | |
|---|---|---|
| 1. 신형(身形) | 10. 담음(痰飮) | 19. 대장부(大腸腑) |
| 2. 정(精) | 11. 오장육부(五臟六腑) | 21. 방광부(膀胱腑) |
| 3. 기(氣) | 12. 간장(肝臟) | 22. 삼초부(三焦腑) |
| 4. 신(神) | 13. 심장(心臟) | 23. 포(胞) |
| 5. 혈(血) | 14. 비장(脾臟) | 24. 충(蟲) |
| 6. 몽(夢) | 15. 폐장(肺臟) | 25. 소변(小便) |
| 7. 성음(聲音) | 16. 신장(腎腑) | 26. 대변(大便) |
| 8. 언어(言語) | 17. 위부(胃腑) | |
| 9. 진액(津液) | 18. 소장부(小腸腑) | |

■ 신형身形은 사람 몸이 갖춰짐과 사라짐을 설명하고, 사람의 원기의 왕성과 쇠약, 사 람의 마음은 천기와 부합하며, 섭생하는 데 금해야 할 것과 사철에 맞게 몸을 조섭 하여야 하며, 양생을 하여 오래 살게 하고 노인의 병을 치료하는 법을 설명한다.

■ 정精은 생명의 원천으로 신체의 기본임을 말한다.

생명력이 되는 신체의 근본이며 에너지 저장소의 역할을 하는 우리 몸의 근간이다. 배꼽 아래의 3치 되는 곳 하단전下丹田의 깊은 곳에서부터 올라와 정精을 저장한다. 생존에 필요한 마음의 수양을 중시하는 전통 계승을 통해 성욕을 조절하지 않으면 병이 생기며 목숨이 단축된다고 말한다. 병에 걸리지 않기 위해서는 오곡을 먹어 생긴 영양분이 정을 만든다고 하니 평상시 우리가 먹는 음식의 중요성을 알 수 있다. 정精에 문제가 생기면 생물학적으로 선천적 원인을 살펴봐야 한다. 현대인들은 정 소모가 많이 되는 생활을 하고 있다. 정精의 문제는 육체적 소모뿐만 아니라 뇌의 소모도 가져 온다. 뇌간이나 소뇌의 보살핌을 받아 관원혈, 명문혈, 기해혈이 몸을 도와주도록 해야 한다.

■ 기氣는 몸의 지킴이로 정과 신의 근본이고 음식에서 생긴다.

정精과 신神의 뿌리로서 중단전 단중혈전중혈에서 몸을 지켜 낸다. 기氣 자에는 '기운 기氣' 자에 '쌀 미米' 자가 들어 있다. 사람은 먹는 음식물의 영양분으로부터 직접적으로 기를 얻기 때문이다. 음식물을 통해 위에 들어온 영양분은 호흡에 의해 폐에 전해 주면, 온몸을 돌면서 오장육부가 기氣를 받아 생명 활동을 한다.

그러나 스트레스를 받으면 정체되거나, 거슬러 올라가거나, 솟구쳐 오르게 된다. 올라간 채로 내려오지 못해서 쇄골 주변 또는 여성분들은 가슴에 쌓이기도 한다. 열나고 답답함이 지속되면서 습이 생기고 부종, 오한, 통증 등이 생기며 대소변도 문제가 생긴다. '정精·신神'을 연결하기 때문에 시상하부나, 해마의 기능을 통해 자율신경 실조의 조절을 하므로 정신 세계의 통합과 조정을 하는 것과 같다.

《동의보감東醫寶鑑》에는 기병의 종류가 있다. 나른해지는 기체氣滯 7기七氣로 인해 성내는 것·기뻐하는 것·생각하는 것·근심하는 것·슬퍼하는 것·놀라는 것·무서워하는 것으로 구분한다.

9기九氣라고 하여 성이 나면 기가 치밀어 오른다. 기뻐하면 기가 늘어진다. 슬퍼하면 기가 삭아진다. 두려워하면 기가 처진다. 냉하면 기가 수축한다. 더우면 기가 배설된다. 놀라면 기가 혼란해진다. 피로하면 기가 소모된다. 생각하면 기가 맺히는 아홉 증상을 말한다.

중기中氣가 생기는 이유는 기쁨, 분노, 근심, 생각, 두려움 등 다섯 가지 감정이 지나치게 발현될 때 기가 치밀어 올라 어지러워져서 넘어지는 현상을 말한다. 상기上氣 증상은 사기가 폐에 있어 기가 위로 치솟는 증상으로 기가 위로 치밀면 내쉬는 숨이 많아지고 들이쉬는 숨이 적어져 숨이 몹시 가빠진다. 기가 아래로 처지는 하기下氣, 기력이 아주 약해서 숨을 잘 잇지 못하는 증상 단기短氣, 말을 할 수 없을 정도로 기운이 약해진 소기少氣, 근육이 아파 내장 부위가 아픈 적취積聚나 횡격막 부위에 생긴 종양 덩어리가 가슴에 몰려 치밀면 가슴이 더부룩하고 그득하며 쑤시는 것 같은 통증이 생기는 기통氣痛 등이 된다.

또한, 화火에 속하며 기가 뱃속부터 치밀어 오르는 기역氣逆도 발생할 수 있다.

7정七情과 6기六氣인 풍風·한寒·서暑·습濕·조燥·화火에 의해 음식으로 인해 진액이 잘 돌지 못하여 맑은 기운과 탁한 기운이 서로 엉겨 적취가 되고, 적취는 담痰으로 진행되어 기가 막힌 증상인 기울氣鬱이 된다. 기가 부족하거나 기가 끊어진 증후로 사기가 들어오게 되면 병이 된다. 이렇게 기氣에 문제는 인체의 활동을 할 수 있는 에너지가 고갈될 수 있는 후천적인 호흡기 및 소화기의 문제를 내포한다.

■ 신神은 감정과 심리 정신 활동의 주체로 온몸의 주인이며 다섯 가지 맛에서 심이 생긴다. 정신 활동의 주체로 상단전 인당혈에서부터 영혼을 끌어 들여온 몸의 주인으로 감정을 조절한다. 판단과 사고를 할 수 있는 동물과 다른 대뇌피질이 기능의 영역이라고 할 수 있다. 무의식의 감정을 다스린다. 이 감정이 지나치면 병이 되며 심장이 신을 관장하는 몸에서 제일 주가 되는 장기라 하여 '신은 군주의 기관君主之官'이며, 신명神明이 여기에 깃들어 있어 정신 의식 활동과 일정한 관계가 있다. 심주신명心主神明으로서 일을 원활히 처리하여 복잡한 것을 정리하고 어려운 일들을 잘 헤쳐 나가게 하고, 마음이 맑아야 병에 걸리지 않는다. 이처럼 《동의보감東醫寶鑑》에서는 마음을 편히 가지는 것이 건강하게 살 수 있는 요체임을 거듭 강조하여 정신세계의 감정이나 정신의 중요성을 말한다. 평상시의 인체 기능을 총괄하기 때문에 판단력이 흐려진다면 인지 사고를 통해 자신을 들여다볼 수 있다. 병이 생기면 정신적인 병이 생기기

쉽다. 신神의 문제는 가슴이 두근거리는 경계驚悸, 가슴속이 벌렁거리면서 불안해 하고 무서워하면서 사람이 당장 잡으러 오는 것처럼 생각되는 증상인 정충怔忡, 정신이 약해져서 자신이 한 일을 갑자기 잊어버리고 아무리 애써 생각해도 생각해 내지 못하는 건망증健忘證 같은 증상이 생길 수 있다.

■ 혈血은 사람 몸에서 피가 만들어지는 것은 수곡收穀을 말한다.

혈은 비위脾胃의 운화運化에 의해 음식의 정미로운 기운이 전신에 영양을 공급하기 위해 혈로 변한 것을 말한다. 혈血에서 힘을 얻게 되면 기氣와 짝을 이룬 혈血은 오장을 고르게 하고 육부에서 못 쓸 것을 버리는 역할을 한다.

우리 몸을 돌아다니는 '혈血은 물처럼, 기氣는 바람처럼' 기氣가 끌어당기는 힘에 의해 혈血도 따라 돌아간다. 기氣의 역동성이 미약하면 혈의 역동성도 약해지며 몸의 생리 기능이 순조롭지 못한다. 밖으로부터 들어오는 사기를 방어하는 데도 문제가 생긴다. 혈에서 병이 생기면 앞서가는 기氣를 고르게 하면 된다. 그래서 《동의보감東醫寶鑑》은 사람의 몸에서는 '기氣를 고르게 하는 것이 첫째이고, 혈血을 고르게 하는 것은 그다음의 일'이라고 말한다.

일상에서 '피가 부족해서 어지럽다'라는 말을 많이 듣곤 하는데, 이런 것은 혈허血虛의 증상이다. 《동의보감東醫寶鑑》에서는 혈병血病이 생기는 이유는 열熱 때문이며, 기쁨·성냄·근심·깊은 생각·슬픔·놀람·무서움의 일곱 가지 감정 칠정七情도 혈을 동하게 만든다. 이 감정들이 조화롭게 절제되지 못하고 어느 한 감정이 지나치면 혈을 요동시켜 몸을 상하게 한다.

예를 들어, 몹시 성을 내면 기氣가 막히고 간이 상하여 혈을 저장하지 못하므로 피가 갈 곳이 없어져 위로 몰린다. 그 결과 피를 토하고 정신을 잃게 된다. 또 지나치게 기뻐하면 심장이 동하고 상하며 기가 아래로 내려가므로 혈을 잘 만들지도, 내보내지도 못하게 된다.

행동과 생활을 절제 없이 하면서 힘을 낭비했을때, 혈은 한 곳에 정체되어 혈을 동하게 만든다. 그런 증상을 알 수 있는 것은 붓고 아픈 증상, 멍, 갈증, 출혈, 의식불

명, 피가 밖으로 넘쳐 코피를 흘리거나 넘친 피는 항문을 통해 나타난다고 한다. 열熱은 혈의 활동에 큰 영향을 끼친다. 원래 혈은 열을 받으면 잘 돌아가고 찬 기운을 받으면 엉기는 속성이 있기 때문이다.

### ■ 기타 몸 상태의 표현

인간의 추구하는 최고의 화두는 몸 안의 상태를 밖으로 드러내는 것이다. 그것이 건강이란 징표를 아는 것이다. 거기에는 여러 가지 단서들이 있다. 꿈夢, 목소리聲音, 언어言語 등은 실체가 없는 무형적인 현상이지만 혼백이 허해지거나, 오장이 허해지거나, 정신이 혼미하거나 하게 되면 마음이 들떠 잠을 편히 못 자며 사람을 싫어하고 혼자 있으려 하다가 꿈夢을 꾼다. 소리聲音는 목 쉰소리, 숨 쉴 때 나는 증상 등에 따라 병증을 구별하고, 언어言 역시 하품, 재채기, 트림, 웃음, 한숨 울음 등의 증상으로 표현한다.

### ■ 몸을 다스리는 중심 기관

구조와 기능적 단위인 오장육부에 대해 내장의 각 기관을 장臟과 부腑라는 커다란 두 범주로 묶어 분류한 이유에 대해서 설명한다. 오장에 전달된 체액은 장부마다 다른 모습으로 바뀌어 간에서 눈물이 되고, 심장에서 땀이 되고, 비장에서 침입밖으로 흐름이 되고, 폐에서 콧물이 되고, 신에서 침이 입안에 고이게 되어 정상적인 상태에서도 나온다. 하지만 입안에 고여 있는 침은 각각 분비되는 원인과 기전에 차이가 있어 생리적인 체액인 진액津液과 병적인 상태에서만 나타나는 체액인 담음痰飮으로 나눈다.

### ■ 몸속에 머물러 있는 것

몸을 다스리는 중심 기관과 연결되는 것으로 몸 안에 있으면서도 오장육부에는 포함되지 않는 소변, 대변 등에 대해 설명한다. 소변에서는 소변을 통해 알 수 있는 각종 질병과 대변에서는 설사와 변비로 표현되는 여러 가지 질병에 대해 다루고 있다.

위와 같이 실체가 있는 체액은 눈물, 땀, 콧물, 침 등과 같이 정상적인 상태에서 나오는 진액과 병적인 상태의 체액인 담음으로 나누어 몸을 다스리는 중심 기관 오장육부와 몸속에 머물러 있는 소변小便, 대변大便 등이 우리의 특성에 맞추어 종합적인 것을 판단해야 한다.

이 모든 증상을 통해 부족해지는 것들의 대표가 정精, 기氣, 혈血은 부족해지기 시작한다. 무조건 채워야 하지만, 우리 몸에 많이 채워서 생기는 병들도 있다. 대표적인 것이 당뇨병이다. 우리가 몇십 년을 살아 냈을 때 마지막은 몸이 말해 준다. 지금은 과거 10년, 20년의 잘못된 삶을 오늘부터 바른 생활을 한다고 바로 좋아지지는 않는다. 하지만 우리 몸 오장의 이면에 숨어 있는 내용을 판단할 수 있어야 자연치유의 바른 생활을 할 수 있다.

## 2) 외형편(外形編)

| | | |
|---|---|---|
| 1. 두(頭) | 10. 배(背) | 19. 맥(脈) |
| 2. 면(面) | 11. 흉(胸) | 20. 근(筋) |
| 3. 안(眼) | 12. 유(乳) | 21. 골(骨) |
| 4. 이(耳) | 13. 복(服) | 22. 수(手) |
| 5. 비(鼻) | 14. 제(臍) | 23. 족(足) |
| 6. 구설(口舌) | 15. 요(腰) | 24. 모발(毛髮) |
| 7. 아치(牙齒) | 16. 협(脇) | 25. 전음(前陰) |
| 8. 인후(咽喉) | 17. 피(皮) | 26. 후음(後陰) |
| 9. 경항(頸項) | 18. 육(肉) | |

### ■ 머리와 얼굴

몸의 겉에서 관찰되는 부분들의 의학적 기능과 거기에서 생기는 질병에 대해 서술하고, 이 장에는 신을 간직한 머리, 모든 양의 기운이 모이는 얼굴, 장부의 정기가 나타나는 눈, 폐와 통하는 현빈의 문호인 코, 신과 관련된 구멍인 귀를 옥지玉池라고 하며, 뼈의 나머지 이齒, 인후 등이 있다.

## ■ 몸통 부위

정기의 통로인 등背, 오장육부를 둘러싼 성곽 가슴胸, 아기의 생명줄 젖乳, 소화기관을 담은 자루 배腹, 인체의 중심으로 장생과 관련 있는 배꼽臍, 인체의 대들보 허리腰, 간과 담이 드러나는 곳 옆구리脇 등에 대한 설명과 여기에 생기는 질병을 알아야 한다.

## ■ 몸의 오체五體

오체란 오장육부와 같은 내장 기관을 제외하고 몸의 형체를 이루고 지탱하며, 운동을 가능하게 하는 몸의 다섯 가지 구성 요소이다. 즉 사기가 맨 처음 들어오는 피부皮, 하늘이 기운이 나타나는 곳 맥脈, 비수肥瘦가 갈리는 곳 살肉, 몸의 골격을 지탱하는 밧줄인 힘줄筋, 골수의 저장고 뼈骨를 말한다. 몸의 맨 바깥에 있는 피부로부터 시작해 점차 안으로 들어가 가장 깊은 곳에 위치한 뼈다.

## ■ 몸의 변방팔, 다리, 모발, 생식기, 항문

몸의 외형에서 관찰되는 부분 중 말단에 해당하는 부위, 즉 몸의 중심인 몸통이 아니라, 모든 양의 근본 팔, 기가 치솟기 시작하는 다리, 혈의 나머지 모발, 음정陰精이 표현되는 곳 생식기, 오장의 심부름꾼 항문이 있다. 변방이라고 할 수 있는 손과 팔, 다리, 털, 생식기, 항문에 생기는 질병에 대해 알 수 있다.

## 3) 잡병편(雜病編)

| | | |
|---|---|---|
| 1. 천지운기(天地運氣) | 13. 습(濕) | 25. 학질(瘧疾) |
| 2. 심병(心病) | 14. 조(燥) | 26. 온역(溫疫) |
| 3. 변증(辨證) | 15. 내상(內傷) | 27. 사수(邪祟) |
| 4. 진맥(診脈) | 16. 허로(虛勞) | 28. 옹저(癰疽) |
| 5. 용약(用藥) | 17. 곽란(霍亂) | 29. 제창(諸瘡) |
| 6. 토(吐) | 18. 구토(嘔吐) | 30. 제상(諸傷) |
| 7. 한(汗) | 19. 해수(咳嗽) | 31. 해독(海瀆) |
| 8. 하(下) | 20. 적취(積聚) | 32. 구급(救急) |
| 9. 풍(風) | 21. 부종(浮腫) | 33. 괴질(怪疾) |
| 10. 한(寒) | 22. 창만(脹滿) | 34. 잡방(雜方) |
| 11. 서(暑) | 23. 소갈(消渴) | 35. 부인(婦人) |
| 12. 화(火) | 24. 황달(黃疸) | 36. 소아(小兒) |

■ 진단학의 기초는 천지운기, 심병, 변증, 진맥 등이다. 어떤 질병을 진단하기 위해서는 먼저 그 원인을 알아야 하는데, 질병의 원인은 대개 외적인 원인과 내적인 원인으로 나눈다. 천지운기는 하늘과 땅 사람의 질병을 다루는 데 알아야 할 내용이다. 심병審病/살필심은 질병을 진단하는 원리와 방법이며, 변증辯證은 증상을 가르는 법과 맥脈은 기氣가 흐르는 통로로서 그것이 몸 안에서 소화된 음식의 기운과 밀접한 관련이 있다.

■ 치료학의 기초는 약을 쓰는 방법이다. 용약은 약을 쓰는 원칙을 간략할 것과 보사補瀉의 원칙을 지킬 것과 한열寒熱을 잘 구별하여 쓸 것, 몸 겉의 병과 안의 병을 잘 헤아려 약을 쓸 것, 자연의 조화를 거스르지 말 것, 풍·한·서·습·조·화 등 여섯 가지 외감外感을 구별하여 약을 쓸 것 등이 있다. 토吐, 한汗, 하下는 토하게 하고, 설사시키며, 배설시키는 구체적인 치료법이다.

■ 몸 밖에서 들어오는 사기는 질병을 일으키는 외부의 원인 사기다. 즉 육음六淫인 풍風·한寒·서暑·습濕·조燥·화火 각각에 의해 생기는 질병의 양상과 그 치료법이다.

■ 몸 안으로 부터 생기는 병은 내상과 허로이다. 스스로 조섭을 못해서 병이 내부로부터 생긴 경우다. 즉 음식을 잘못 먹거나, 과로, 과음, 무절제한 성생활로 몸이 허해지는 경우이다. 내상병은 속이 상한 병이며, 허로는 몸에 필요한 구성 요소가 부족해서 허약하고 지친 병이다.

■ 몸 안팎이 다 상해 깊어진 병은 곽란, 구토, 해수, 적취, 부종, 창만, 소갈, 황달이 있다. 바깥의 사기에 의해 생긴 질병과 조섭의 실패로 몸이 상한 경우는 특징적인 병적 증상으로 그 자체를 질병으로 보고, 증상의 원인과 치료 방법을 제시한다. 병적 증상은 갑자기 토하고 설사하는 곽란, 구토, 기침, 적취, 몸이 붓는 부종, 배가 불러오는 창만, 몸이 쇠하고 갈증이 나는 소갈, 얼굴이 누렇게 뜨는 황달 등이 있다.

■ 괴이하고 고약한 병은 학질, 온역, 사수, 옹저, 제창, 피부병이 있다. 여러 질병들 가운데서도 특별히 괴이한 증상을 보이거나 치료하기가 어려운 병들로 학질은 겨울이 아니라 더운 여름에도 사람이 덜덜 떨며 주기적으로 열이 나는 것이며, 온역은 여러 사람이 한꺼번에 같은 질병을 앓는 것이다. 사수邪祟는 헛것이 보이는 병으로 횡설수설 헛소리를 하거나 이상한 말과 행동을 하고, 옹저癰疽는 몸에 생긴 종기이며, 제창諸瘡은 피부에 생긴 부스럼이다. 천형문둥병이라고 부르는 나병, 각종 성병, 옛날 임금들의 목숨도 앗아간 등창, 지금도 잘 낫지 않는 여러 종류의 고질적 피부병 등이다.

■ 응급 상황의 발생과 해결은 의학적으로 설명하기 어려운 괴상한 병이다. 제상, 해독, 구급, 괴질, 잡방雜方이다. 제상諸傷은 일상생활에서 있을 수 있는 온갖 상처이며, 해독解毒은 일상생활에서 일어나는 각종 중독을 푸는 방법, 구급救急은 갑자기 죽는 상황이다. 괴질怪疾은 괴상한 병이다. 잡방雜方은 생명의 부지와 관련이 있는 구황법과 생활에 유용한 각종 방법을 말한다.

■ 부인과 소아과의 부인婦人문에는 임신과 해산, 갓난아이의 구급법에 관한 내용이며, 소아小兒 문에는 어린이 건강 관리에 관한 내용이다.

### 4) 탕액편(湯液編)

총론과 각종 약재를 다룬 여러 각론으로 구성되어 '탕액서례湯液序例' 문에서 약물 총론을 다룬다. 이에는 약물의 채취와 가공, 약물의 처방법, 약을 달이고 먹는 방법, 약리 이론, 오장육부와 경락 각각에 상응하는 약물 등이 포함된다.

탕액서례로는 수부水部·토부土部·곡부穀部·금부禽部·목부木部·금부金部·초부草部·석부石部·어부漁部·충부蟲部·과부果部·인부鱗部 등이 있다.

### 5) 침구편(針灸編)

침구의 실제와 침구 운용에 가장 필수적인 내용으로 기氣가 흐르는 통로인 경락, 경락의 중간 역인 혈자리, 침의 종류와 시술법, 뜸의 이론과 운용, 침과 뜸의 효과를 높이기 위한 각종 방법과 금기 등을 알 수 있다.

## 5. 문헌 속 자연치유 건강법을 실천해 보자

인체의 이상은 밖에서 오는 자극과 상황들에 의해 몸 안의 감정의 운동성에 의해 만들어지는 신체의 대응 현상이다. 마음에 갇혀 있는 통증이나 고뇌가 병의 근원이 된다고 볼 수 있다. 마음의 병을 치유한다는 것은 몸과 마음이 서로 연결되어 하나의 유기적 전체를 이루고 있기 때문이다.

인체는 서로 몸 밖에서 들어오는 병원체와 싸우면서 몸 안의 음양陰陽 질서를 조화시키는 치유의 힘을 갖추고 있다. 그 치유의 힘은 심신心神이 주장하고, 몸을 이루는 정精·기氣·신神·혈血의 통제를 받아 장부의 기능과 활동을 조절함으로써 드러난다. 그런가 하면 다르게는 장부의 건강에 관한 정보는 곧바로 심신에 영향을 줄 수 있다. 이 두 세계는 결국 하나로써 상하좌우 밀접하게 연결되어 있다. 밖에서 오는 환경적 영향을 조절할 수는 없지만, 자신 안에서 일어나는 마음은 조절할 수 있다.

우리는 자주 아주 쉽게 '무엇 때문에', '누구 때문에' 스트레스를 받는다고 말한다.

그러나 그 스트레스에 반응하는 주체는 나 자신이다. 따라서 나에게 스트레스를 주는 주체도 바로 나 자신이다. 자신에게 인체에 미치는 외부의 영향들을 긍정의 방향으로 수용할 수 있는 나로 바꿀 수 있다면 수없이 다가오는 병의 원인들로부터 예방이 가능할 수 있다고 본다.

자연치유를 위해서 순응해서 살아야 하는 양생법은 우주의 형성·운용 원리이며 사람의 몸을 구성하는 정精·기氣·신神·혈血 4가지 요소로서 알 수 있다. 인체 내부의 문제를 다루는 내경편內徑編은 우리 몸 안의 상태에 따라 밖으로 나타나는 이유가 있다.

《동의보감東醫寶鑑》의 신형장부도身形臟腑圖를 통해 몸의 갖춰짐과 사라지는 과정을 '하늘의 모습을 본받은 생명의 근원이 우주의 근원'으로 설명했다. 하늘의 둥긂, 땅의 네모짐, 사계절, 오행五行, 육극六極[1], 여덟 방위, 구성九星[2], 12시十二時, 24절기, 365도 三百六十五度, 해와 달日月, 낮과 밤晝夜, 천둥과 번개雷電, 비와 이슬雨露, 땅의 초목草木, 음양陰陽, 돌金石이 모두를 본받아 형체를 이룬 것이다.

《동의보감》은 사람 몸의 갖춰짐과 사라지는 수명의 차이를 두 가지 요인으로 설명한다. 첫째는 부모를 통한 좋은 유전자를 받지 못한 천명天命이 다르기 때문이며, 둘째는 양생하는 도리를 잘 알아 음양의 이치를 거스르지 않아야 그 어떤 존재보다 귀한 생명으로 살 수 있는 섭생攝生하는 데 차이가 있기 때문이라고 했다.

생장과 노쇠, 죽음, 건강법, 계절에 맞춰 몸을 조리해야 한다는 것을 알 수 있다. 그 기본이 정精과 혈血은 음陰이 되고, 신神과 기氣는 양陽에 속한다. 남녀로 보면 남성은 정精 음중의 음으로 만들어졌기 때문에 신神, 양중의 양을 사용하여 자신을 드러낸다. 여성은 기氣, 양중에 음로 만들어져서 혈血, 음중의 음을 사용하여 자신을 드러내고 살아게 된

---

1) 허로(虛勞)가 극도에 이른 6가지 증을 말한다. 근극(筋極)·골극(骨極)·혈극(血極)·육극(肉極)·정극(精極)·기극(氣極)으로 나눈다고 하였다. 《동의보감(東醫寶鑑)》

2) 고대 중국의 음양가(陰陽家 : 천문·점술 등을 연구하는 사람)에 의해 만들어진 일백(一白)·이흑(二黑)·삼벽(三碧)·사록(四綠)·오황(五黃)·육백(六白)·칠적(七赤)·팔백(八白)·구자(九紫) 등 9개의 별이다.이것을 목(木)·화(火)·토(土)·금(金)·수(水)의 오행(五行)과 10간(干) 12지(支)에 배당해서 별마다 주인이 되는 해가 있게 하였다. 예를 들면, 삼벽의 해에 태어난 사람은 삼벽의 지배하에서 일정한 성질과 운세(運勢)를 타고나게 되니, 그 해를 보아서 그 사람의 운세와 방위의 길흉(吉凶)을 점친다. [네이버 지식백과]

다. 이처럼 인간은 잠을 잘 자는 것, 일을 무리하지 않는 것, 알맞게 먹고, 서로 자기의 할 일을 잘하는 것이 도道가 되듯이 도道는 닦는 게 아니라 이루어짐을 알게 된다.

이러한 사항을 잘 가르쳐 준 분이 율곡 이이 선생이다. 이이는 성리학적 세계관·윤리관을 정립했다면, 퇴계 이황 선생은 《활인심방》에서 마음을 다스리는 처방인 중화탕을 말했다.

생명이 무엇이고?

어디서 비롯되고?

그 생명 활동을 가능하게 하는 원천은 무엇인지?

왜?

생·노·병·사生·老·病·死인지?

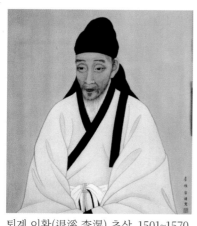

퇴계 이황(退溪 李滉) 초상, 1501~1570,
사진 출처: 한국민족문화 대백과

질병을 이해하고 처방함에 있어 본질적인 질문을 던졌다. 그런 처방을 하여 마음이 흔들리지 않게 하는 처방을 하였다. 마음의 중심과 평화를 찾아주는 정신 탕약精神湯藥이 그것이다.

이 중화탕中和湯은 병을 일으키는 마음을 다스리기 위해서 퇴계 이황 선생은 마음을 찾는 보약 복용법에 위의 30가지 약재를 잘 씹어 복용했을 때 명약이라고 하였다. 사람의 마음을 어떻게 가져야 하는지는 각자의 몫이다. 《동의보감東醫寶鑑》은 우리에게 유기적인 인체를 이해하고, 정신 탕약이 마음과 만나 일으키는 공명으로 인해 우리를 치유 할 수 있는 것을 알려준다.

따라서 필자는 아래 마음탕약 30가지를 복용해 보라고 권하고 싶다.

① 마음에 거짓을 없애서 생각을 간사히 하지 말 것

② 좋은 일을 행할 것

③ 자기 마음을 속이지 말 것

④ 적절한 방법을 잘 선택할 것

⑤ 자기의 본분을 잘 지킬 것

⑥ 시기하고 샘내지 말 것

⑦ 교활하고 간사한 꾀를 짓지 말 것

⑧ 성실히 행할 것

⑨ 대자연의 도리에 순응할 것

⑩ 명예에 한계가 있음을 알 것

⑪ 마음을 맑게 할 것

⑫ 욕심을 적게 할 것

⑬ 참고 견딜 것

⑭ 부드럽고 유순히 할 것

⑮ 겸손하고 온화할 것

⑯ 주어진 조건에 만족할 것

⑰ 청렴하고 조심할 것

⑱ 어진 마음을 보존할 것

⑲ 절약하고 검소할 것

⑳ 한쪽에 치우치지 말고 중용에 머물 것

㉑ 살아 있는 목숨을 해치지 않도록 할 것

㉒ 사나운 언행을 하지 말 것

㉓ 화내지 않도록 경계할 것

㉔ 거칠게 행동하지 말 것

㉕ 탐욕을 경계할 것

㉖ 신중히 생각하고 성실히 행동할 것

㉗ 사물의 기틀을 알 것

㉘ 자기의 양심을 지키고 사랑할 것

㉙ 물러서야 할 때 미련 없이 물러날 것

㉚ 번뇌를 쉬고 고요함을 지니고 남모르게 도와줄 것

아울러 직접 아픔을 치료하는 또 다른 중화탕中和湯도 있다. 신국누룩 新麯, 내복자무씨 來腹子, 술에 담갔다 생강즙에 법제한 황금黃芩, 꿀풀과 여러해살이풀, 적복령赤茯苓, 산사山楂, 배나무과 익은 열매 말린 것, 창출蒼朮, 소화에 좋은 국화과의 삽주뿌리 말린 것, 반하半夏, 술에 담갔다가 덖은 황련黃連, 미나리 아재비과 각 6g은 습열사濕熱邪로 곱이 섞인 대변을 보면서 뒤가 묵직하고, 배가 아프며, 끈끈하게 덩어리져 나오는 증상에 중화탕을 쓴다. 이는 냉기가 장으로 들어가 장腸 사이에 뭉쳐 있다가 냉冷과 열熱이 서로 교착하면서 콧물 같은 피와 고름이 섞여 나오는 증상에 사용되는 탕제이다.

우리가 취해야 할 중화탕이 때론 둘 다 필요할 수도 있다. 특히 여름철 양생법으로 《동의보감》은 식은 음식을 입에 대지 말고 더운 음식을 먹어 뱃속을 따뜻하게 해야 하며, 얼음물, 찬 과일을 삼가며 정신을 많이 써서도 안 되며, 정신을 함부로 많이 써도 양생에 문제가 생김을 말하기에 일상의 건강을 지킬 수 있길 바라기에 감히 권해 보는 자연치유 정신 탕약이다. 어떤 것을 택할지 또한 독자들에게 질문을 던진다.

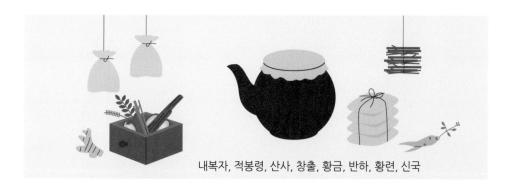

내복자, 적봉령, 산사, 창출, 황금, 반하, 황련, 신국

■ 내가 취해야 할 중화탕中和湯은 어떤 것?

물水은 불이 경거망동하지 못하도록 열기를 식히고, 마음의 불火 한 근은 물을 적당히 데워 인체에 필요한 칠정七情을 공급하여 나쁜 기운이 침범하지 못하게 해야 번져 나가지 않는다.

## 7. 정(精)·기(氣)·신(神)·혈(血)의 생활 약초

밥할 때 조금씩 넣거나, 미음 또는 차로 끓여 먹거나, 환 또는 가루 내어 먹기도 하며 혹은 술에 담갔다가 먹는다.

| 생활 약초 | |
|---|---|
| 정(精) | 지황, 오미자, 육종용, 하수오, 백복령, 구기자, 산수유, 복분자, 참깨, 녹용, 벼, 보리, 조, 기장, 콩, 백봉령, 당귀, 인삼, 녹용, 건강, 계지, 대추, 백출, 참깨, 오곡 |
| 기(氣) | 임삼, 황기, 생강, 침향, 청피, 무, 귤껍질, 소고기, 자소엽(차조기) |
| 신(神) | 인삼, 천문동, 마음을 편안하게 하고 정신을 맑게 하는 연실(연밥), 돼지 염통, 당귀, 맥문동, 감초, 오미자, 호박, 백출, 천궁, 생강, 귤껍질 |
| 혈(血) | 코피, 기침할 때, 가래에 피를 토할 때 무즙, 피똥, 피오줌에 약쑥, 당귀, 생지황, 황기, 구기자, 천문동, 숙지황, 맥문동, 감초, 인삼, 백출, 대추 |

# PART 03

365일 자연치유(Nature Therapy for 365 Days)

## 자연치유를 위한 동·서양 진단법

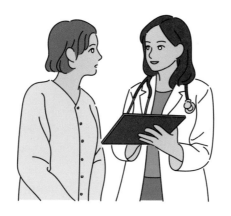

'나는 누구인가?'

'나는 어디서 왔는가?'

'그리고 나는 어디로 갈 것인가?'

'나는 지금 왜 살아 살아 있는가?' 보편적으로 우리는 이런 물음표의 시작이 느낌표로 이어지기까지 참 많은 대답이 나오게 되는 걸 알면서 질문을 하게 된다. 그런 것을 알고자 함이 우리 삶의 치유법이 될 수 있다. 우리가 태어날 시간과 장소와 더불어 부모를 선택하고, 그 부모의 DNA를 얻어 영혼을 담는 그릇인 몸으로 자연을 닮은 우리가 세상과 만남을 가진다. 그 과정에 우린 체질을 알아야 되고 질병 진단의 여러 사례를 통해 살아가고자 하는 의미를 부여받고 끊임없이 투덜거리면서도 있는 힘껏 살아내야 한다.

의학의 대상은 우리의 몸! 인체다. 그러나 몸을 보는 시선이나 어떤 입장에서 보느냐에 따라 의학의 이론적 체계가 달라진다. 동서 의학은 인체관의 포커스와 질병관의 포커스가 서로 다른 면을 가지고 있었다고 할 수 있다. 둘 다 몸을 대상으로 한다. 서양에서는 현미경 발명 후 해부학이 발달하였고, 인체 구조를 단위로 환원시켜 독립 개체인 세포, 조직, 기관이라는 유기적 결합 관계를 이룬 물질이라고 보았다.

동양에서는 언제나 몸과 마음의 전일적 생명체로 보고 그 자체를 대상으로 하였다. 동양에서는 거시적이고 서양의학은 현상 중심으로 세밀하게 분석하였다. 몸에서 일어나는 변화와 자극의 현상을 파악하여 기능 여부를 경락과 연계한 관계 중시이며, 양생 의술과 함께 직감적 정보를 사용하여 철학적이다. 자신의 잣대에 의한 주관적, 총괄적·경험적 지혜를 사용하여 사물에 대한 왜why에 대한 설명을 하기 때문에 모든 존재하는 것의 성질性質 중에 성품을 다뤄 조화harmoy를 강조하는 건강 중심이다.

진단은 동양의학이나 서양의학 그리고 대체의학에 이르기까지 질병을 조기 치료하고 예방하는 것으로써 고대로부터 유구한 역사와 세월을 토대로 연구 발전되어 질병 치료의 길잡이가 되고 있다. 시대의 발달과 변천에 따라 계속적인 발전이 이루어져야 함에도 불구하고 서양의학의 눈부신 발전과는 상반되게 동양의학에서는 고전의 계승과 탐구에만 연연하는 아쉬움이 있긴 하다.

그러나 최첨단 의학이라 자부하는 서양의학으로도 치료할 수 없는 불치병과 난치질환이 부지기수에 이르는 상황에서 동의학적 치료로 경이적인 치료 과정의 예를 목격할 때 수천 년의 역사를 지닌 동의학의 소중함을 실감하게 되는 동·서 의학의 차이는 있다.

어쨌든 서양의학은 몸이 힘 들도록 일을 시키는 과정을 거친다. 약이나 수술을 통해 증상을 없애려고 한다. 국소 처치와 인공 치료의 기술 의존주의다. 해부학의 구조 이상을 과학적 실험의 근거 중심의 증상을 치료하는 대증요법을 사용하기 때문에 방어 의술과 획일주의의 외과 의학으로 실험적이다. 과학적 학습을 통한 정보를 통계 중심의 객관적이고 분석적이다. 공격적이고 적극적으로 가설 설정에 의한 실험과 검증을 한다. 정확성을 요하며, 어떻게how에 대한 연구를 한다. 모든 존재하는 것의 성질性質을 다루어 균형balance 강조하는 질병 중심이다.

이런 서양의학에 비해 동양의학은 면역 체계인 자연치유 능력에 빨간 신호등이 켜짐으로써 질병이 생긴다는 전제이다. 면역력을 활성화시켜 병의 요인이 살 수 없도록 하는 근원적인 치유 방법이라고 하겠다. 즉 몸을 도와주고 스스로 건강해질 수 있는 힘을 키워 주는 것이다. 그렇다고 이게 옳다 그르다의 문제는 아니다. 그러기 때문에 자신의 몸 상태를 이해하며 필요 충분을 위한 관리를 잘해야 한다.

## 1. 동양의학의 전통 진단법

한의학 기본 이론과 임상과의 내용을 포괄한다. 구체적으로는 한의학의 기본 이론인 음양오행학설·장상론·경락학설·병인학설 등 기본 이론을 숙지해야 한다.

첫째, 이론과 실제의 결합을 해야 하는 기본 이론 습득뿐 아니라 임상에 대해서도 끊임없이 연구해야 하여, 맥상을 몸소 체득하는 것이 중요하다.

둘째, 질병의 유발 요인 연구를 하여 계절·기후·주거 환경·체질·연령·성별·직업·생활 습관뿐만 아니라 생활에서 일어나는 사건 등에 관한 이해가 있어야 한다.

셋째, 변증辨證 연구를 한다. 사진四診을 통해 얻어진 자료에 근거하여 병인·증상 간의 연계성·병변의 부위·성질을 판명한다.

넷째, 예후 판정 연구하고 병정의 발전 추세를 종합하여 분석함으로써 질병의 본질을 확인한다.

마지막으로 망문문절望聞問切의 사진을 종합하여 참고하고 병력을 중시한다. 즉 환자에 대한 깊은 관심으로 병력을 살펴보고, 병력을 물을 때는 선입관을 버리고 필요한 것만 물어봐야 하고, 병력은 사실을 토대로 하여 진실하게 기록해야 한다.

위와 같이 동양의 진단 방법은 한의학의 기본 이론에 근거하여 전통적으로 전해 오는 사진법四診法을 통한다. 환자에 관한 정보를 수집하고 종합하여 병의 원인을 찾고 병증을 분별하여 예후를 유추하고 종합적으로 판단하여 질병을 예방하고 치료하는 전통 진단법이 있다.

| 전통 진단법 | |
|---|---|
| 팔강변증 | 음(陰)·양(陽)·표(表)·리(裏)·한(寒)·열(熱)·허(虛)·실(實) |
| 장부변증 | 간(肝)·심(心)·비(脾)·폐(肺)·신(腎) |
| 경락변증 | 인체 내·외, 상·하, 좌·우 연결의 경맥(經脈)과 락맥(落脈)의 장애와 반응을 통해 경락의 순행 노선에 따라 통증, 마비, 경결의 이상 반응을 근거로 병의 위치와 원인 판단법 |
| 형상변증 | 사람의 외형적 특징인 체중과 체형균형, 얼굴 생김새, 피부 상태 등을 분석하는 맞춤형 치료법 |
| 체질변증 | 성격이나 외모 등을 통하여 사상체질, 오행체질, 팔체질, 운기체질로 분류 |
| 기혈진액변증 | 기증(氣證) : 기허·기체·기역·기함·기폐·기탈<br>• 혈증(血證): 혈허·혈어<br>• 진액증(津液證): 진액 부족으로 인한 운반 및 배설장애<br>예) 부종, 두통, 어지럼증, 가래, 흉통, 피부건조, 갈증, 변비 등 |
| 병인변증 | 질병의 원인과 증상에 따른 병리변화의 치료법과 처방의 근거가 됨<br>• 내인: 희·노·우·사·비·경·공의 칠정(七情)<br>• 외인: 풍·한·서·습·조·화의 육음(六陰), 유행성 질환, 전염병의 역려(疫癘)<br>• 불내외인: 외인과 내인에 속하지 않은 병의 원인<br>　　　예) 음식, 과로, 피로, 타박, 외상, 어혈, 과한 성생활,<br>　　　　 담음(痰飮), 벌레물림 등 |
| 육경변증 | 외부로부터 차가운 기운을 받아 야기되는 병변 및 그 과정을 분석하여 진단<br>• 삼양경(三陽經): 태양(太陽)·소양(少陽)·양명(陽明)<br>• 삼음경(三陰經): 태음(太陰)·소음(太陰)·궐음(蕨陰) |
| 위기영혈변증 | 네 단계의 병리변화로 구분하여 음양 관계와 생리적 기능을 체계적으로 이해하고 적절한 치료를 제공함<br>• 위분(衛分): 병이 체표에 있는 단계<br>　　　예) 발열, 오한, 두통<br>• 기분(氣分): 병이 체내로 들어온 열성 단계<br>　　　예) 갈증, 땀, 발열<br>• 영분(營分): 병이 더 깊이 들어와 음(陰)을 상하게 하는 단계<br>　　　예: 출혈<br>• 혈분(血分): 병이 가장 깊이 들어와 혈(血)에 영향을 미치는 단계<br>　　　예) 심, 간, 신 등의 장기에 병변 |
| 삼초변증 | • 상초上焦(폐, 심, 심포의 발열, 오한, 기침)<br>• 중초中焦(비, 위, 대장의 갈증, 복부팽만, 변비)<br>• 하초下焦(간, 신의 손과 발바닥의 열감,구강건조, 변비) |

위의 전통 진단법과 같이 사진법望聞·문聞·문問·절切에 의한 변증은 전통 진단법으로 팔강변증八綱辨證, 장부변증臟腑辨證, 경락변증經絡辨證, 형상변증形象辨證, 체질변증體質辨證과 기타 변증으로 나눈다. 다시 팔강변증을 기초로 하여 기혈진액변증氣血津液辨證, 병인변증病因辨證, 육경변증六經辨證, 위기영혈변증衛氣營血辨證, 삼초변증三焦辨證 등으로 구분한다.

그 밖에도 보완적인 진단 방법과 보조 진단 방법을 응용하여 질병을 조기 치료하고 예방하는 진단은 고대로부터 유구한 역사와 세월을 토대로 연구 발전되어 질병 치료의 길잡이가 되고 있는 동양학적 진단법을 살펴보면 다음과 같다.

## 1) 사진(四診)

망진望診·문진聞診·문진問診·절진切診으로 기본 진단을 결합하여 종합하고 분석한다. 병정病情과 병의 원인에 대한 전체적인 이해, 정확한 진단이 필요하다. 이를 위해 옛날에 의사를 기술 수준에 따라 4등급으로 아래와 같이 나눈다.

### (1) 망진望診

환자를 진찰할 때 보아서 아는 것을 신神이라고 하여 오색을 보고서 병을 알았다. 장부 형상면색, 이목구비의 대소 고저 강유 정편, 설태의 이상, 분비물과 배설물의 이상색·질·양을 알 수 있다

### (2) 문진聞診

환자로부터 발생되는 여러 가지 소리와 냄새의 이상한 변화를 변별, 소리로 음성의 고저 청탁 등의 언어·호흡·해수·구토·딸꾹질, 트림 등의 소리인 오음을 듣고서 병을 구별하였다. 냄새로 신체·구기口氣·분비물·배설물 등을 통해 무슨 병인지 들어서 아는 것을 성聖이라는 진단을 한다.

## (3) 문진問診

환자와의 문답에 의한 물어서 아는 것으로 망·문을 한 후 다시 물어보기까지 해서 아는 것을 공工이라 하여 오미를 알아서 병을 알았다. 의사가 환자와의 대화를 통하여 불편한 부의 질병의 발생 시점, 발전, 치료 경과, 지금의 증상, 기타 질병과의 관계를 이해하여 질병을 진찰하는 방법이다. 특히 문진問診 시 과거 병력, 수술력은 예를 들어 한 번 병든 곳은 몸이 약해지면 다시 병들 수 있으며, 수술은 체형에 손상이 된다.

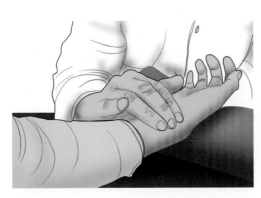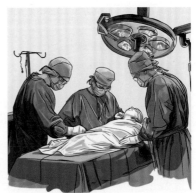

■ 참고 문진問診 - 설문지

- 성별

- 나이

- 본인이 적어 보세요

- 건강 인식과음, 과식, 복약, 음주 관련

  - 영양대사

  - 배설대.소변

  - 활동 유무

  - 수면과 휴식지나친 운동

  - 인지와 지각 능력

- 성–생식
- 칠정七情 과도
- 생활환경
- 가치관과 믿음, 가치 체계와의 갈등, 안위, 성장과 발달에 맞게 살아왔는지를 인지해 보는 계기가 되길 바란다.

스스로 설문을 시작으로 건강 증진을 위한 자연치유적 생활이 가능해지기 바라는 마음이다. 일차 예방은 양생법이 스스로 만들어지고, 이차 예방은 질병이 발생을 막기 위한 노력이 시작되어 정기검진 또는 자연식 식생활 등이 변화되어야 한다. 지속적 관리와 예방으로 질병의 정도를 최소화하기 위한 노력은 만성질환 관리 시스템이 이루어져야 한다.

### (4) 절진切診

절진 인맥을 짚기까지 해서 아는 것을 교巧라 하여 촌구맥을 살펴보고 병을 알았다. 맥을 짚어 아는 맥진脈診과 환자의 피부, 손발, 흉복부 및 기타 부위를 만져 보고 눌러 보는 안진按診으로 나뉘는데 모두 손을 이용하여 환자의 체표를 만져 보거나 눌러 보는 방법이다.

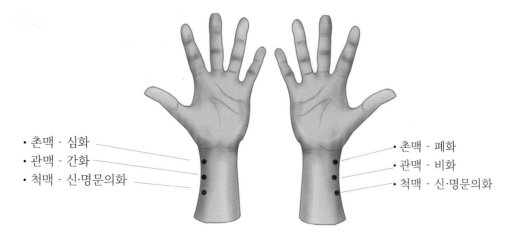

- 촌맥 - 심화
- 관맥 - 간화
- 척맥 - 신·명문의화

- 촌맥 - 폐화
- 관맥 - 비화
- 척맥 - 신·명문의화

## 2) 팔강변증(八綱辨證)

팔강은 음양陰陽·한열寒熱·표리表裏·허실虛實을 말한다. 몸의 상태를 8개의 항목으로, 각각 대립적인 구조로 연결하여 표현한 방법으로 사진四診, 망·문·문·절을 통해 얻어진 변증 재료를 파악한다. 그리고 발생 부위 병사病邪의 성질 및 성쇠를 인체 정기正氣의 강약 등을 종합 분석하여 귀납한 여덟 개의 증후를 팔강변증八綱辨證이라고 한다.

표리表裏는 병의 부위의 깊이, 한열寒熱은 병의 성질, 허실虛實은 사기邪氣와 정기正氣와의 다툼의 성쇠이다. 음양陰陽은 팔강八綱의 총괄로서 표表·열熱·실實은 양陽이며, 리裏·한寒·허虛는 음陰에 속하게 한 것이다.

[팔강변증으로 구별한 체질]

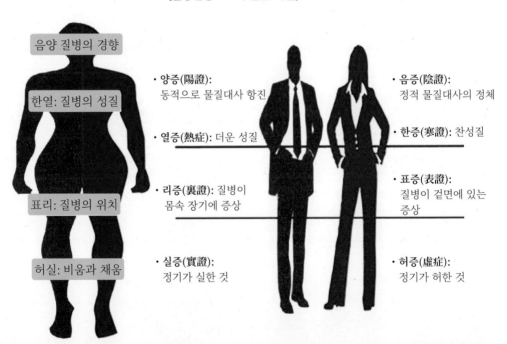

음양 질병의 경향

한열: 질병의 성질

표리: 질병의 위치

허실: 비움과 채움

• 양증(陽證): 동적으로 물질대사 항진

• 열증(熱症): 더운 성질

• 리증(裏證): 질병이 몸속 장기에 증상

• 실증(實證): 정기가 실한 것

• 음증(陰證): 정적 물질대사의 정체

• 한증(寒證): 찬성질

• 표증(表證): 질병이 겉면에 있는 증상

• 허증(虛症): 정기가 허한 것

## 3) 장부변증(臟腑辨證)

각 장기는 기관이 독립적이지 않고 모두 연결되어 있다는 개념이다.

| 분류(오장) | 오색 | 대소 | 성정 | 증상 | 항상성 | 맛 |
|---|---|---|---|---|---|---|
| 간장 | 청 | 눈(眼) | 화(怒) | 눈물 | 발 | 신맛(酸) |
| 심장 | 적 | 혀(舌) | 기쁨(喜) | 땀 | 얼굴 | 쓴맛(苦) |
| 비장 | 황 | 입(脣) | 생각(思) | 군침 | 배 | 단맛(甘) |
| 폐장 | 백 | 코(鼻) | 슬픔(悲) | 콧물 | 항문 | 매운맛(辛) |
| 신장 | 흑 | 귀(耳) | 두려움(恐) | 가래 | 음부 | 짠맛(鹹) |

| 육부(육부) | 진단 |
|---|---|
| 담(膽) | 눈 밑의 안포(眼胞), 손발톱 |
| 위(膽) | 뼈대, 목, 가슴, 근육 |
| 소장(小腸) | 입술, 피부 |
| 대장(大腸) | 코의 길이, 피부 |
| 방광(膀胱) | 콧구멍, 피부 |
| 삼초(三焦) | 비주골(鼻柱骨)의 융기, 피부 |

위의 내용을 보면 아래 그림과 같다.

[얼굴 변증의 연결 부위]

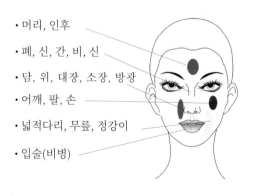

- 머리, 인후
- 폐, 신, 간, 비, 신
- 담, 위, 대장, 소장, 방광
- 어깨, 팔, 손
- 넓적다리, 무릎, 정강이
- 입술(비병)

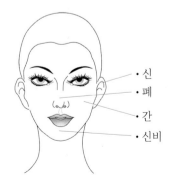

- 신
- 폐
- 간
- 신비

이들은 장부의 생리적·병리적 특징을 기초로 한다. 임상 증상들을 사진四診·팔강八綱을 통해 증후를 분석하여 귀납한다. 오장육부의 음양陰陽·기혈氣血·허실虛實·한열寒熱 등 변화를 분별하여 어느 장부의 질병인지 아래와 같이 가려낸다.

## (1) 심화변증心火辨證의 증상

■ 가슴이 답답하며 괴롭고 더부룩하다.

■ 가슴이 두근두근하고 심장이 뛰는 것 같은 증상이 있다.

■ 단중혈양 젖꼭지 사이을 누르면 통증이 있다.

■ 숨이 차서 숨쉬기 힘들다.

■ 협심증으로 가슴이 조이거나 아플 때가 있다.

■ 갈증이 심하여 냉수를 많이 마시는 편이다.

■ 인후가 건조하고 목이 마를 때가 있다.

■ 피곤하면 입 안이 헐거나 혓바늘이 생긴다구설생창.

■ 입에서 냄새가 난다.

■ 갑상선종대, 기능항진, 기능저하 등 갑상선에 문제가 있다.

■ 맥이 불규칙하게 뛰거나 너무 빠르거나 느림 부정맥 증상이 있다

■ 여드름이 자주 생긴다.

■ 손바닥에서 식은땀이 많이 날 때가 있다.

■ 얼굴이 항상 붉은 편이다.

■ 짜증을 잘 내고 신경질적이다.

■ 고산병 증상이 있다. 즉 높은 지대에서 쉽게 숨이 차고 잠이 오지 않는다.

■ 틱 증상이나 이상한 행동을 무의식적으로 할 때가 있다.

■ 신경이 쇠약하다.

■ 하품을 자주 하기도 하고 나오기도 한다.

■ 본인도 모르게 한숨이 저절로 나온다.

■ 아침에 처음 보는 소변 색이 무척 진할 때가 있다.

## (2) 간화변증肝火辨證

### ① 간화肝火의 증상

- 협늑 부위옆구리에 통증이 생긴다.

- 입안에 쓴맛이 느껴진다.

- 목 안의 갈증으로 물을 자주 마시는 증상이 있다.

- 속이 메슥거리지만 토를 하지는 않는 증상생목을 느낀다.

- 갑자기 귀가 안 들릴 때가 있다.

- 이런저런 걱정으로 또는 화나고 짜증이 나서 잠을 못 잔다.

- 모든 일에 차분하지 못하고 성급하여 정신적으로 불안정하다.


### ② 간화상염肝火上炎의 증상

- 생리량이 과다하게 많아지는 증상이 있다.

- 생리주기가 5일 이상 빨라진다.

- 악몽을 자주 꾸는 증상을 경험한다.

- 머리가 어지럽다.

- 머리로 양기가 올라 짜증이 자주 난다.

- 입으로 피를 토하는 증상이 있다.

- 눈앞이 심하게 깜깜해지는 증상을 느낀다.

- 눈이 충혈되고 입이 쓰다.


### ③ 심간화心肝火의 증상

- 얼굴이 발갛게 홍조되는 증상이 생기는 증상이며, 심화心火·간화肝火를 뜻한다.


### ④ 간위불화肝胃不和의 증상

- 딸꾹질이 자주 생긴다.

- 가슴과 옆구리가 답답하다.

- 신경 쓰면 배가 아프고 설사한다.
- 식후에 신물이 올라오고 트림이 난다.
- 식후에 심하면 구토가 난다.
- 혀의 가장자리가 붉어진다.

### ⑤ 간양상항肝陽上亢의 증상

- 간肝·신腎의 음陰의 부족 증상인 심신불교에 의해 톤이 높은 이명이 생긴다.
  예) 삐-익, 쌔-앵 쌔-앵 소리가 들린다.
- 생리 시 유방 창통부어오름이 생긴다.
- 외롭게 생각되고 우울해지는 증상을 느낀다.
- 화낼 일도 아닌데 화를 낸다.
- 옆구리가 묵직하고 뻐근하여 만지면 아프다.

### ⑥ 간기역肝氣逆의 증상

- 분노에 의한 심한 노기로 이를 악물고 기절하는 증상이 있다.
- 머리가 어지럽고 아프다.
- 가슴과 옆구리가 답답하면서 거북하고 불편하다.
- 얼굴이 벌게지고 귀가 잘 들리지 않는다.
- 배가 아프면서 불러 오르고 트림이 나며 신물이 올라온다.

### ⑦ 간양화풍肝陽火風의 증상

- 간·신·음이 허하여 아주 심하게 발생되는 현기증이 있다.
- 손발의 마비 증상이 오고 떨린다.
- 입과 눈이 한쪽으로 틀어지고 혀가 굳는 증상이 있다.
- 어지럽고 눈앞이 아찔하며 머리가 붓는다.
- 현대인은 고혈압, 혈관성 두통, 뇌출혈 증상을 동반할 수 있다.

## (3) 간양변증肝陽辨證 증상

- 두통이 심해 두통약을 복용할 때가 있다.
- 머리가 맑지 못하고 띵한 증상을 느낀다.
- 머릿속이 가렵거나 비듬, 부스럼, 종기가 생긴다.
- 머리의 두피가 스펀지가 들어 있는 것처럼 물렁거린다.
- 목을 돌리면 소리가 나거나 뻑뻑한 증상이 있다.
- 풍지, 풍부혈을 누르면 통증이 심하다.
- 움직이거나 더우면 머리에서 유난히 땀이 많이 난다.
- 머리가 자주 어지러운 증상이 생긴다.
- 머리에 찌릿찌릿한 느낌이 생긴다.
- 피곤하면 뒷머리와 뒷목이 뻐근하다.
- 귓속에 이물질 있는 듯이 가렵다.
- 손목 관절이 불편하고 시리거나 아픈 증상이 있다.
- 손·발이 자주 저린다.
- 정맥류가 팔뚝에 많이 보인다.
- 눈이 많이 침침해진다.
- 견비통으로 어깨나 팔이 아프고 부드럽지 못한 증상이 있다.
- 등줄기가 원인 없이 결리는 증상이 있다.

## (4) 위胃·비脾·폐肺 변증

### ① 위열胃熱의 증상

- 속이 자주 쓰리다.
- 먹어도 금방 배가 고프다.
- 입안이 쓰다고 느낄 때가 있다.
- 입이 마르고 갈증이 나서 물을 많이 마신다.
- 잇몸이 붓고, 아프며, 흔들리고, 치통·치은염이 자주 생긴다.

제Ⅰ장 왜(why) 자연치유를 알아야 하는가?

제Ⅱ장 질병의 이해와 자연치유 솔루션!

제Ⅲ장 자연치유와 생활요법

■ 명치 밑에서부터 가슴 중앙으로 괴롭고 아픈 증상이 있다.

■ 가슴이 쓰리고 밥을 먹은 지 얼마 되지 않아 금방 배고프다.

■ 음식을 먹으면 자주 토한다.

■ 입에서 냄새가 난다.

② **위한**胃寒**의 증상**

■ 양기가 부족하여 딸꾹질애역이 자주 난다.

■ 명치 아래가 아프고 그득하고 서늘한 증상이 든다

■ 더우면 통증이 덜하고 차게 하면 심해진다.

■ 손발이 차고 멀건 물을 토하고 소화되지 않은 대변을 설사한다.

③ **무한**無汗**의 증상**

■ 피부에 면역 과민 반응인 아토피 증상이 생긴다.

■ 땀이 너무 없어서 땀이 좀 나면 좋겠다고 생각한다.

④ **폐한**肺寒**의 증상**

■ 멀건 콧물이 자꾸 나오고 콧물 알러지가 있다.

■ 갈증은 없고 하얀 설태가 낀다.

■ 겉으로는 오한이 있고 열이 나며 머리와 온몸에 아픈 증상이 있다.

⑤ **폐허**肺虛**의 증상**

■ 기관지가 약하고 기관지염이나 폐렴 증상이 자주 생긴다.

⑥ **폐열**肺熱**의 증상**

■ 누런 가래가 나온다.

■ 누런 코가 생긴다.

■ 코가 건조하고 자주 막히며 딱지가 생기기도 한다.

■ 코안에 군살이 돋아난다.

### ⑦ 풍폐風肺의 증상

■ 찬바람을 맞으면 눈에서 눈물이 흐른다.

■ 기침과 묽은 가래가 나고 숨이 가쁘다.

■ 말하기를 싫어하고 목소리가 낮고 작다.

■ 식은땀이 나고 입안이 마르도 목이 쉰다.

■ 기침할 때 피가 섞인 가래가 나온다.

### ⑧ 기체氣滯의 증상

■ 생리 중에도 생리통으로 고생을 한다.

### ⑨ 어혈瘀血의 증상

■ 머리에 감각이 없거나 멍한 부분이 있다.

■ 생리 전에 생리통이 심하다.

### ⑩ 비불통혈脾不統血의 증상

■ 부딪치지 않았는데도 멍이 잘 든다.

■ 피가 지혈이 잘되지 않는 혈우병 증상이 있다.

## (5) 혈허변증血虛辨證

### ① 혈허血虛의 증상

■ 건망증이 심하다.

■ 불안한 마음이 들면 오래 간다.

■ 조그마한 일에도 잘 놀란다.

■ 근육 떨림경련과 쥐가 자주 난다.

■ 잡티나 사마귀 등이 생기며 피부가 거칠어진다.

■ 몸에 종기나 두드러기 등이 생긴다.

■ 생리가 끝난 후에도 생리통이 한동안 남는다.

■ 생리량이 적어진다.

■ 생리주기가 늦어진다.

## ② 간혈허肝血虛의 증상

■ 손발이 찌릿찌릿하게 저림을 느낀다. 특히 손이 아프고 저림 증상이 많이 생긴다.

■ 생리주기가 5일 이상 늦어지는 증상이 생긴다.

■ 습진, 버짐 등의 피부병 증상이 자주 생긴다.

## ③ 심혈허心血虛의 증상

■ 잠이 잘 들지 않는 상태에서 눈이 괜히 말똥거린다.

■ 밤늦게 잠을 자도 아침 일찍 잠이 깬다.

■ 숙면을 못 하고 조그만 소리도 알아듣고 일어난다.

■ 항상 불안한 마음이 생기는 증상이 있다.

■ 괜히 슬픈 마음이 생기는 증상이 있다.

■ 조그만 일에도 잘 놀라는 증상이 있다.

■ 머리에 현기증이 자주 생기는 증상을 경험한다.

■ 눈이 가물가물하게 어두워지는 증상이 생긴다.

## ④ 비혈허脾血虛의 증상

■ 피부 감각이 둔해지고 관절이 아프다.

## (6) 신허변증腎虛辨證

### ① 신허腎虛의 증상

- 발가락에 통증이 생긴다.
- 발목 관절이 불편하고 잘 돌아가지 않는다.
- 소변 때문에 잠을 깊게 잘 수가 없다.
- 소변이 시원하게 잘 나오지 않고 찔끔찔끔 나온다.
- 귀가 잘 안 들리거나 청력이 떨어지는 증상이 생긴다.
- 귀에서 묵직한 소리가 난다이명.
- 발바닥이 갈라지거나 부드럽지 못하고 거칠다.
- 발바닥과 뒷꿈치에 통증을 느낄 때가 있다.
- 임신이 됐는데 원인 없이 유산이 잘 된다.
- 질액이 마르고 건조하다.
- 치아가 잘 흔들린다.
- 성기능이 약해진다.
- 머리카락이 잘 빠진다.
- 발 색깔이나 모양이 변형되어 정상이 아니다.
- 발톱이 누렇게 두텁고 정상이 아니다.
- 자고 나면 얼굴이나 손이 붓는 증상이 있다.
- 하지가 특히 많이 붓는다.
- 무릎 관절통으로 보행에 지장이 있다.
- 무릎이나 하지에 바람이 술술 들어온다.
- 좌골신경통으로 다리가 땅긴다.
- 허리가 뻣뻣하여 손이 땅에 닫지 않고 뻣뻣하다.
- 허리가 중간쯤이 자주 아플 때가 있다.
- 허리와 무릎에 힘이 빠질 때가 있다.
- 성적인 욕구가 없어진다.

■ 기관지의 염증과 수축이 반복적으로 발생하는 천식이 있다.

■ 야간에 갈증으로 자다가 물을 마시려고 일어난다.

■ 정맥류가 앞가슴에 많이 보인다.

② 신기허腎氣虛의 증상

■ 소변을 몰래 지리거나, 소변 후에도 흐르는 증상이 있다.

■ 허리가 시큰시큰 아프다.

■ 손·발이 차다.

## (7) 양허변증陽虛辨證 증상

### ① 양허陽虛의 증상

■ 배에서 꼴꼴 물소리가 자주 난다.

■ 평소에 윗배가 냉하다고 생각한다.

■ 평소에 아랫배가 냉하다고 생각한다.

■ 낭습이 생긴다.

■ 소변량이 많고 자주 보게 된다.

■ 땀이 너무 많아서 업무에 지장을 받을 때가 많다.

■ 찬 것만 먹으면 배탈이 난다.

■ 멀건 담痰가래이 나온다.

■ 소화 안 된 설사를 자주 한다.

■ 손이나 손끝이 차고 무척 시리다.

■ 발이 무척 차고 시리다.

■ 따뜻한 물을 좋아하고 찬물은 싫다.

■ 전반적으로 추위를 많이 타는 편이다.

② **신양허**腎陽虛**의 증상**

- ■ 새벽이 되면 배가 싸르르한 설사를 할 때가 있다.
- ■ 원기가 부족하고 쉽게 피곤해진다.
- ■ 허리와 하복이 냉한 증상을 느낀다.
- ■ 물을 많이 마시지 않아도 소변량이 많아진다.

③ **비양허**脾陽虛**의 증상**

- ■ 복부 전체가 냉한 증상이 있다.
- ■ 몸이 무겁고 배가 쉽게 고프다
- ■ 쉽게 쥐가 나고 정강이가 아프다.
- ■ 발을 잘 쓰지 못한다.

④ **심신양허**心腎陽虛**의 증상**

- ■ 사지가 냉하면서 전신에 심하게 부종이 생긴다.
- ■ 추위를 심하게 타서 여름에도 두꺼운 이불을 덮어야 잔다.

⑤ **심양허**心陽虛**의 증상**

- ■ 심장 부위의 통증이나 협심증 증상이 있다.
- ■ 가만히 있어도 차가운 한기를 느낀다.
- ■ 맥박이 일정하지 못하고 이상하게 뛰는 증상이 있다.
- ■ 가슴 부위가 전반적으로 괴롭고 아프다.

(8) **음허변증**陰虛辨證**의 증상**

① **음허**陰虛**의 증상**

- ■ 잠을 깊이 자지 못하고 자다가 자주 깬다천면, 淺眠.
- ■ 몸에 열이 나고 갑갑하여 이불을 잘 덮지 못한다.

■ 피부가 건조하다.

■ 잠을 자다가 갑자기 잠에서 깰 때가 있다.

■ 배는 고픈데 밥 생각이 없을 때가 있다.

■ 발에 열이 나고 갑갑하여 이불 밖으로 드러내고 잘 때가 있다.

■ 평소 자신의 몸에 열감이 있거나 열이 있다고 생각한다.

■ 마음이 조마조마할 때가 있다.

■ 밖에 있다가 좁은 공간에 들어가면 갑갑증이 생긴다.

■ 마른 기침을 자주 한다.

■ 열이 확 달아오르면서 식은땀이 날 때가 있다

■ 잠이 들면 나도 몰래 땀에 젖을 때가 있다.

■ 입안이 건조하지만 갈증은 나지 않는다.


② 신음허腎陰虛의 증상

■ 진음 부족으로 배변 시 똥이 딱딱하게 굳는다.

■ 허리가 시큰거린다요산피핍 腰痠疲乏.

■ 급성 열병 이후 어지럽고 맥이 약하다.

■ 아무 일도 하지 않았는데 몹시 피로하다.

■ 이명, 유정, 조루 증상이 있다.

■ 인후의 건조 증상이 야간에 더 심하다.

■ 손·발바닥 열감이 있고 가슴이 벌렁거린다오심번열.

■ 오후가 되면 광대뼈가 벌겋게 달아오른다양관조홍兩觀潮紅.


③ 간肝·신腎·음허陰虛의 증상

■ 손바닥이 열이 나서 달아오를 때가 있다.

④ 비허脾虛의 증상

■ 배가 그득하고 배에서 꼬르륵 소리가 난다.

■ 음식이 소화되지 않은 채로 배출을 하는 설사를 한다.

■ 팔다리를 잘 쓰지 못한다.

⑤ 심허心虛의 증상

■ 복잡한 꿈을 많이 꾼다.

■ 가슴이 두근거린다.

■ 자한自汗·도한盜汗을 흘린다.

■ 팔다리가 저린다.

■ 눈이 벌겋게 충혈된다.

⑥ 위음허胃陰虛의 증상

■ 상복부가 불쾌한 증상이 있다.

■ 배가 고파도 밥 생각이 없다.

⑦ 폐음허肺陰虛의 증상

■ 진음 부족으로 배변 시 똥이 딱딱하게 굳는다.

■ 허리가 시큰거린다요산피핍 腰疲皮乏.

■ 급성 열병 이후 어지럽고 맥이 약하다.

■ 아무 일도 하지 않았는데 몹시 피로하다.

■ 이명, 유정, 조루 증상이 있다.

■ 인후의 건조 증상이 야간에 더 심하다.

■ 손·발바닥 열감이 있고 가슴이 벌렁거린다오심번열.

■ 오후가 되면 광대뼈가 벌겋게 달아오른다양관조홍, 兩觀潮紅.

## (9) 습열변증濕熱辨證 증상

### ① 습열濕熱의 증상

■ 배변이 찐득하여 잘 떨어지지 않는다.

■ 배변 후 잔변감으로 뒤가 맑지 못하고 찝찝할 때가 있다.

■ 항문 주위에 종기가 자주 나거나 치루 증상이 생긴다.

■ 신경 쓰거나 급한 일이 생기면 뒤가 무겁고 변의가 생긴다.

■ 변이 심하게 굳어서 통증을 느낄 때도 있다.

■ 배변이 급하나 화장실 가면 잘 나오지 않는다.

■ 배변 시 통증이나 장염 증상이 있다.

■ 배변에서 악취가 심할 때가 있다.

■ 소변량이 적고 자주 보는 편이다.

■ 소변에서 냄새가 많이 날 때가 있다.

■ 소변이 참을 수 없이 급할 때가 있다.

■ 소변 후 잔뇨감이 생기고 시원하지 않을 때가 있다.

■ 소변 시 힘이 들거나 통증을 느낄 때가 있다.

■ 갈증은 나지만 물을 잘 마시지 않는 편이다.

■ 입안이 끈적하거나 텁텁할 때가 있다.

### ② 비위습열脾胃濕熱의 증상

■ 입에서 단甘 냄새가 난다.

■ 상복부가 답답한 증상이 생긴다.

■ 만성적인 설사가 있다.

■ 온몸에 힘이 빠지고 노곤한 증상이 있다.

■ 몸에 습진이나 버짐 등의 피부병 증상이 생긴다.

### ③ 방광습열膀胱濕熱의 증상

■ 소변 후에도 다시 화장실을 가고 싶은 잔뇨감이 생긴다.

■ 소변 생각이 나면 참을 수 없이 급하다.

■ 소변이 탁하거나 배뇨에 힘들다.

■ 소변 시 요로에 통증이 생기는 증상이 있다.

■ 허리가 아픈 증상이 있다.

## (10) 기허변증氣虛辨證

### ① 기허氣虛의 증상

■ 대변 색깔이 주로 정상누런색이 아니다.

■ 밥맛이 없다.

■ 상부의 뇌수가 그득 차지 못해 이명이 있다.

■ 머리를 잘 들지 못하며 눈이 어둡다.

■ 중초의 문제로 밥을 많이 먹지 못한다.

■ 가만히 있어도 식은땀이 흐를 때가 있다.

■ 발바닥에서 식은땀이 날 때가 있다. 냉한: 비기허/ 열한: 위음허/평온:비위습열

■ 아침에 일찍 잠이 깬다.

■ 아침에 잠을 깰 때 일어나기가 싫다.

■ 잠을 많이 자도 자꾸 졸립다기면.

■ 감기에 자주 걸린다.

■ 몸이 쉽게 피곤해진다.

■ 가슴이 답답하다.

■ 상처가 생기면 잘 아물지 않는다.

■ 심장박동 소리가 들릴 때도 있다.

■ 전반적으로 혈관이 많이 근육 밖으로 튀어나온다.

■ 조금만 부딪쳐도 멍이 잘 든다.

② 간기허肝氣虛의 증상

■ 양 옆구리가 결려서 숨을 깊이 들이쉬지 못한다.

■ 손발톱이 마르고 얼굴에 퍼런빛이 돈다.

### (11) 혈허변증血虛辨證

① 혈허血虛의 증상

■ 눈 주위가 떨리거나, 얼굴에 경련이 생길 때가 있다

■ 밝은 곳에 나가면 눈이 부셔서 눈뜨기가 힘들 때가 있다.

■ 안구 건조증이 있다.

■ 잠을 자면 가위에 눌릴 때가 있다.

■ 잠을 자면 꿈이 많아서 잠을 설칠 때가 있다.

■ 잠을 자면 악몽에 시달릴 때가 있다.

■ 잠이 잘 들지 않을 때가 있다.

■ 손톱이 잘 자라지 않거나 얇아지고 약해진다.

■ 발이나 발가락이 저릴 때가 있다.

② 심혈허心血虛의 증상

■ 가슴이 두근거리며 안절부절못하고 불면증이 있다.

■ 어지럽고 건망증이 있다.

## 4) 기타 변증

형상과 체질로도 망문문절에 의한 진단을 할 수 있다. 이러한 변증 방법은 각각 자체의 특징과 적용 범위를 가지고 있으며 서로 연결되고 있다. 이는 모두 팔강변증을 기초하여 형성되었다.

### (1) 위기영혈衛氣營血변증

온병溫病의 변증 방법의 하나다. 위衛·영營·기氣·혈血의 음양陰陽 표리表裏 관계와

생리적 기능에 기초하여 온병의 임상 경과를 위분衛分 4개 단계로 나눈다. 각 단계에서 나타나는 증상들에 근거하여 병의 원인과 부위, 병의 경중, 경과 등을 변증하는 방법이다. 시작은 위분衛分에서 시작하여 표表에서 리裏로 점차 깊이 들어간다. 병의 증상도 점차적으로 중해진다.

### (2) 삼초三焦변증

온병변증溫病辨證 방법의 하나다. 그에 따른 임상 결과를 초기에는 상초의 심心·폐肺, 중초의 위胃·비脾·간肝과 신腎의 하초下焦 순으로 병변이 경과를 알 수 있다.

상초의 수태음폐경手太陰肺經에 병이 생기면 오슬오슬 춥고 열이 나며 두통, 땀 등이 나며 목이 마르거나 아프고 기침을 한다. 중초의 족양명위경足陽明胃經과 족태음비경足太陰脾經에 병이 생기며 오한이 없이 열만 나면서 땀이 나고 갈증이 심하며 건조하고 누런 설태가 두껍게 낀다.

열이 점차 오르면서 온몸이 무겁고 아프며 가슴 답답, 명치 끝이 뜨적지근, 구역질, 기름때 같은 설태가 끼는 걸 알 수 있다. 말기에는 하초의 족소음신경足少陰腎經과 족궐음간경足厥陰肝經에 병이 생기면 온몸이 달아오르면서 뺨이 붉어지며 손·발바닥이 달아오르고 가슴 답답, 불면증, 입술이 터지고 혀가 마른다. 간열은 높고 팔다리가 싸늘해지면서 경련을, 혹은 열은 심하지 않고 속이 빈 것 같고 가슴이 울렁거리면서 손발 떨림 증상을 알 수 있다.

### (3) 기혈진액氣血津液변증

병리 변화를 분석하고 거기에 반영된 서로 다른 증후들을 변별하기 위한 변증으로 기氣증의 기허氣虛·기체氣滯·기역氣逆·기함氣陷·기폐氣閉·기탈氣脫 증상을 알 수 있다. 혈血증의 혈허血虛·혈어血瘀를 알 수 있다.

인체의 구성 요소가 되는 병증을 분석하기 위해 진액津液의 병리 변화를 통해서 진액부족津液不足, 진액의 운반 및 배설장애로 2차적 산물로써 담음痰飮 등의 병증 등을 파악하여 생기는 내상잡병內傷雜病을 대상으로 한다. 이때 한습寒濕, 습열濕熱이 있고, 담음痰飮으로 풍담風痰, 한담寒痰, 열담熱痰, 조담증燥痰, 습담濕痰의 증證이 생김을 진단할 수 있다.

### (4) 병인病因변증

여러 가지 증상들을 종합 분석하여 어떤 원인으로 오는 병증인가를 가려내는 것을 말한다. 예를 들면 경련, 현기증, 정신 혼미 등은 육음六陰으로 인한 풍風·한寒·서暑·습濕·조燥·화火와 칠정七情의 희喜·노怒·우憂·사思·비悲·경驚·공恐 등은 풍증風證에 속한다. 그 원인을 다 화사火邪와 풍사風邪로 보는 것 등이다. 아울러 한寒의 임상 병인변증을 팔강변증八綱辨證과 배합해서 진단할 수 있다.

### (5) 육경변증六經辨證

육경六經은 태양太陽·양명陽明·소양少陽·태음太陰·소음少陰·궐음厥陰을 말한다. 《상한론傷寒論》의 외감열병外感熱病 전변 상황을 총괄한 6가지의 변증 강령으로 외감 열병 과정의 각 단계에서 나타나는 종합적인 증후證候를 변증하는 방법이다.

### (6) 경락변증經絡辨證

경맥의 장애로 나타나는 증상들을 종합 분석하여 12경맥이 손으로 가는 경맥, 발로 가는 경맥 등에 의해 경맥의 내외, 기경팔맥 등의 병 증후에 의한 경맥 순행 부위에 나타난 증상으로 진단한다.

### (7) 보완·보조 진단법

#### ① 반달사상요법

손톱의 반달 모양으로 한방 사상의학의 체질을 구분할 수 있는 새로운 한방 진단 방법론이다. 손톱에 있는 반달 모양의 크기를 보면 태양인, 태음인, 소양인, 소음인 중 어느 체질인지, 손가락에 오장육부의 경락이 지나간다는 것에서 착안한 것이다.

#### ② 양도락良導絡

한의학의 경락인 족소음신경과 같이 족 내측에서 복부를 통하여 유방 내측을 연결하는 선을 발견하여 관련 사실을 토대로 다른 장기 질환의 환자를 통하여 연구한 결과 간肝·심心·비脾·폐肺 등에서도 통일된 선상을 발견하여 이 선을 양도락이라 명명하고 침법으로 응용하였다.

③ **맥진기**脈診機**와 생체전자기 요법**메리디안

현재 우리나라는 원리나 기준이 없고 해석이 다양하게 나타나며 축적된 임상자료 부족 및 학문적 근거 미약으로 응용이 쉽지는 않다.

생체전자기 요법은 경혈이나 특정 점에 미세 전류와 압력을 통해 반응하는 전기적 응답을 통해 우리 몸속에서 자기적인 에너지 흐름이 원활하게 흐르지 못했을 때 인체 내의 관련한 기관과 조직의 기능을 측정하는 방법으로, 개인의 일정한 상태를 판단하는 데 큰 도움이 되고 있으나 아직은 연구가 더 필요한 부분이다. 생리화학적인 균형과 조화가 깨져 질병이 발생한다고 보고, 이를 자기적인 방법으로 인체 내의 기에너지를 다시 복원시켜 주는 원리를 이용한 치료법이다.

④ **홍채 진단요법**

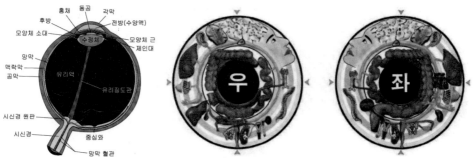

출처: 대한 홍채학회(www.iridology.co.kr)

홍채 진단법은 동양과 서양에서 홍채가 가진 정보력을 중심으로 건강, 질병의 진단, 상담 등을 하고 있다. 하지만 과학적으로 유용한 연구는 미진한 상태지만 일부에서는 사용하고 있다.

⑤ 오링 테스트

기원은 일본인 의사가 연구하여 1970년 초에 발표한 진단법이다. 질병의 진단을 위해 사용하는 검사법이긴 하나 의학이 아닌 유사과학 분야에서 사용되고 있다.

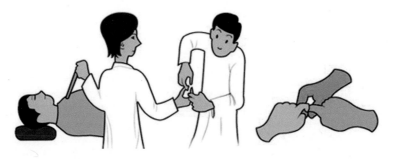

⑥ 모아레moire 등고선 체형 분석기

인체의 굴곡을 등고선으로 표시하여, 신체의 골격과 근육 등의 균형과 만곡 정도를 판별하는 체형 관리를 돕기 위한 방법이다. 모아레를 보고 중력을 잡고 도움이 되는 진단과 치료의 효과 정도를 판별하는 방법으로 정형외과나 재활병원 등에서 사용 중이다. 치료적 목적보다는 진단과 치료 결과의 가시화에 이용되고 있으며, 이런 방법을 산업의 현장인 광선, 동적 자료로 쓰이고 있다.

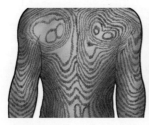
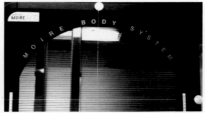

⑦ 뇌 혈류 진단기

혈관이 좁아지면 혈류 속도가 상대적으로 증가하는 것을 토대로 하여 초음파를 통한 측정법으로, 임상적으로는 뇌졸중과 같은 질환에 적용하기 위해서 사용 중이다.

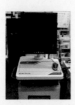
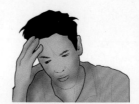
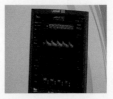

앞서 살펴본 바와 같이 동의학의 진단 방법은 오랜 전통의 자연환경과 사회환경에 적응하도록 하여 몸과 마음을 보양하고 치료하는 경험 의학으로써 사람의 건강 예방과 질환 치료에 활용해 오고 있으나 최근 큰 발전이 없는 것도 사실이다. 그러나 동양의학과 보완의학을 통합한 자연의학을 통해 최근에는 인도 아유르베다 및 서양의학과 더불어 세계관, 인간과 더불어 양생법을 통해 자연치유에 관심을 가지고 있다. 이런 진단법이 있는 이유는 아프지 않으려면 우선 자신의 몸 상태를 늘 살피고 있어야 하고 평상시 내 몸을 잘 알고 있어야 할 것이다.

## 2. 서양의 진단법

### 1) 서양의학의 발전사

서양 근대의학은 실증적positive, 과학적, 분석적인 의학이다 이 의학은 인간을 신체로 국한시키고 모든 질병을 신체화시키는 의학이다. 원시 의료의 미신적 방법을 통하여 질병을 진단하였다면, 고대 의학은 인체 질병을 별의 영향이라고 믿었던 메소포타미아 의학이 시발이다.

이집트와 그리스에서 자연철학자들이 의학에 관심을 보이면서 합리적 연구에 힘썼고, 서양의학의 시조인 히포크라테스의 전집으로 업적을 남긴다. 의학서와 의사들이 지식을 수집하면서 갈렌이 해부학과 생리학을 통합한다. 이때부터 위생을 강조하며 동맥과 혈액의 관계 등을 증명하며 예방의학이 발달하였다. 근대로 들어서며 파스퇴르가 질병 과정에 미생물이 관여와 저온살균법으로 면역의 중요성을 알리기 시작했다. 현대에 와서 페니실린 및 항생제의 발견, 스테로이드 호르몬 치료제, 퇴행성질환 치료법 등이 개발되며 생명주기를 연장할 수 있었고 통합적인 치료와 예방을 할 수 있게 된다.

## 2) 서양의학의 진단

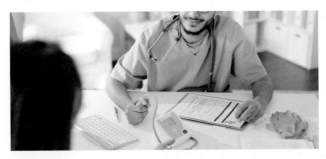

### (1) 신체검사와 병력 청취의 개관으로 건강력을 진단한다.

나이, 성별, 직업, 결혼 상황 등 환자가 제공하는 정보의 질을 반영하는 신뢰에 의해 정보와 출처는 환자 본인이나 가족 구성원, 친구, 소견서, 의무 기록의 기록된 보고서가 필요할 수 있기 때문에 가능하면 소견서의 출처를 확인한다. 환자가 그 이상의 증상 또는 환자가 병원을 찾게 만드는 관심사를 포함한다. 이때 건강력, 신체검사, 임상 기록 또는 임상 보고의 임상적 숙달을 위한 자세한 지침 역할을 한다.

첫째, 성인 건강력의 구성 요소를 진단한다.

### ① 환자의 신원·신뢰도·주소

하나 또는 그 이상의 증상 또는 환자가 병원을 찾게 만든 관심사로 환자 자신의 말을 인용한다.

"배가 아프고, 속이 메스꺼워요." 또는 "정기 건강진단을 받으러 왔어요."

### ② 현병력

환자가 병원을 찾게 만든 문제의 전체적이고 간결하며 명백한 연대순의 설명으로 환자의 감정과 생각을 포함한다. 유년기 병력을 열거한 후 각각의 4가지 범주에서의 성인기 병력을 열거는 문제의 발생, 발달 배경, 증상과 치료 종류에 대한 것도 포함한다. 모든 주요한 증상은 부위, 성질, 양 또는 중증도, 발병 기관과 빈도를 포함한 시기, 발병 시 상태, 악화 인자와 완화 인자, 동반된 소견, 추가적으로 약물

이름, 용량, 사용 방법, 사용 빈도를 포함하는 약물 목록, 각각의 약물에서의 특정 반응을 포함하는 알레르기, 흡연력, 음주력 및 마약 복용 등의 내용이 필요하다.

### ③ 과거력

첫째, 내과적 병력, 예를 들면 당뇨, 고혈압, 간염, 천식, 사람면역결핍바이러스와 발병 일시, 입원 관련 정보를 포함한다.

둘째, 외과적 수술인 경우 수술 날짜, 적응증, 수술 종류를 포함한다.

셋째, 산부인과 부인과적 병력으로 산과력, 월경력, 수태 조절, 성적 선호, 사람면 역결핍바이러스 감염과 관련된 모든 우려를 포함한다.

넷째, 정신과적 병력으로 일시, 진단, 입원, 치료를 포함한다. 또한, 파상풍, 백일해, 디프테리아, 소아마비, 홍역, 풍진, 볼거리, 인플루엔자, 수두, B형 간염, 폐구균백신 과 같은 예방접종과 튜베르쿨린 검사, 팹도말 검사, 유방 촬영, 대변 잠혈검사, 콜레 스테롤 검사와 같은 선별 검사가 마지막으로 수행된 날짜, 결과와 함께 건강 유지를 논의한다.

### ④ 가족력

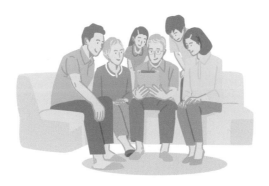

조부모, 형제, 자녀, 손자 등을 포함한 각각의 육친들의 연령과 건강 상태, 혹은 연령과 사인 등에 대한 내용, 직업과 학력, 가정 상황, 지속적인 스트레스의 원인, 군 복역 등과 같은 중요한 인생의 경험, 여가 활동, 개요나 도식화를 시행한다.

환자가 이야기한 증상뿐만 아니라 가족에서의 고혈압, 심혈관질환, 콜레스테롤의 증가, 뇌졸중, 당뇨, 갑상선질환, 신장질환, 암종류별, 관절염, 결핵, 천식 또는 폐질환, 두통, 경련성질환, 정신병, 자살, 음주 또는 약물중독, 알레르기 등의 지속적인 상태 유무를 기록한다.

## ⑤ 개인력 & 사회력

신앙과 정신적 믿음, 운동과 식이, 안전 상태, 대안적인 건강 관리법 일상생활 능력 같은 중요한 다른 것들을 포함시킨다.

## ⑥ 전신 고찰

이 질문은 "머리에서 발 끝"의 형태로 계통적 문진이다. 각각의 주요 신체 계통에 관련된 공통적인 증상의 여부를 자료로 일반적인 질문으로 적절하게 시작한다.

예)

귀와 청력은 어떻습니까?

폐와 호흡 상태는 어떻습니까? 심장에 어떤 문제가 있습니까?

소화 능력은 어떻습니까?

전신 고찰 질문들은 환자가 바라보는 문제들을 노출시킬 수 있다. 환자가 단지 몇 가지 증상만을 가지고 있다면 이 조합은 능률적일 수 있다. 만일 환자가 여러 개의 증상을 가지고 있다면, 병력과 진찰의 흐름이 모두 방해받을 수 있는 증상은 아래와 같다.

■ 전신 계통적 문진 일반 사항과 피부는 평소 체중, 최근의 체중 변화, 이전보다 옷을 조이게 입는지, 혹은 느슨하게 입는지에 따라 쇠약, 피곤감, 열 등을 알 수 있다. 피부는 발진, 종괴, 욕창, 가려움증, 건조, 색조 변화, 머리카락이나 손톱의 변화를 본다.

■ 머리頭·눈目·귀耳·코鼻·목喉에 관해서는 첫째, 머리는 두통, 두부 손상, 어지럼증, 현기증 여부를 파악한다.

둘째, 눈은 시력, 안경이나 콘텍트렌즈 착용 여부, 마지막 검사일, 통증, 발적, 과도한 눈물, 복시·흐린 시력, 점, 반점, 눈부심, 녹내장, 백내장 등의 증상을 알아본다.

셋째, 귀는 청력, 이명, 어지러움증, 이통, 감염, 분비물, 청력이 감소하였다면 보청기 사용 여부를 파악한다.

넷째, 코와 부비동은 빈번한 감기 증상, 코막힘, 분비물 또는 가려움증, 건초열, 코피, 부비동 질환 여부를 확인한다.

다섯째, 목은 치아와 잇몸의 상태, 잇몸 출혈, 틀니착용 상태가 정확한지, 최근 치과 검사 여부와 설통, 구강 건조, 쉰목소리, 종괴, 림프절 비대, 갑상샘종, 통증, 경직 등을 파악한다.

■ 유방과 호흡기는 종괴, 통증이나 불편감, 젖꼭지의 분비물, 자가 검진 교육을 한다. 호흡기는 기침, 가래색깔·양 객혈, 호흡 곤란, 쌕쌕거림, 흉막염, 최근 가슴 X-ray, 천식, 기관지염, 폐기종, 폐렴, 결핵 등을 포함한다.

■ 신경계는 기분의 변화, 집중력, 언어, 지각력, 기억력, 인지력, 판단력 등의 변화, 두통, 현기증, 현훈, 혼미, 실신, 쇠약, 마비, 감각의 상식이나 무감각, 저림, 혹은 바늘로 찌르듯한 통증 진전 혹은 불수의적인 운동 발작 등을 확인한다.

■ 심혈 관계는 심장질환, 고혈압, 류머티즘열, 심장 잡음, 가슴 통증, 불쾌감, 두근거림, 호흡 곤란, 좌위 호흡, 발작성 야간 호흡 곤란, 부종, 과거 심전도나 다른 심당 검사 결과를 파악한다.

■ 소화기계는 연하곤란, 가슴쓰림, 식욕, 구역, 장운동, 변의 색깔이나 크기, 배변 습관의 변화, 직장 출혈 또는 흑변·타르색변, 치질, 변비, 설사, 복통, 과도

한 트림, 방귀, 황달, 간이나 담낭질환, 간염 등의 여부를 파악한다.

■ 비뇨·생식기계는 소변 횟수, 다뇨, 야뇨증, 소변 시 화끈거림·통증, 혈뇨, 비뇨기 감염, 신결석, 남성에서의 요실금, 소변 줄기의 직경이나 힘의 약화, 소변 주저, 소변 방울 떨어짐을 확인한다. 생식기계는 첫째, 남성은 탈장, 음경 분비물, 욕창, 고환통, 고환 종괴, 성병 과거력과 치료 병력, 고환 자가 검진법, 성습관, 성적 관심, 성기능, 성적 만족도, 피임법, 콘돔 사용 여부, 성적 문제점, 사람면역결핍바이러스 감염 노출 여부 등을 확인한다.

둘째, 여성은 초경 연령, 월경의 주기성, 빈도, 월경 기간, 월경 시 출혈량, 월경 주기 사이의 출혈, 성관계 후 출혈, 최종 월경일, 월경통, 월경 전 긴장, 폐경 연령, 폐경증후군, 폐경 후 출혈을 확인한다. 1971년 이전 출생 환자에게는 임신 기간 중 모친의 디에틸스틸베스티롤diethylstilbestrol : DES 노출력, 질 분비물, 가려움증, 궤양, 종괴, 성병 과거력과 치료력, 임신 횟수, 출산 수와 형태, 유산수자연유산·인공유산, 임신합병증, 피임법, 성적 선호도, 성적 흥미, 성적 만족도, 성적 문제성교통 포함, 사람면역결핍바이러스 감염에 대한 노출을 확인한다.

■ 말초혈 관계는 간헐성파행, 하지경련하지정맥류, 과거 정맥 혈전, 종아리, 하지 또는 발의 부종, 차가운 날씨에서 손가락 끝이나 발끝의 색조 변화, 발적이나 압통을 동반한 부종 등의 여부를 확인한다.

■ 내분비계는 갑상샘 문제, 더위나 추위를 참지 못함, 과도한 발한이나 갈증이나 허기, 다뇨, 장갑이나 신발 크기의 변화를 파악한다.

■ 혈액계·정신계는 빈혈, 쉽게 멍이 들거나 출혈, 과거의 수술력, 수혈 반응을 파악한다. 정신계는 신경과민, 우울, 기억 변화, 자살 시도 등을 포함한 기분 상태 등을 파악한다.

■ 근골격계는 근육통, 관절통, 경직, 관절염, 통풍, 요통, 현재 증상이 있다면 영향을 받고 있는 관절이나 근육의 위치, 부종, 발적, 통증, 압통, 활동이나 운동의 제한, 증상의 발현 시간오전, 오후, 기간, 외상의 과거력, 열이나 오한, 발적, 식욕 부진, 체중 감소 또는 쇠약감 등이 동반된 목이나 하부 요통, 관절통 등을 포함하여 기록을 확인한다. 기분의 변화, 집중력, 언어, 지각력, 기억력, 인지력, 판단력 등의 변화, 두통, 현기증, 현훈, 혼미, 실신, 쇠약, 마비, 감각의 상식이나 무감각, 저림, 혹은 바늘로 찌르는 듯한 통증 진전 혹은 불수의적인 운동 발작 여부를 확인한다.

## (2) 신체검사와의 접근과 개관

문제 중심의 또는 집중적인 평가를 위해 주어지는 증상 파악은 철저하고 정확한 신체검사의 역할이다. 신체 각 부위를 검사하기 위해 시진·촉진·청진·타진의 기술을 적용하고 동시에 환자의 전체적인 면에 주의를 기울인다.

첫째, 환자를 누운 상태에서 앉도록 하거나 서 있는 상태에서 눕도록 하는 자세 변화의 요청을 최소화하도록 한다.

둘째, 과거력과 검사를 통해 고찰을 진행한다.

셋째, 전신적 건강 상태, 키, 체격, 그리고 성적 발달을 관찰한다.

넷째, 자세, 운동 능력, 보행, 복장, 단정함, 개인 위생, 그리고 입냄새나 체취를 관찰한다.

다섯째, 표정, 태도, 정서, 대인관계, 주변 환경에 대한 반응을 관찰하고 환자의 언어 구사법을 듣고 인식 상태, 의식의 정도를 관찰한다.

## ① 하지의 누운 자세와 선 자세 검사

■ 말초혈관과 근골격계는 누운 자세로 대퇴동맥 박동 촉진, 필요시 오금동맥 촉진, 서해부 림프샘 촉진, 하지부종, 색 변화, 우묵 부종 촉진을 하고, 선 자세로 정맥류를 관찰한다.

근골골격는 누운 자세로 관절의 변형과 팽대 관찰, 필요시 관절을 만져보고 운동 범위를 확인하며, 선 자세 검사로 척추 배열과 운동 범위를 확인한다.

■ 비뇨기계와 탈장의 검사는 누운 자세보다 선 자세에서 성기를 검사하고, 탈장 검사를 위해 음낭, 내용물을 검사한다.

■ 신경계의 누운 자세 검사는 하지 근육의 양과 긴장도와 강도, 감각과 반사도 검사, 어떤 비정상적인 움직임도 자세히 관찰한다. 서 있는 자세 검사로 환자의 자세를 보고, 발꿈치부터 발가락까지 딛으며 걸을 수 있는지, 엄지발가락으로 설 수 있는지, 발꿈치로 설 수 있는지, 제자리에서 도약할 수 있는지, 룸버그 Romberg 테스트를 해서 회내근의 변이를 본다.

## ② 신경계 검사의 다섯 가지 항목

■ 의식 상태와 뇌신경·운동계·감각계는 지남력, 감정, 사고 과정, 사고 내용, 병식과 판단력, 기억과 집중력, 지식과 어휘력, 계산 능력, 추상적 사고 검사 후 구성 능력을 평가한다.

뇌신경은 만약 이미 검사되었다면 후각, 안저검사, 측두근과 저작근의 강도, 각막반사, 안면의 움직임, 구역반사, 승모근과 흉골 유양돌기, 혀의 돌출을 평가한다.

운동계는 주요 근육근의 크기, 긴장도, 그리고 강도, 대뇌 기능의 빠른 교차 동작, 손가락에서 코와 발뒤꿈치에서 정강이까지와 같은 점에서 점으로 움직임, 보행을 확인한다.

감각계와 반사는 통증, 체온, 가벼운 접촉, 진동, 그리고 식별력, 오른쪽과 왼쪽, 사지의 원인 부위와 근위 부위를 비교한다. 반사는 두갈레근, 세갈레근, 상완요골근, 슬개근, 아킬레스 심부건 반사와 발바닥 반사를 평가한다.

## (3) 면담과 병력

병력은 목적을 가진 대화이다. 오직 자신을 위하여 책임을 지고 자기 자신의 요구와 관심 사항을 표현하는 사회적 대화는 달리 환자의 건강을 증진시키는 것이다. 환자의 병력 파악 목적은 세 단계로서 신뢰 및 지원의 관계를 형성하는 것이며, 정보의 수집, 정보의 제공이다.

### ① 면담의 접근준비

- ■ 자기 성찰을 위한 시간을 가진다.
- ■ 임상적 행동 및 모습을 재검토해야 한다.
- ■ 차트를 재검토한다.
- ■ 환경을 조정한다.
- ■ 면담의 목적을 세운다.
- ■ 필기를 한다.

### ② 면담의 순서환자에 대한 학습

- ■ 환자와 인사하고 신뢰감을 구축한다.
- ■ 환자의 이야기를 유도한다.
- ■ 의제를 정립한다.
- ■ 환자의 이야기를 확장하고 명확히 한다.
- ■ 진단 가설을 만들고 시험한다.
- ■ 문제의 이해를 공유하면서 환자의 시각 파헤치기를 한다.
- ■ 계획에 대해 협상을 한다.
- ■ 추적 검사와 검사 끝내기에 대한 계획을 이해하도록 한다. 이때 증상의 7가지 속성으로 부위, 성질, 정도 또는 심각성, 시간, 발생하는 상황, 완화 또는 악화시키는 요인, 연관된 증상을 질문함으로써 경위 서술의 중요성을 일깨워야 한다.

  문제의 성질과 원인에 대한 환자의 생각, 느낌, 공포심, 건강 관리에 대한 환자의 기대, 문제가 환자의 생활에 미치는 영향, 전에 있었던 비슷한 개인적 또는 가족의 경험, 환자가 이미 시도했던 치료에 대한 반응은 환자의 만족, 효과적인 건강 관리와 추적 조사에 매우 중요하다.

### ③ 숙련된 면담의 기술은 치료적 관계 정립을 한다.

- 적극적인 청취를 한다.
- 인도된 질문을 한다.
- 비구두적 의사소통을 한다.
- 감정 이입 반응을 한다.
- 인정확인을 통해 감정 경험을 정당화 또는 인정하도록 하는 구두적 도움을 준다.
- 미숙하거나 잘못된 확신은 피해야 한다.
- 환자와 지속적으로 같이 치료하기를 바란다는 동반자 관계를 맺겠다고 맹세함으로써 환자에게 확신을 준다.
- 간결하게 요약하게 되면 환자가 경청하였다는 것을 알게 되며 상호 간의 협조적으로 만든다.
- 환자가 면담 도중 방향 전환을 할 때를 이야기해 준다.
- 환자에게 권한을 준다. 환자는 자신을 되돌아보고 조언에 대한 추적 조사에 대해 확신을 가질 권한이 있어야 한다. 즉 일반적인 질문에서 집중된 질문으로 전환, 단계적인 반응을 유도하기 위한 질문한다.

  한 번에 하나씩 일련의 질문, 변에 대한 여러 선택 제공, 환자가 의미하는 것을 명확히 하기, 연결 문구 사용하기, 되울림을 통해 환자의 구두적 및 비구두적 신호에 맞추도록 하여야 한다. 눈 맞춤, 얼굴 표정, 자세, 떨림과 끄덕임, 상호 간의 거리, 팔이나 다리가 꼬였는지로 소통한다.

  환자에게 권한을 주기 위해서는 환자의 견해를 묻고, 문제점이 아닌 사람 자체에 대한 관심 표현, 환자가 이끄는 대로 따르며, 감정상의 내용을 표현하도록 하고, 환자의 정보를 공유하여 임상적 추론을 여과 없이 환자에게 보여 줘서

면담자의 지식의 한계점을 알린다.

### ④ 면담을 특별 상황에 맞추기

여러 증상 또는 신체화 증상을 가지고 있다. 따라서 증상의 의미 또는 기능에 역점을 두고 심리 사회적 평가 쪽으로 면담을 이끌어서 환자의 말에 귀를 기울여 주제를 명확히 하는 것을 명심해야 한다.

■ 혼란스러운 환자
■ 능력의 변화가 생긴 환자
■ 수다스러운 환자
■ 조용한 환자
■ 우는 환자
■ 성난 또는 파괴적인 환자
■ 언어 장벽을 가진 환자통역인과의 작업에 필요한 지침을 익힘
■ 읽고 쓰는 능력이 떨어지는 환자
■ 청력 손상이 있는 환자
■ 시력장애가 있는 환자
■ 지적 능력이 떨어진 환자
■ 개인적인 문제점이 있는 환자

### ⑤ 특별한 접근이 요구되는 민감한 주제

■ 성에 관한 경력으로 기능과 행위에 관한 질문
■ 정신병력
■ 알코올과 마약 경력
■ 가족 경력
■ 죽음과 임종하는 환자
■ 면담의 사회적 측면은 우리가 세상을 어떻게 보고 어떻게 행동하는지에 영향

제1장 왜(why) 자연치유을 알아야 하는가!?

제II장 질병의 이해와 자연치유 솔루션!

제III장 자연치유와 생활요법

을 미치는 공유된 생각, 규칙 및 의미의 체계이다. 육체적 친밀감은 성적 감정이 생길 수 있다. 그런 감정을 느끼게 되면 그것을 정상적인 인간의 감정이라도 환자로부터 알게 된 사실을 다른 사람에게 말해서는 안 되는 의무가 있다. 개인 및 기관의 건강 관리에 있어서 이런 문화의 영향으로 소수의 사람에게 국한되지 않고 모든 사람에 관련된 것으로 자신의 자각, 환자로부터 얻는 활성화된 소통과 배움, 협조적인 동반자 관계를 자발적으로 재검토하여야 한다.

■ 임상의와 환자 사이의 성관계와 윤리적 고려 사항은 받아들이고 의식화시켜 영향을 미치지 않도록 한다. 이러한 감정을 거부하면 행동이 부적절해진다. 환자와의 어떠한 성적 접촉이나 감성적 관계도 윤리적일 수 없으므로 직업적인 범위 내에서 환자와의 관계를 유지하도록 하고 필요하면 도움을 요청하도록 해야 한다.
윤리적 고려 사항은 행동의 지침을 내리는 '권리·균형·포괄성·협조·향상·안전·개방성'의 원칙이 있다.

## 3) 동·서 의학의 차이

동양은 사물 간의 관계에 관심을 가진 까닭에 직관적 방법을 채용하였다. 즉 사리분별을 분석적으로 하기보다 자연을 있는 그대로 관찰할 줄 아는 직관적인 통찰력이 필요하다. 철학적이고 주관적인 면이 있어서 숲만 보고 나무는 보지 못할 수도 있다.

반면에 서양은 주로 사물의 구조에 관심을 가지기 때문에 분석적인 방법을 택하여 대상을 바라본다. 따라서 사물을 분석적 관점에서 이해한다. 사물의 시작과 끝이 분명하므로 변화의 양상도 직선적으로 이해하여 사리를 실험 분석으로 탐구하고 자연 그대로가 아닌 인위적으로 통제된 환경에서 실험한 것을 세밀하게 분석, 관찰해서 알려고 한다, 따라서 매우 객관적이고 과학적이지만, 나무만 보고 숲을 보지 못하는 폐단이 있을 수 있다

우리가 처한 입장에서 보면 가능한 한 자연에서 구할 수 있고, 비교적 값이 싼 재료를 이용하고, 또 그다지 고도의 기술을 요하지 않으며, 되도록 몸에 칼을 대지 않는 방법을 찾아내는 진단법이 좋다는 생각이다. 그렇다고 해서 천연적인 것이 인공적인 것보다도 항상 더 우위에 있다는 주장을 뒷받침하는 과학적인 근거는 없다. 그럼에도 불구하고 우리는 음식·물·공기·수면·자세·운동·호흡 등이 모두 중요하지만 역시 제일 중요한 것은 '현재의 몸 그 자체 상태'이다. 이것이 또 내 체질이기도 하다.

동·서양의학과 각종 각종 요법을 아우르는 모든 진단의 중심은 의료인의 질병 중심이 아니다. 환자에게 초점을 맞춘다는 새로운 취지로써 행해져야 한다. 사람의 건강을 지키고, 생명을 살리는 일에는 학문 간의 장벽을 치는 일 없이 필수 보완적인 역할이 될 수 있어야 한다. 따라서 기본적으로 환자와의 열린 의사소통 능력을 키우는 것은 진단을 통해 환자의 안전과 경제적인 치료 효율성을 위해서도 매우 중요한 과제라고 할 수 있다.

제I장 왜(why) 자연치유를 알아야 하는가?

제II장 질병의 이해와 자연치유 솔루션!

제III장 자연치유와 생활요법

# 국가가 권장하는 한국의 치유 산업

국가에서 권장하는 치유 산업은 심리적, 정신적, 육체적인 측면에서 국민들의 건강을 촉진하고 유지하는 데 도움을 줄 수 있다. 이는 정서적 안정과 신체적 편안함을 통해 삶의 질을 향상시키는 역할을 한다. 더불어 비포 코로나와 위드 코로나를 거쳐 현재는 에프터 코로나 시대에 살고 있다. 심각한 질병에 대한 예방과 보조 치료가 강조되면서 정신건강 강화에 국가가 힘쓰고 있다. 이로써 효과성과 효율성이 증가하고, 인간관계를 강화하여 사회적 안정감을 증진시키고 있다.

이러한 노력은 국민들의 건강을 더 잘 유지함으로써 의료비를 절감하는 효과를 가져올 수 있다. 대한민국의 치유 산업은 이러한 맥락에서 매년 자격 취득을 위한 산림치유사, 원예치유사, 치유농업사, 해양치유 등과 관련된 산업들을 통해 일자리를 창출하고 새로운 경제적 가치를 창출하고 있다. 즉 국가가 치유 산업을 권장하고 지원하여 국민의 전반적인 복지와 사회적 안정에 긍정적인 영향을 미칠 수 있는 환경과 서비스를 지속적으로 확대해 가고 있다.

# 1. 산림치유

향기, 경관 등 자연의 다양한 요소를 활용하여 인체의 면역력을 높이고 신체적 정신적 건강 증진과 회복시키는 활동이다. 산림 휴양에 관한 법률 제2조 제4호

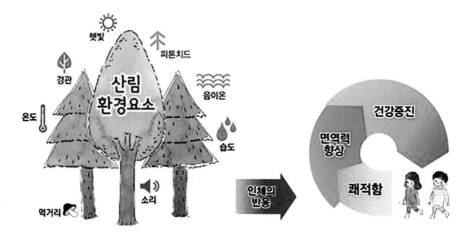

※ 산림치유는 질병의 치료 행위가 아닌 건강의 유지를 돕고, 면역력을 높이는 치유 활동이다.

## 1) 산림치유 지도사

산림치유 지도사는 숲속에서 휴식을 취할 수 있는 나무와 꽃과 상호작용, 풍경 감상 등을 통해 스트레스 감소, 감정 안정성 향상, 멘탈 휴식을 제공하는 데 도움을 줄수 있다. 신체적 건강에도 긍정적인 영향을 미칠 수 있어서 국가자격증을 취득한 사람에 한해 치유의 숲, 자연휴양림 등 산림을 활용한 대상별 맞춤형 산림치유 프로그램을 기획·개발하여 산림치유 활동을 효율적으로 할 수 있도록 지원하는 국가자격의 전문가이다. 산림치유 지도사 자격증은 산림청장이 발급하는 국가자격증으로 자격 기준에 따라 1급과 2급으로 구분된다.

| 등급 | 자격 기준 |
|---|---|
| 1급<br>산림치유<br>지도사 | 다음 각 목의 어느 하나에 해당하는 사람으로서 양성기관에서 운영하는 1급 산림치유 지도사 양성과정을 이수한 사람<br><br>가. 2급 산림치유 지도사 자격증을 취득한 후 산림치유와 관련된 업무(치유의 숲, 국공립 교육시설 또는 산림치유 관련 교육 기관·단체에서 운영하는 산림치유 프로그램의 기획·진행·분석·평가 또는 산림치유 교육과 관련된 업무를 말하며, 이하 "산림치유 관련 업무"라 한다)에 5년 이상 종사한 경력이 있는 사람.<br><br>나. 「고등교육법」 제35조에 따라 의료, 보건, 간호 또는 산림 관련 석사학위 또는 박사학위를 취득한 사람.<br><br>다. 「국가기술자격법」에 따른 기술사 중 산림청장이 정하여 고시하는 기술사 자격을 취득한 사람. |
| 2급<br>산림치유<br>지도사 | 다음 각 목의 어느 하나에 해당하는 사람으로서 양성기관에서 운영하는 2급 산림치유 지도사 양성과정을 이수한 사람<br><br>가. 「고등교육법」 제35조에 따라 의료, 보건, 간호 또는 산림 관련 학사학위를 취득한 사람 또는 다른 법령에 따라 그에 준하는 학위를 취득한 사람.<br><br>나. 「고등교육법」 제50조에 따른 의료, 보건, 간호 또는 산림 관련 전문학사학위 또는 다른 법령에 따라 그에 준하는 학위를 취득한 후 해당 전공 분야에서 2년 이상 종사한 경력이 있는 사람.<br><br>다. 산림치유 관련 업무에 4년 이상 종사한 경력이 있는 사람.<br><br>라. 「산림교육의 활성화에 관한 법률」 제10조제1항에 따른 산림교육 전문가 자격증을 취득한 후 각 자격증에 해당되는 분야에서 3년 이상 종사한 경력이 있는 사람.<br><br>마. 「국가기술자격법」에 따른 기사 중 산림청장이 정하여 고시하는 기사 자격을 취득한 사람. |

※ 위 표에서 의료, 보건, 간호 또는 산림 관련 학과의 범위 등 산림치유 지도사의 등급별 자격 기준에 관하여 필요한 세부 사항은 산림청장이 정하여 고시한다.

## 2) 산림의 치유 인자

| 산림의 치유 인자 | |
|---|---|
| **경관** | 산림을 이루고 있는 녹색은 눈의 피로를 풀어 주며 마음의 안정을 가져온다. 시간에 따라 변화하는 산림의 계절감은 또 하나의 매력으로 인간의 주의력을 자연스럽게 집중시켜 주어 피로감을 풀어주는 효과가 있다. |
| **피톤치드** | 피톤치드는 나무가 해충과 상처로부터 스스로를 지키기 위해 생성하는 물질이다. 피톤치드는 식물의 'phyton'과 살해자의 'Cide'의 합성어로 염증을 완화시키며, 산림 내 공기에 존재하는 휘발성의 피톤치드는 인간의 후각을 자극하여 마음의 안정과 쾌적감을 가져온다. |
| **음이온** | 일상생활에서 산성화되기 쉬운 인간의 신체를 중성화시키는 음이온은 산림의 호흡 작용, 산림 내 토양의 증산 작용, 계곡 또는 폭포 주변과 같은 쾌적한 자연환경에 많은 양이 존재한다. |
| **소리** | 산림에서 발생되는 소리는 인간을 편안하게 하며, 집중력을 향상시키는 비교적 넓은 음폭의 백색(white sound)의 특성을 가지고 있다. 산림의 소리는 계절마다 다른 특성을 가지며, 봄의 산림 소리는 가장 안정된 소리의 특징을 보인다. |
| **햇빛** | 산림에서 도시보다 피부암, 백내장과 면역학적으로 인체에 해로운 자외선(UVB) 차단 효과가 뛰어나 오랜 시간 야외 활동이 가능하다. 햇빛은 세로토닌을 촉진시켜 우울증을 예방하거나 치료하는 방법으로 넓게 활용되고 있으며, 뼈를 튼튼하게 하고 세포의 분화를 돕는 비타민D 합성에 필수적이다 |

출처: 산림청

## 3) 산림치유 대상

숲을 찾는 사람 모두로 산림치유는 치료 기관에서 치료를 받고 있는 중환자 이외의 심신의 회복과 휴양, 생활 습관 개선 등 신체와 정신의 건강을 원하는 모두가 대상이다.

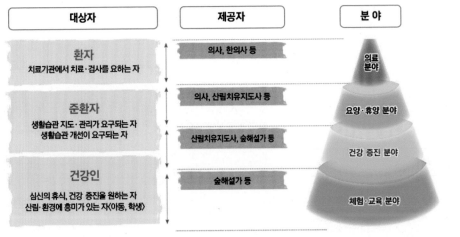

출처: 산림청

## 2. 해양치유

　해양치유 자원인 해염, 해풍, 해니, 해초 등 다양한 해양 자원을 과학적으로 활용하여 신체적, 정신적 건강 증진을 목적으로 하는 활동으로 체질 개선, 면역력 향상, 항노화 등 국민의 건강을 증진시키기 위한 활동이다. 시설은 해양과 연안 등에서 해양치유에 지속적으로 활용되는 시설과 부대 시설을 활용한다.

### 1) 해양치유 자원 발굴 및 체계화

　자원 발굴을 위해 문헌·현지 조사 등을 통해 전통 지식 기반의 신新 치유 자원을 추가 발굴하고, 해양 바이오 소재의 활용 가능성 조사·분석을 추진하고 있다. 해조·해사 찜질, 천일염 훈증 등 각 지역에서 전통적으로 내려오는 해양 자원의 효능 및 활용법을 체계화하여 데이터 공유 및 확산하고 있다.

## 2) 해양치유 자원 통합 정보 시스템 개념도

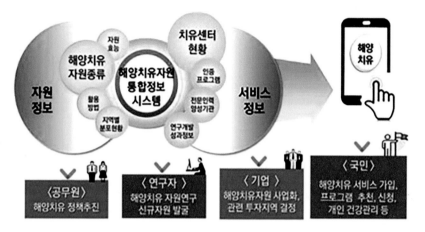

출처: 해양수산부

한국은 현재 해양치유 자원의 종류 및 주요 효능, 최적 효능 발현을 위한 활용법, 지역별 분포 현황 등 자원 관리·활용을 위한 자원 정보 데이터 수집을 하고 있다. 해양치유 자원의 안정성과 치유 효능 규명을 위한 임상 검증을 실시하여 해양치유의 효과를 과학적으로 입증할 수 있는 자원 검증을 하고 있다.

# 3. 치유농업

치유농업이란 "국민의 건강 회복·유지·증진을 위해 농업·농촌 다 자원적 기능을 바탕으로 한다. 이를 이용한 농업 활동의 다양함을 통해 대상자의 건강의 유지·회복 증진을 목적으로 한다."

구체적으로는 대상자의 신체·심리·정서·인지·사회적 건강을 회복하고 증진하기 위해 치유농업 자원, 치유농업 시설 등을 이용하여 교육하거나 설계한 프로그램을 체계적으로 수행하여 경제적 부가가치를 창출하는 산업이라고 할 수 있다치유농업법 제2조.

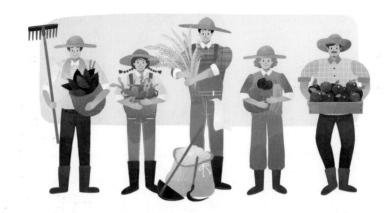

## 1) 치유농업 시설

치유농업과 관련된 활동을 할 수 있도록 이용자의 치유 효과와 안전을 고려하여 적합하게 조성한 시설 장비를 포함한다. 치유농업 서비스는 심리적, 사회적, 신체적 건강을 회복하고 증진하기 위하여 치유농업 자원, 치유농업 시설 등을 이용하여 교육을 하거나 설계한 프로그램을 체계적으로 수행하는 것이다.

## 2) 치유농업사

농업·보건·심리·상담을 포괄하는 전문가이며, 치유농업 프로그램 개발 및 실행 등 전문적인 업무를 수행하는 자로서 제11조 제1항에 따라 자격을 취득한 자를 말한다.

## 3) 치유농업의 범위

채소와 꽃 등 식물뿐만 아니라 가축 기르기, 산림과 농촌 문화 자원을 이용하는 경우까지 모두 포함하며 그 목적은 더 건강하고 행복한 삶을 추구하는 사람들을 비롯해 의료적·사회적으로 치료가 필요한 사람들을 치유하는 것이다.

일반 농사와의 가장 큰 차이점은 농사 자체가 목적이 아니라 건강의 회복을 위한 수단으로 농업을 활용한다는 것이다. 즉 체계화된 프로그램 하에서 농사일을 치유의 수단으로 이용하는 것으로 건강, 돌봄 서비스 등이 있다. 농업 선진국에서는 치유농업, 사회적 농업, 녹색 치유농업, 건강을 위한 농업 등 다양한 용어로 표현하며 본질적으로는 '치유를 제공하기 위한 농업의 활용'이라는 의미를 가지고 있다농사로nongsaro.go.kr.

## 4) 치유농업의 역사

우리 선조들은 자연을 중시하고 채소를 가꾸거나 꽃을 키우면서 위안을 찾았다. 오랜 역사 속에서 인류는 농업과 같이 존재해 왔으며, 치유농업이라 표현하지는 않았지만 가까이 있는 자연이나 농업을 이용해 건강을 회복해 온 역사는 길다. 아마도 우리 인류의 조상들이 한 곳에 정착 생활을 하면서부터 먹을거리를 해결하기 위해 주변에 먼저 식량이 될 식물과 과일나무를 심었고, 여유가 생기면서 관상을 위한 나무와 꽃도 옮겨 심어 정원이 주는 정신적인 안정감을 느꼈다.

중세 시대 유럽의 병원에서는 정원을 가꾸거나 소규모의 텃밭을 조성하여 환자들의 재활에 활용하였는데 환자들이 풀냄새를 맡고 새소리를 들으며 나무 밑에서 휴식을 취할 수 있게 하였다. 동양에서도 자연 속에 꽃과 나무, 채소를 가꾸면서 심신의 건강과 학문에 전념한 사례들이 많다.

우리 선조들은 자연을 중시하고 채소를 가꾸거나 꽃을 키우면서 위안을 찾았다는 여러 기록들이 존재한다. 고려 시대 명 문장가였던 이규보1168~1241 선생은 강화도에서 오이, 가지, 순무, 파, 아욱, 박의 여섯 가지 채소를 텃밭에 키우면서 그 활동을 시로 표현하며 위안을 찾았다고 한다. 조선 시대 양대 성리학자인 퇴계 이황 선생과 율곡 이이 선생도 자연 속에 꽃과 채소를 가꾸면서 심신의 건강을 유지하며 학문에 전념하였고, 조선 후기의 실학자로 오랜 유배 기간을 보낸 다산 정약용 선생도 인간 생활에 꼭 필요한 것을 구하기 쉽고, 방풍防風이 잘되고, 정신적 치유 효과를 주는 산수山水의 조건을 중시하였다.

## 5) 한국형 치유농업의 특징

첫째, 전 국민을 대상으로 예방·보완 치료·재활 전문 치유농업 서비스로 유형화하고 있다.

제Ⅰ장 왜(why) 자연치유를 알아야 하는가?    제Ⅱ장 질병의 이해와 자연치유 솔루션!    제Ⅲ장 자연치유의 생활요법

둘째, 의·과학적 효과 기반 프로그램 운영 프로세스의 사전 진단, 서비스 실행, 효과 평가를 구축하여 사회적 농업 및 농촌 관광 등 유사 사업과는 차별화된 구조를 갖추고 있다.

셋째, 공공, 민간 재정과 제도적으로 연계하여 농업인의 안정적 수익 창출 방안을 마련하는 정책을 추진하고 있다. 전문성을 갖춘 전문 인력인 치유농업사를 양성하여 치유농업 분야 신규 일자리를 창출하는 방안을 추진하는 실정이다.

"치유농업 서비스란?" 농업 활동에서 이루어지는 농작업뿐만 아니라 다양한 치유 농업 자원 및 시설을 활용하여 개발한 치유농업 프로그램을 수행하는 모든 활동을 의미한다. 치유농업 서비스 목적 유형은 치유농업 대상의 특성에 따라 예방형, 보완 치료, 재활형인 특수 목적형으로 구분된다. 치유농업사 양성교육 교재 제1장

## 6) 농촌 관광을 통한 자연치유 형태

치유농업이 국가 자격을 부여한 사람들에 한해 서비스를 할 수 있게 됨으로써 농촌 관광도 한몫을 하고 있다. 즉 농촌 지역에서 주민들과의 교류를 바탕으로 체험활동 및 농촌의 자연과 환경, 역사와 문화, 농업이나 생활 등을 경험할 수 있는 관광 형태이다.

예) 출처: 농사로 nongsaro.go.kr

- 농촌 체험활동의 체험 휴양 마을
- 교육 체험 농장
- 농촌 축제
- 자연휴양림
- 농촌 승마
- 관광 농원
- 농촌 숙박의 민박·고택 숙박
- 농촌 맛집 방문의 농가 집·농가 레스토랑·향토 음식점·농가 카페
- 농촌에서 농특산물 직거래

농촌 둘레길 걷기, 농촌 지역에서 캠핑 등의 활동이 해당된다.

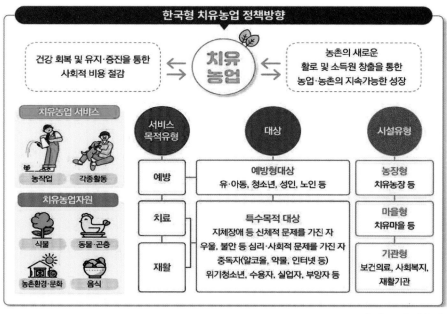

출처: 농촌진흥청

## 7) 농촌 치유 자원 유형

[농촌 치유 자원 유형]

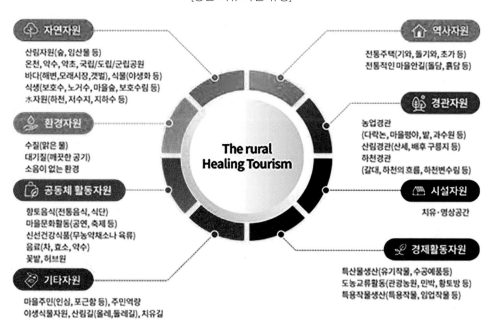

출처: 농촌진흥청

 농촌 치유 자원 유형으로 일상에서 벗어나 농촌에서 치유적 요소를 가진 관광과 체험활동을 통해 스트레스 해소와 심신의 일상 회복, 건강 증진 등을 추구하는 활동이 되고 있어서 자연치유의 현장이 늘어나고 있는 실정이다. 그뿐만 아니라 농촌 환경과의 연결을 강조하기 때문에 자연환경을 통한 치유 활동은 각자의 방식으로 인간의 심리적, 정서적, 신체적 건강을 도모하고 있어 국가 산업적으로 장려하고 있다.

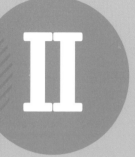

# 질병의 이해와 자연치유 솔루션!

질병의 이해는 올바른 진단과 효과적인 치료의 기반이 된다. 의료 전문가들은 질병의 원인, 증상, 진행 과정 등을 이해하고 이를 토대로 환자에게 맞춤형 치료를 제공할 수 있다. 이러한 이해는 자연치유 관점에서도 중요하며, 질병의 발생과 전파 원리를 이해함으로써 예방이 가능하다.

자연치유 솔루션은 약물이나 의료 기술에 의존하지 않으면서도 질병의 예방과 치유에 도움을 주는 방법을 제공할 것이다. 이는 부작용을 피하면서도 신체와 정신의 균형을 유지하는 데 도움이 되어 포괄적인 건강 관리를 위한 필수적인 방법일 것이다.

즉 단순히 증상 해결이 아니라 질병의 근본적인 원인에 접근하여 종합적이고 지속적인 건강을 유지할 수 있도록 돕는다. 비용 효율성 측면에서도 자연치유 솔루션은 약물 치료나 의료 기술에 비해 경제적으로 부담이 적을 수 있다.

본 장에서는 가장 많은 사람이 고민하는 비만, 어깨 통증, 치매, 요통, 당뇨, 탈모, 두통의 이해와 솔루션을 통해 더 많은 사람에게 접근 가능하고 지속적으로 적용 가능한 건강 솔루션을 제공함으로써 전반적인 건강 수준을 향상시킬 수 있을 것이다.

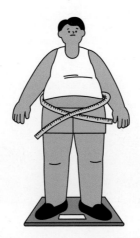

# PART 01

365일 자연치유(Nature Therapy for 365 Days)

## 비만(肥滿)! 자연치유로 해결해 보자!

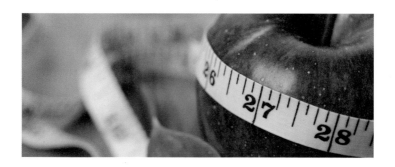

## 1. 비만의 정의와 증상

비만이란 과체중이란 말과 동의어로 혹은 서로 교환되어 사용되고 있다. 그러나 엄밀하게는 같은 의미가 아니다. 과체중이란 우리 몸의 모든 조직, 즉 지방 조직뿐만 아니라 근육, 뼈까지 포함되어 있는 체중을 말한다. 보디빌딩을 하여 근육이 잘 발달된 사람에서 근육으로 인한 무게로 과체중이 되는 수가 있는데 이를 비만이라고 하지는 않는다. 그러나 대개의 경우에 과체중인 사람은 지방 조직만 증가되어 있는 경우가 많으므로 비만과 과체중은 동의어로 사용되고 있다고 볼 수 있다. 세계보건기구World Health Organization; WHO에서 "비만은 인체 건강의 위험을 가져올 수 있는 지방 조직이 체내에 비정상적이거나 과도하게 축적된 상태"라고 하였다. 이는 지방세포의 비대, 수적인 증가에 의해 지방 조직의 축적이 늘어나고 대사장애를 동반하는 질환의 집합체라고 할 수 있다. 따라서 체내에 내장 지방이 많은 경우 질병 발생 위험이 높고 근육, 간, 심장 등의 장기에 직접적으로 쌓여 있는 지방이 많은 경우 건강에 악영향을 줄 수 있다.

비만인 사람은 일반적으로 질병 발생률이 높고 평균수명도 감소되는 것으로 알려져 있다. 비만으로 동반되기 쉬운 질병 및 합병증이 있으면 수명이 단축된다는 말은 일찍이 고대 그리스의 의학자 히포크라테스에 의해 기술되어 있다. 그는 말하기를 "갑작스런 죽음은 마른 사람보다는 살찐 사람에게 더 많이 온다."라고 하였다.

비만을 치료하지 않을 경우는 첫째, 대사장애 질병으로 대사증후군, 당뇨병 및 당대사 이상, 이상지질혈증, 심혈관질환, 고혈압이 발생할 수 있다. 둘째, 소화기병으로 담석증, 역류성식도염이 발생할 수 있다. 셋째, 근골격계 질병으로 관절염, 통풍 등이 발생할 수 있다. 넷째, 기타 질병으로 암, 불임, 수면 무호흡증과 같이 수면에 이상이 생기는 질환인 저환기증, 성기능장애, 식이장애 등과 같은 다양한 문제를 야기하고 사망의 위험도 높을 수 있다.

## 2. 비만의 원인

비만은 에너지 섭취와 소비의 불균형으로 발생한다. 즉 에너지 섭취가 증가하거나 에너지 소비가 감소하면 체중이 증가하게 되는데 유전적 요인과 환경적 요인이 상호 복잡하게 관련되어 발생하게 된다. 특히 에너지 균형을 조절하는 인자가 비만증 발생에 중요한 원인이 될 수 있다.

### 1) 유전적 요인
부모가 비만하면 그 자식들도 비만이 될 가능성이 일반인보다는 높게 나타나는데, 비만 아동의 60~80%에서 부모의 한쪽 또는 모두가 비만하다는 보고도 있다. 또한,

비만은 가족성으로 집중해서 발생하는 경향과 이란성 쌍생아의 연구 등에서 유전적 요인을 지적하고 있다. 그러나 가족들 간에도 식생활의 차이가 있을 수 있으며, 부모가 비만하여도 자식들은 비만하지 않은 경우도 있어 비만을 유전적 요소만으로는 설명할 수 없다. 다만 사람에게서 유전 인자의 결함으로 비만이 발생하는 질환이 드물게 보고되고 있기도 하다. 비만해질 가능성이 높은 유전자로는 양성 뇌종양 같은 두개인두종 뇌동맥류, 염증성질환, 방사선 치료, 뇌 손상 등에 의해 과 식욕, 낮은 기초대사율, 자율신경 불균형, 성장호르몬 결핍을 유발하는 유전적 요인으로 비만해질 수 있다.

## 2) 식습관

에너지 균형을 유지해야 하는 식생활 습관이 비만에 중요한 역할을 한다. 지방 함량이 높은 음식들은 맛은 있지만 단위당 칼로리가 높아 비만을 초래할 수 있다. 열량이 높은 음식을 선호하는 사람의 섭취량 변화는 비만이 발생할 가능성이 높다. 지방을 저장할 수 있는 한계를 넘어서면 신체는 지방세포의 증식을 통해 수를 늘림으로써 혈관 속의 지방을 새로운 세포에 저장하게 된다. 이 단계도 넘어서면 혈액 내 지방은 지방세포들만으로는 제거가 되지 않아 혈관을 타고 근육, 간, 심장, 췌장 등의 장기에 직접 쌓여 건강상의 문제를 일으킨다. 예를 들면, 햄버거, 감자튀김, 아이스크림 등이다.

## 3) 생활 습관

교통 통신과 가전기기의 변화는 하루의 많은 시간을 앉아서 생활해야 하는 사람에서 비만의 발생 위험도가 높다. 활동량이 적으면 몸의 에너지 소비도 줄어들게 되기 때문인데, 나이가 증가함에 따라 같은 생활 습관을 유지하더라도 성인에서 10년 후에는 3~4kg의 체중이 증가하며 생리적 변화가 일어나면서 비만을 유발한다.

그중에서도 과다한 칼로리 섭취는 비만의 가장 일반적인 원인 중 하나이다. 높은 칼로리 식품인 과자, 고지방, 고당분 식사 같은 고열량 음식을 과다하게 섭취하면 에너지 소비량보다 신체에 유익한 영양소가 부족해지고 더 많은 칼로리가 섭취되어 체지방이 증가한다. 특히 신체 활동 부족, 수면 부족 등은 비만 관련 호르몬의 균형이 깨질 수 있어 식욕이 증가할 수 있다. 최근에는 과도한 광고, 음식의 쉬운 접근성 및 식사 습관이 건강 문제를 초래하고 있다.

### 4) 에너지 대사의 불균형

우리는 음식을 섭취하고 분해시켜서 에너지를 만들어 이를 사용하여 생활하고 있다. 우리 몸은 죽을 때까지 에너지를 소비하고 있는데 호흡과 체온 같은 기초 에너지 대사율이 낮거나 신체 활동에서 에너지 섭취가 소비보다 많으면 당연히 에너지가 남게 되고 비만이 초래되는데, 이러한 수학적 계산은 이론에 불과하지만 실제로 사용하고 남는 에너지는 지방 조직에 축적된다. 소모가 낮은 사람에서 지방 산화가 낮아 비만이 될 가능성이 높다. 이러한 요소는 유전적 소인과도 연관이 있어 임의로 조절할 수 없는 면이 있다. 하지만 운동을 하여 근육량을 늘리게 되면 활동 시의 에너지 소모를 증가시킬 수 있다.

### 5) 심리적 요인

일부 사람에서는 스트레스를 받거나 우울 증세를 느낄 때 마구 음식을 먹는 경향이 있다. 이러한 식습관은 섭식장애의 하나로 여겨지고 있으며, 비만 환자의 30~40% 정도에서 이러한 대식 행동을 가지고 있는 것으로 보고되고 있다. 결국 심리적 요인은 음식 섭취의 증가와 신체 활동의 감소 등 행동 양식에 변화를 일으켜 에너지 대사의 불균형을 초래하여 비만의 원인이 될 수 있다.

## 3. 비만의 진단

질병관리청에서 제공하는 체질량지수Body Mass Index, BMI 계산법을 사용하고 있다. 체질량지수는 간단한 공식으로 구할 수 있으며 체지방의 정도를 비교적 정확히 반영할 수 있는 장점이 있어, 실제 수치가 23 이상 25 미만은 과체중, 25 이상은 비만으로 진단

하고 있다. 비만은 지방조직의 축적이므로 우리 몸의 지방체지방을 측정하여야 비만도를
알 수 있다. 그러나 직접 체지방을 구할 수 있는 방법은 어려우므로 간접적인 방법을 사
용하게 된다. 또한, 운동선수, 임산부, 어린이 및 노인은 이 수치가 맞지 않을 수 있다.

체질량지수는 간단한 공식으로 구할 수 있으며 체지방의 정도를 비교적 정확히 반
영할 수 있는 장점이 있어 실제 가장 많이 쓰이고 있다. 즉 자신의 체중kg을 키m의 제
곱수로 나눈 수치로 BMI체질량 지수, body mass index 지수를 통해서 어떤 질병에 걸릴
확률이 있는지를 아래와 같이 미리 예측할 수도 있다.

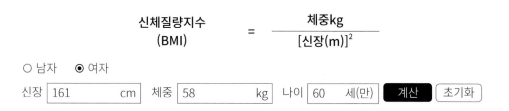

$$신체질량지수 (BMI) = \frac{체중kg}{[신장(m)]^2}$$

○ 남자   ◉ 여자

신장 `161` cm   체중 `58` kg   나이 `60` 세(만)   **계산**   초기화

**나의 신체질량지수(BMI) 22.38(정상)**

| 저체중 | | 정상 | | 과체중 | 비만 | 고도비만 |
|---|---|---|---|---|---|---|
| BMI | 18.5 | 23 | | 25 | 30 | |

60대 남성 상위 25% 범위에 속한다. 상위 25%란 동일 연령대 10명을 기준으로 작
은 순을 1번으로 하였을 때 25번째를 의미한다. (출처: 대한비만학회)

■ 저체중18.5 미만은 BMI 지수가 낮을 경우에는 아주 간혹 부정맥심장박동이 불규칙하게 뛰
   는 현상이나 빈혈 현상이 발생할 수 있고, 우울증과 같은 부분이 발생할 수 있어서 이
   부분은 조심해야 한다.

■ 정상18.5~23 미만은 대부분 사람이 해당하는 경우이고, 극히 정상 상태로 올바른 식
   생활만 하고 있다면 큰 문제가 없는 상태다.

■ 과체중23~25 미만은 만성병의 위험이 증가하곤 있지만 대개의 전문가들은 건강한 편이라고 말하고 있다.

■ 비만25~30 미만은 주의를 요하는 단계이며 체중에 신경을 써야 한다. 특히 고도비만 30 이상은 조심해야 하는 단계로 고혈압, 당뇨, 심장질환, 암 등의 질병에 걸릴 확률이 높아지고 자신감 위축과 더불어 우울증이 발생할 수도 있다.

■ 비만의 기타 진단법은 BMI 진단법 외에 초음파법, 생체전기저항법, 단층촬영법 기계를 이용하여 체지방의 정도를 알 수 있는 방법들이 있으며 체지방지수와 상관관계가 있다.


## 4. 비만의 동양학적 진단

비만 측정은 보통 정상적인 체중은 신장cm에서 105를 빼면 정상 체중으로 인식한다. 내분비 질환의 중요한 보표증報標症이다.

■ **肥 살찔 비**
물질物質의 증가로 불필요不必要한 물질物質의 누적을 말한다.
■ **滿 찰 만**
기운氣運의 증가로 비정상적非正常的인 기운氣運이 정체를 말한다.

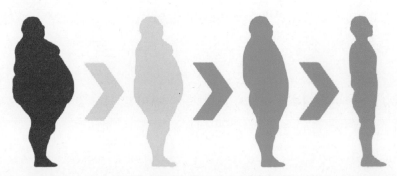

## 1) 비만肥滿의 원인과 형태

### ① 비허脾虛증이 있는지 확인해 보자.

고량진미膏粱珍味의 섭취된 음식물이 몸 전체에 남아 영양이 되지 못하면 몸이 무겁고 움직이는 것을 싫어한다. 따라서 하체의 힘이 없고 만사에 의욕이 없다. 식욕이 떨어져 있고 식사량도 많지 않다. 이때는 설사를 자주 하고 가스가 차며 더부룩하고 아픈 배를 눌러 주면 편안하다.

### ② 간화肝火가 몸에서 일어나고 있음을 인지하자.

작은 일에도 화를 쉽게 내며 가슴이 답답하다. 정신적 자극을 받으면 소화가 잘 안 되며, 배를 누르면 더욱 답답하다. 여성의 경우 월경이 불순하고 덩어리가 많다. 화는 위로 오르는 성질로 인해 머리가 어지럽고 얼굴이 벌겋고 눈이 충혈되기도 하며, 입과 혀의 가장자리 끝이 붉어지고 마음이 조급하고 노여워하는 증상이 나타난다.

예를 들면, 울화통이 터져서 화가 난다고 스스로 표현하기도 한다. 그러면서 내가 화가 나는 것을 보며 너도 힘들어해라 하는 말로 상대를 힘들게 한다. 또는 벽에 똥칠할 때까지 살라는 식의 욕으로 저주 섞인 말을 하기도 한다. 이것은 정신이 혼미하여 발광하는 등의 증상이 나타나는 칠정상七情傷의 간화肝火 문제가 있는 경우이니 어여삐 여겨줌이 바람직하다.

### ③ 담음痰飮으로 인해 힘들어하는 것을 알아차리자.

몸 안의 진액이 여러 원인으로 인해 순환되지 못하면 일정한 부위에 몰린다 이때 전신이 무겁고 머리가 어지럽다. 비脾·폐肺·신腎·삼초三焦의 기능적 장애를 수반한다. 부위에 따라서 원인이 다양하며 풍담風痰·한담寒痰·습담濕痰·열담熱痰·조담燥痰과 유음留飮·벽음癖飮·현음懸飮·담음痰飮·일음溢飮·지음支飮·복음伏飮의 증상으로 인해 피부 색깔이 희고 푸석하고, 구토나 구역감이 있고 배가 더부룩하다.

④ 양허陽虛증이 생길 때 나를 보살피자.

기가 허하면 신양허腎陽虛로 인해 명문화命門火가 약해지고, 얼굴색이 창백하다. 심양허心陽虛로 인해 추위를 잘 타고 팔다리가 싸늘하며 입안도 마르고 목구멍도 아프며 혀가 불편하다. 끈끈한 침이나 가래가 생기기도 한다. 허리와 무릎이 자주 아프고, 변이 무르고 소화되지 않은 채로 나오고, 소변이 시원하지 않다. 또 피곤하며 추위를 싫어하는 비양허脾陽虛 증상이 나타나며 대개 양이 허하며 음성陰盛이 되고 살이 찐다.

⑤ 식적食積이 되는 걸 인지하자.

비위脾胃의 운화運化 기능장애로 먹은 음식물이 정체되어 생긴다. 소화가 잘 안되고 자주 체하며 가슴과 옆구리가 그득하며 답답하고 가스가 많고 더부룩하다. 기운이 거슬러 올라 숨이 차다. 과식과 폭식을 자주 하고 배가 불러도 음식을 먹는 경향이 있다. 대변은 굳거나 설사를 한다.

⑥ 어혈瘀血로 인해 몸 여기저기 안 생기던 증상이 나타남을 살피자.

체내의 혈액이 부족하여 피가 잘 돌지 못하고 일정한 곳에 남아 정체되면 노폐물이 많아진다. 여러 기관에 의해 몸 밖으로 배설되어야 혈액은 기관 내에서 장애를 일으키거나 노화 등이 된다. 이때 정체된 것에 의해 피부에 멍, 자반, 실핏줄이 생긴다. 몸에 찌르는 듯한 통증이 있고 아랫배가 아프다. 야간에 통증이 증가한다.

⑦ 부종浮腫은 가장 먼저 비만 증상을 알 수 있다.

몸 안의 비脾와 폐肺의 찬 기운이 몰려 기화 작용이 안 되면 몸에 습이 많아지고 물길이 막혀 물이 스며 나가 잘못 돌게 된다. 《황제내경》에 의하면 부종의 증상으로 복부가 북처럼 부어올라 숨이 차며, 얼굴, 팔 다리가 들뜨며 번들거린다. 습濕이 성하면 설사를 하다가 심해지면 피부가 부어 오르는 현상으로 인해 부종이 생긴다. 아침에 나았다가 저녁에 심해지면 혈血이 허한 것이고, 저녁에 좀 나았다가 아침에 심해지는 것은 기氣가 허한 것이다. 아침과 저녁에 다 심한 것은 기혈이 다 허한 것이다.

위와 같이 비만의 원인은 섭취 과다가 아니고 운화運化가 잘되지 않기 때문이다. 그 밖에도 육음사기六陰邪氣와 칠정상七情傷, 삶의 무질서 등의 형태로 나타난다.

## 2) 비만의 진단과 치유의 원칙

망·문·문·절望·聞·問·切을 통해 수집된 환자의 증상을 이용하여 범주화한 비만의 변증辨證 진단을 할 수 있다.

간肝의 문제는 근根·건腱, 힘줄·슬膝·조爪·안眼의 문제를 통해 소통이 안 되면 비만치유에 적용되어야 한다.

심心의 문제는 머리카락毛髮을 통하여 맥의 흐름이 비만에 어떤 문제가 있는지 알 수 있다.

비脾의 문제는 살肉의 반응을 통한 영양의 운화를 야기한다.

폐肺는 피부皮膚를 통해 기氣의 소통을 표출한다.

신腎은 뼈骨의 상태를 통해서 몸 안에 저장되는 정精의 상태가 비만과 연결이 된다.

이렇듯 한방은 사유思惟의 문제를 통한 정보적 진단인 칠정상七情傷의 문제도 확인한다. 즉 기쁨喜, 분노怒, 근심憂, 생각思, 슬픔悲, 놀람驚, 두려움恐의 문제와 함께 아래와 같은 비만을 진단할 수 있다.

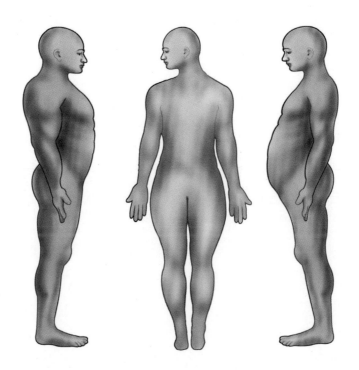

위와 같이 윗배인 상체, 허벅지인 하체, 아랫배의 복부 비만으로 비만을 3종류로
구분한다.

① 상체 비만

상체는 오장육부의 배속위치으로 봤을 때 심폐心肺의 문제를 해결해야 하는 문
제를 안고 있다. 구조적 진단과 체질 구분을 하게 되면 선천적 요인과 정신적인
문제, 갱년기의 갑상선 저하 등의 여부를 살핀다. 상체는 방광·위장·담·소장·
심장·삼초·심포·폐·대장의 맥의 흐름이 원활하지 않다.

② 하체 비만

하체는 비脾의 문제를 해결해야 하여 한다. 특히 후천적 요인과 폭음 폭식의 일
반화되지 않은 무질서한 삶을 살피고 갱년기의 문제를 안고 있음을 인지하자. 하
체는 간·비·위·신·방광의 맥의 흐름이 막혀 있을 때 비만이 되는 걸 알 수 있다.

### ③ 복부 비만

복부는 간肝, 비脾, 신腎의 열熱에 의해 비만이 된다. 복부 비만은 오장육부 배속 위치으로 간肝·비脾·신腎의 장부의 정상화와 선천적 요인과 후천적 요인의 문제를 파악하여 치유의 원칙을 세워야 한다. 아랫배 복부의 비만 경락 배속은 간·비·위·신·방광·담의 흐름이 원만하지 않음을 알 수 있다.

이와 함께 기능적 진단을 통해 우리가 먹는 오미五味의 배속 적용에 의해 경락 배열을 살펴 형상을 진단할 수 있다.

## 5. 비만의 자연치유 솔루션

아래는 비만을 돕는 생활 약선 재료이다. 밥할 때 조금씩 넣거나, 식전에 미음 또는 차로 끓여 먹거나, 환 또는 가루 내서 먹기도 하며, 혹은 술에 담갔다가 먹는다.

---

건강·봉아출(蓬莪朮)·진피(陳皮)·청피(靑皮)·정향(丁香)·회향(茴香)·감초·팥
사인(砂仁)·계피(桂皮)·자소엽·다시마·가지·뽕잎차·감잎차

---

### ■ 자연치유 요법

① 추나요법

② 괄사요법

③ 온열요법은 연구 실적으로도 효과가 있음을 권한다.

비만인 사람이 영양을 고려하지 않고 음식의 무절제를 하면 우리 몸의 효소의 5대 작용이라고 할 수 있는 작용이 제대로 이루어지지 않는다. 즉 소화·흡수, 분해·배출, 항균·항염, 혈액 정화, 세포 부활 등이 일어나지 않기 때문에 필수적으로 운동인 요가나 필라테스, 영양요법을 권한다. 아울러 비만은 보통 사람들이 생각하는 것보다 심각하기 때문에 꾸준한 자기 관리가 필요한 질환으로 WHO에서도 권하고 있다.

제I장 왜(why) 자연치유를 알아야 하는가!

제II장 질병의 이해와 자연치유 솔루션!

제III장 자연치유와 생활요법

# 어깨 통증! 감정(憾情)을 다스려 보자!

어깨 통증은 청년 이후 혈액순환이 나빠지면서 어깨와 팔이 아픈 증상으로, 건강한 사람은 일상생활에서 의식하지 않고 어깨를 사용한다. 그러나 아파지기 시작하면 저림과 결림의 증상인 비증痺症이 생기기 시작한다. 체내 면역의 불균형과 대사장애가 있을 때 풍風·한寒·습濕의 사기邪氣가 혈맥을 순환하는 우리 몸 첫 번째 방위 전선인 피부에 영양과 산소 공급이 제대로 안 된다. 또한, 외사의 침입을 막는 기능을 못 하여 통증이 발생한다. 본래 병인은 내인·외인·불내외인의 3대 방향이 있는데, 그중의 칠정七情은 스트레스와 관련이 있어 병의 근원이 된다.

• 아프다가 아니라 내 몸에서 저항하는 방법을 말한다.

通

痛症

症                證

• 증세증(현상, 과정): 병을 앓을 때       • 증거증(본질, 결과)
  나타나는 여러 가지 상태나 모양           병의 증세와 증상인 병세

# 1. 어깨 통증의 증상

## 1) 허통虛通이 증상이 나타난다.

병이 오래된 경우이며, 피부나 근육을 만지면 편안하다가 열감이 있다. 분포된 영양인 기혈氣血과 진액津液이 공급되지 못하여 오는 증상이다.

## 2) 실통實通 증상이 있다.

불통不通 현상이다. 기혈이 순환이 안 되어 수독水毒이 쌓인다. 만지면 아프다.

## 3) 불통즉통不通則痛 증상이 있다.

나이가 들면 위로 순환하는 담경락, 위경락, 대장경락, 삼초경락, 방광경락 등이 양 경맥들이 어깨를 지나 얼굴로 가는 기혈氣血이 쇠약해진다. 약해진 기운에 차이가 생기기 시작하고, 기혈 운행에 문제가 생기며 상부 기운이 뭉쳐 어깨 통증이 생긴다.

# 2. 어깨 통증의 저림 종류와 저항의 방법

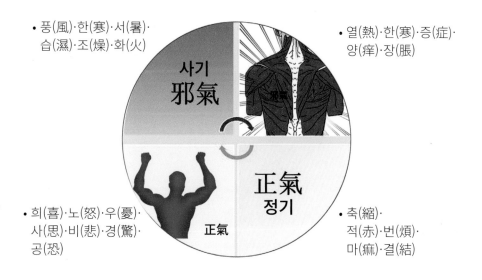

- 풍(風)·한(寒)·서(暑)·습(濕)·조(燥)·화(火)

- 열(熱)·한(寒)·증(症)·양(痒)·장(脹)

사기
邪氣

正氣
정기

- 희(喜)·노(怒)·우(憂)·사(思)·비(悲)·경(驚)·공(恐)

- 축(縮)·적(赤)·번(煩)·마(痲)·결(結)

어깨 통증이 생기면 사기와 정기의 교차되면서 일차적으로 팔을 올리지 못한다든 가, 쑤신다든가 하면서 여기저기 저림의 증상들이 나타난다. 비痺, 저림로 인하여 저리 는 증상을 한방에서는 비증이라고 한다. 불통즉통不通則痛의 통하지 않아서 아픔이 생 김을 의미하는데, 시작은 팔이 안 올라가면서 또는 콕콕 쑤시면서 등의 여러 증상이 생긴다.

### 1) 행비行痺 증상이 나타난다.

원인은 풍風으로 인하여 유주성이 있어 통증이 여기저기 쑤시고 아프고 돌아다니 고 움직임이 곤란하다. 병리 증상으로 뇌가 차 있는 두개강頭蓋腔, 척추강무릎, 어깨, 발, 흉강胸腔, 복강腹腔, 골반강骨盤腔 등의 빈 곳 마디마다 침범하는 특징이 있다.

### 2) 통비痛痺

원인은 한寒이며, 수인성이 있어 당기면서 오그라든다. 이때 온溫찜질하면 덜하다.

### 3) 착비着痺

원인은 습濕이며, 습이 몸에 차가와지면서 부종이 생기며 통증으로 이어진다. 운동 을 하거나 하면 일시적으로 부종도 사라지고 통증도 없어진다.

### 4) 어혈비瘀血痺

원인은 영양가 없는 피로 만들어진 어혈瘀血이며, 그 특징은 병이 오래되어 기혈이 뭉친다. 이때는 어혈이 생겨 통증이 고정되며 심해지고 불면증을 호소한다.

### 5) 침비琛痺

원인은 허열습虛·熱·濕이다. 특징은 열熱과 습濕에 의해 근육과 뼈의 뒤틀림이 발생 한다. 퇴행성 관절염이나 류머티즘 관절염처럼 비교적 깊은 곳에 생기고 만성화되어서 어깨가 구부정하거나 목 통증을 함께 동반하거나 하기 때문에 더 아픔을 느낀다.

6) 열비熱痺

원인은 습열濕·熱로 인하여 몸이 뜨겁고 붓는 특징이 있어 팔이 무거워 들 수가 없다고 한다. 하지만 수분 섭취를 충분히 하거나 부종이 빠지면 잠시 통증이 멎기도 한다.

## 3. 어깨 통증은 양경락(陽經絡)의 문제를 안고 있다.

아래 그림의 파란 동그라미는 통증이 일어나는 부위들이다. 혈 자리에 마사지를 하거나 괄사의 수타법을 이용하여 만져 주면 괜찮아진다.

족소양 담경(足少陽膽經)

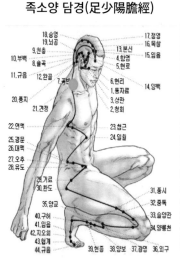

수양명 대장경(手陽明大腸經)

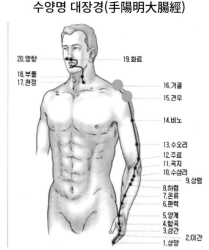

두 경맥으로 인해 어깨 전면과 측면이 모두 아프다. 몸 겉면에 바람이 부는 것처럼 통증이 생긴다. 때때로 어깨 통증으로 인한 두통을 유발하며 불면증이 생긴다. 어깨를 위로 올리지 못하게 아프면서 변비를 동반한다. 편도가 붓고 아프며, 눈물과 콧물이 난다.

수태양 소장경(手太陽 小腸經)

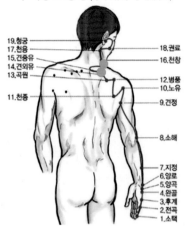

수소양 삼초경(手少陽三焦經)

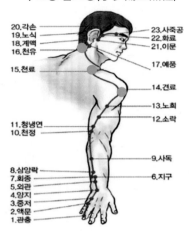

소장의 문제는 영양을 채워야 한다. 소화와 관련이 깊고, 마음이 허약하며 등 뒷면 날갯죽지 부분이 아프다. 어깨 통증으로 인해 목을 돌리는 데도 문제가 생긴다. 삼초는 어깨가 옆으로 움직이는 것을 못 한다. 어깨가 아프면서 정신과 관련이 있다. 신경이 예민하다. 잠시 휴식을 취할 필요가 있다.


## 4. 어깨 통증으로 인한 칠정(七情)과 장부(臟腑)의 연관성

우리 오장육부는 신체 내부에서 일어나는 감정과 짝을 이룬다. 본인이 원하든 그렇치 않든 간에 몸에 말을 걸어 온다. 양방에서는 해부학적으로 구조와 기능을 설명 하지만, 동양의학에서는 해부학적으로 이름은 같이 부르면서도 기능과 개념의 차이가 있다. 칠정七情에 의해 감정의 발로로 인한 일상에서 대표적 질환이 어깨 통증의 그 예라고 할 수 있다. 이를 일러 사람들은 스트레스라고 한다.

아래의 그림처럼 처음에는 심장에서 작은 파동이 일어나고 그다음은 기氣의 울결화鬱結化로 기체가 된다. 좀 더 심해지면 통증은 어혈瘀血이 되어서 액체 상태가 된 후 어딘가 굳어지고 멍이 든다. 그러다 병病이 되면 치료의 과정을 거쳐야 한다.

[병의 진행 과정]

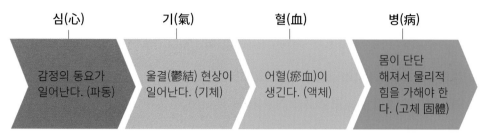

| 심(心) | 기(氣) | 혈(血) | 병(病) |
|---|---|---|---|
| 감정의 동요가 일어난다. (파동) | 울결(鬱結) 현상이 일어난다. (기체) | 어혈(瘀血)이 생긴다. (액체) | 몸이 단단해져서 물리적 힘을 가해야 한다. (고체 固體) |

우리가 살아가면서 생노병사生老病死의 과정 중에 노화는 피할 수 없는 자연스러운 현상이다. 이때 가장 많이 겪는 어깨 통증은 현대인들이 많이 호소하는 질환이다. 아프기 시작하면 몸에서는 감정으로 인한 노화도 생길 수 있다. 감정은 코로나19 바이러스 처럼 전염성을 가지고 있다. 인간의 7가지 감정이 지나치면 감정과 연관된 내장을 손상시킨다. 특히 어깨 통증은 장부의 7가지 기氣가 영향을 주기 때문에 지금 내가 느끼는 내적 요인이 되는 감정이 어떤 것인지 객관화를 시켜서 알아볼 필요가 있다.

이처럼 우리 몸과 마음은 감정에 따라 아프고, 불편한 증상을 호소하는 장부와의 연관성은 아래의 그림 [병의 진행 과정]에서 알아볼 수 있다.

[병의 진행 과정 칠정내상(七情內傷)]

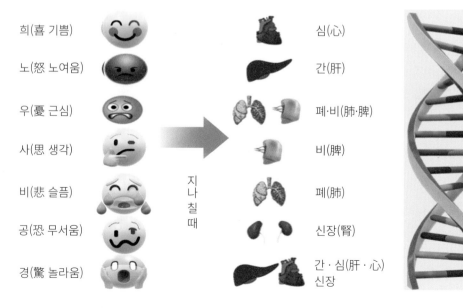

희(喜 기쁨)

노(怒 노여움)

우(憂 근심)

사(思 생각)

비(悲 슬픔)

공(恐 무서움)

경(驚 놀라움)

지나칠 때

심(心)

간(肝)

폐·비(肺·脾)

비(脾)

폐(肺)

신장(腎)

간 · 심(肝 · 心) 신장

제I장 왜(why) 자연치유를 알아야 하는가?

제II장 질병의 이해와 자연치유 솔루션!

제III장 자연치유와 생활요법

《동의보감東醫寶鑑》에 의하면 희즉기완喜則氣緩, 즉 기쁨은 심心을 상하게 한다. 심장의 기운이 충실하면 웃고, 심장의 기운이 허하면 슬퍼하게 된다. 또한, 너무 갑자기 기뻐하면 양기陽氣가 손상된다. 심해지면 심기心氣가 넘쳐 미치고, 미치면 사람을 알아보지 못하게 날뛰듯 하며, 살갗이 마르고 머리털이 푸석하다. 얼굴빛이 나빠지며 여름에 기운이 없고 새끼손가락으로 연결된 팔에 힘이 없다.

■ **노즉기상**怒則氣上!

일상에서 과도한 분노나 짜증을 내면 음陰의 기운이 상해서 기氣가 끊어지고 피가 위로 몰려 얼굴과 눈이 붉다. 두통이 생기며 본인의 성질에 못 이겨 기절하기도 한다. 때에 따라 기氣가 치밀고 심하면 피를 토하며 설사를 한다. 통증의 양상으로는 어깨의 윗부분의 가운데를 찌르듯 아프다. 돌을 얹은 듯, 또는 어린아이를 업은 듯 아프다고 한다. 다음날은 팔이 돌아가지 않는다고 하며, 여기저기 자주 바뀌면서 변덕스러운 아픔을 호소한다.

■ **비즉기소**脾則氣消!

과도한 슬픔과 근심은 폐와 비장을 상하게 한다. 근심이 깊어지면 기氣가 가슴에 막혀서 잘 돌지 못한다. 기氣와 맥脈이 끊어져 위아래가 잘 통하지 못하고 대소변이 나가는 길 또한 막히게 된다. 슬픔은 폐와 관련되나 또한 간이 허해서 슬퍼하게 되기도 한다. 슬퍼하면 기도 소모되는데, 너무 슬퍼하여 마음이 동하면 기氣가 끊어지면서 피부를 쪼글쪼글하게 만들고 어깨를 조이기도 한다.

■ **사즉기결**思則氣結!

생각의 과도는 비脾를 상하게 한다. 음식물이 운화運化하지 못하여 기氣가 한 곳에 몰린다. 이때 어깨는 울체鬱滯로 인해 변비가 생기고, 어깨 주변이 많이 부어 자유롭게 움직일 수 없게 된다.

■ **비즉기소**悲則氣消!

너무 슬프면 기가 소모가 된다. 폐기의 운행이 잘되지 않으면 기울氣鬱이 열로 화하여 찌듯이 한다. 어깨의 증상은 피부가 가려우면서 아프다.

■ **경즉기난**驚則氣亂! **공즉기하**恐則氣下!

밖에서 나오는 놀라움과 속에서 나오는 공포감·두려움·무서움은 심心을 상하게 한다. 혈血이 음陰의 기운에 합치고 기氣가 양의 기운에 합쳐질 때 생긴다. 이때 불안정을 초래하며 당황하거나 혼란스러운 행동을 하다 보면 신腎에도 영향을 미친다. 무서움이 생길 때는 땀이 나기도 하고, 위胃에 열이 함께 있으면 신腎의 기운이 약해지기 때문에 무서움이 생긴다. 무서움이 풀리지 않으면 정기精氣가 상하고 정액이 가끔 절로 나온다. 어깨의 통증은 많이 굳고 딱딱하며 당기듯 아프며 오그라든다.

이처럼 감정의 지나침은 몸을 상하게 하는 생리적인 이상이 감정의 발현으로 나타난다. 그중에서 어깨 통증은 똑같은 스트레스를 받더라도 각기 다른 부위 증상이 다양하다. 칠정七情이 지나치면 사람을 상하게 하고, 그중에서도 노여움이 손상시키는 정도가 가장 심하다. 쑤시고 아프고 돌아다니는 유주성을 가지기 때문에 오래 살고자 하는 사람은 무엇보다도 성내지 않고 살아야 한다.

# 5. 어깨 통증의 자연치유 솔루션

## 1) 일상생활

감정을 다스릴 때 퇴계退溪 이황 선생의 양생지법서인 '살리다, 사람, 근본의 마음, 술법'의 의미를 담은 활인심방活人心方의 중화탕中和湯이 필요하다고 했다. 수십 종의 마음이 있어 우주의 모든 것은 섭리에 의해 살아간다고 볼 수 있는 무형의 약재 중화탕中和湯은 육욕六欲과 희흡·노怒·우憂·사思·비悲·경驚·공恐의 감정인 칠정七情을 다스린다고 했다.

음양의 균형 이론에 의해서는 내부 장기의 상태는 밖으로 드러난 얼굴로 감정을 표출하는 것을 치료함에도 마음이 필요하다. 어깨의 일상 관리는 경락상의 앞, 뒤, 옆의 통증 위치를 파악하고, 칠정상七情傷과의 관계, 증상의 발전인지를 파악해야 한다.

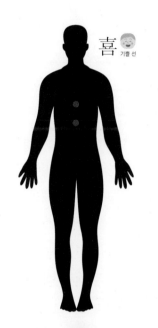

喜 기쁠 선

① **임맥任脈의 단중혈**전중혈**에 말을 걸어라!**
좌우 유두의 일직선상의 중앙에 있다. 정신을 안정시키고 마음을 편안히 하는 혈 자리다. 즐거움엔 끝이 없다는 방송사 브랜드 송도 있다. 사실 즐거움의 끝은 화병火病이다. 무언가 쫓기듯, 스물스물한 짜증, 갑갑증이 생긴다. 이때는 본인 스스로 견딜 수 있을 만큼의 정당한 압으로 10회 정도 눌러 주면 좋다.

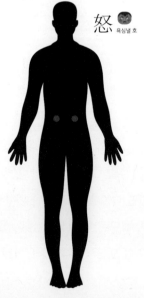

怒 욕심낼 호

② **간경肝經의 기문혈期門穴을 노크하라!**
늑골 7, 8번 사이 명치와 배꼽의 가운데 부분을 찾고 양옆으로 뻗어가다 보면 만나게 되는 갈비뼈 사이에 있는데 일명 '분노의 주머니'라고 한다. 통증이 있거나 딱딱하게 굳어 있다. 마음속에 표현하지 못한 화를 참고 있을 때, 흥분해서 분노를 쏟아내고 싶을 때, 지속적인 음주나 업무의 과다로 피곤하고 두통이 오면서 눈이 충혈될 때 지긋이 누르거나 토닥토닥 손바닥으로 두들겨 주면 마음이 가라앉으면서 흥분을 조절하는 데 도움이 된다.

③ **폐경**肺經**의 중부혈**中府穴**에 말을 걸어라!**

갈비뼈 사이의 공간과 같은 높이에 있
는 빗장뼈 아래 오목한 부위의 가쪽을
살펴본다. 슬픔이 지나치면 자신감이
떨어진다. 마른 기침이 자주 나면서 기
운이 없고 자주 한숨이 난다. 스트레스
를 먹는 것으로 풀고 싶어질 때가 있다.
몸이 무겁게 느껴지고 독소가 있는 느
낌일 때는 통증의 강도에 따라 오일을
바르고 부드럽게 문질러 준다.

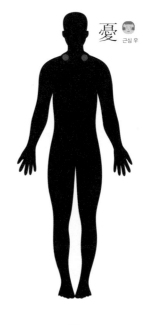

憂 근심 우

④ **위경**胃經**의 중완혈**中脘穴**의 마음을 읽어라!**

위胃의 중간 정도에 자리 잡고 있기
때문에 중완中脘이라고 부른다. 생각
이 많을 때 자극해 보고 통증의 강도
를 살펴본다. 비장이 균형을 잃으면
소화가 잘 안되고 예민해지며 복부 팽
만과 같은 비만으로 증세가 드러난다.
조절 못 하는 생각의 감정에서 표시는
이유를 알 수 없는 불안함이 생긴다.
그러나 우리에겐 신의 격려와 응원이
언제나 곁에 존재한다는 걸 알아야

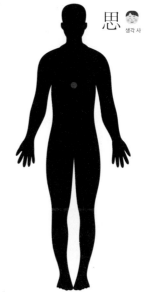

思 생각 사

한다. 생각으로 인해 마음의 귀마저 닫혔을 때 살짝 누르거나 토닥토닥 두들겨
주면 중완혈이 많은 도움이 된다.

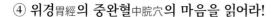

⑤ **위경**胃經**의 천추혈**天樞穴**을 문지르자!**

배꼽에서 양옆으로 손가락 3개만큼의 자리에 있다. 하늘의 지도리, 즉 천지의 기가 교차하는 곳이다. 변비에 좋다. 요즘 행복한 일이 없다고 느껴 질 때, 안 좋은 일은 꼭 떼를 지어 온다고 느껴질 때, 손발이 차고 식은땀이 자주 흐르며 메스꺼움을 느낄 때, 트라우마가 있을 때, 감정적 정화와 주어진 상황에 상관없이 행복을 찾고 싶을 때, 천추혈을 눌러 주면 감정의 배출구를 만들어 주고 통증의 경감 정도를 살피면 좋다.

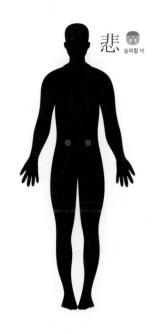

悲 슬퍼할 비

⑥ **임맥**任脈**의 구미혈**鳩尾穴**을 익혀 두자!**

명치에서 손가락 한 마디 아래 위치하여 흉골이 검상돌기가 내리 뻗은 형상이 습담濕痰이 잘 쌓여 위장 기능이 떨어져 자주 체하고 소화 불량이 생길 때 눌러 준다. 비둘기鳩 꼬리鳩尾 같은 형상이므로 구미라 칭하였다. 상초上焦의 열을 아래로 하강시켜 주는 통로다. 자주 놀라면 가슴이 답답하고 숨쉬기가 힘들다. 주변에 많이 휘둘리면서 안정감이 없고, 가볍지만 마비 증상이 오는 느낌이 들 때가 있다. 이때 구미혈은 열을 내리는 데 도움이 된다.

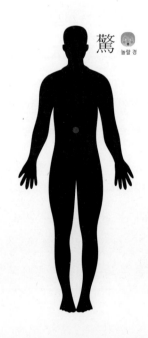

驚 놀랄 경

⑦ 담경膽經의 경문혈을 달래자!

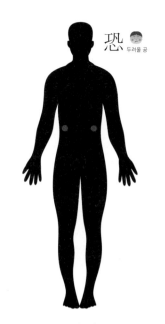

恐 🫖
두려울 공

엎드려 누운 자세에서 등쪽 가까운 부위를 만지면 뭉퉁하게 만져지는 갈비뼈 12번째 바로 아래 오목하게 느껴지는 곳이다. 힘들지만 꿋꿋하게 버텨야 할 때! 내 안의 잠재력을 펼쳐야 할 때! 공포의 감정을 잠재워야 한다. 손바닥을 펴고 토닥토닥 두들겨 주면 굳은 듯한 몸에 가슴 답답증이 없어지면서 좋아진다.

## 2) 어깨 통증을 돕는 생활 약선 재료

밥할 때 조금씩 넣거나, 식전에 미음 또는 차로 끓여 먹거나, 환 또는 가루 내서 먹기도 하며, 혹은 술에 담갔다가 먹는다.

■ 감초·건강·계지·당귀·도라지·대추·맥문동·백작약·백출·인삼·황기

## 3) 어깨 통증 운동법

■ 깍지를 낀다.

힘을 빼고 천천히 손바닥이 하늘을 향하게 하며 밑에서 위로 탄력을 이용해서 올린다. 이때 팔을 귀에 붙인 상태로 잡아끌 듯 쭉 올린다.

■ 깍지낀 손을 머리 뒤로 한다.

앞에서 옆으로 힘을 빼고 호흡을 조절한다.

척추와 함께 천천히 허리를 돌리며 좌우로 움직인다.

■ 손을 모으고 합장한다.

어깨와 수평을 이루고 위아래로 올렸다.

아래로 내렸다 한다.

이때도 호흡을 조절하며 올리고 내린다.

위의 3가지 동작을 10~15회 정도 매일 한다.

■ 어깨 통증을 완화시키고 예방하려면 안마를 하면 좋다. 견갑골의 수태양소장경 견갑골의 수태양소장경 엎드려 누운 자세에서 등쪽 가까운 부위를 만지면 뭉퉁하게 만져지는 갈비뼈 12번째 바로 아래 오목하게 느껴지는 곳이다. 힘들지만 꿋꿋하게 버텨야 할 때! 내 안의 잠재력을 펼쳐야 할 때! 공포의 감정을 잠재워야 한다. 손바닥을 펴고 토닥토닥 두들겨 주면 굳은 듯한 몸에 가슴 답답증이 없어지면서 좋아진다.

밥할 때 조금씩 넣거나, 식전에 미음 또는 차로 끓여 먹거나, 환 또는 가루내서 먹기도 하며, 혹은 술에 담갔다가 먹는다.

■ 감초·건강·계지·당귀·도라지·대추·맥문동·백작약·백출·인삼·황기

365일 자연치유(Nature Therapy for 365 Days)

# 치매(癡呆)!
# 신경계의 안녕을 물어보자!

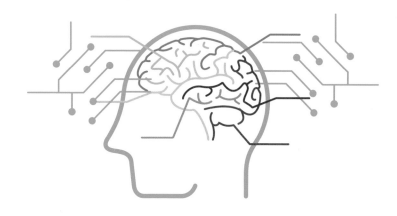

우리는 몸이 아프면 마음이 아픔을 느낀다. 반대로 마음이 아파도 몸 컨디션에 영향을 주어 상호 연관이 있음을 알게 된다. 몸과 마음은 맘이라는 하나의 연결고리는 뇌를 통해 소통한다. 행복한 마음이 되어야 행복한 몸이 된다. 이를 동양의학에서는 심신일원론적心神一元論的인 전일적全一的 관점으로 보았다. 그러나 몸과 마음이 따로 따로 분리되었다고 했던 심신이원론적 心神二元論的 관점에서 바라보던 서양의학도 최근에는 통합적 관점의 몸과 마음의 상관성을 인지과학이나 뇌과학에서의 발달이 이를 증명해 주고 있다.

이러한 상관성을 신경계의 안녕을 묻는 기억의 지우개 치매가 말해 준다. 봄이면 꽃이 핀다. 예쁘다는 생각을 못 하거나 느끼지 못하여 모든 걸 먼 기억 속으로 돌려 버린다면 슬플 것이다. 정신의 제거! 치매는 반드시 보호자가 동반되어야 하는 질병이며 삶의 질에 영향을 미치고 그 가족도 힘들다. 왜냐하면 기억장애, 행동장애, 언어장애, 성격 변화가 특징적으로 나타나는 노인성 질환이기도 하기 때문이다. 고령층에서 많이 발생하고 질병의 특성상 완치가 어려우며 지속적으로 관찰과 보호가 요구되기 때문이다. 그래서 만성질환임을 감안해 볼 때 치매 노인 부양자의 부담은 더욱 크다고 할 수 있을 것이다.

　이에 치매 노인 부양자의 스트레스와 부양 시간은 증가되고 생계 문제나 가족 갈등이 생길 수 있는 질병이다. 또한, 보건복지 차원에서 우리나라는 2008년부터 중앙정부에서 치매 관련 연구개발에 체계적인 치매 관리 계획을 수립하여 '치매 국가 책임제' 추진 계획을 발표했다. 다국적 제약사들 역시 막대한 자금 부담과 낮은 성공 가능성 등을 이유로 치매 치료제 개발을 포기한 상태다. 지난 2003년 이후 미국 FDA 승인을 받은 치매 치료 신약은 없지만, 우리나라는 국내 대형 제약사들이 치매 치료제 개발에 나서고 있다. 2011년 치매관리법을 제정하여 중앙치매센터를 중심으로 광역별 치매센터, 지자체별 보건소 내 치매상담센터에 이르기까지 체계적인 치매 관리 서비스 전달 체계를 구축하고 있는 입장이다.

　기원전 2500년 고대 이집트의 재상이자 철학자로 이름을 떨쳤던 프타호테프Ptah-hotep는 노인 이야기를 하면서 "매일 밤 점점 더 어린이처럼 변해간다"라는 글을 남겼다. 또 "기억이 멀어져 가고 악마로 변해 간다"라는 등의 표현을 쓰며 노인병을 설명했다.

　우리나라에서는 치매를 노망이라고 하여 나이가 들면 누구나 겪어야 할 당연한 노화 과정의 일부로 인식하고 있는 듯하다. 노망老妄/망령 망! 어쨌든 숙명적 과정으로 받아들여 이를 인내하고 수용하기에는 기억을 저편으로 보내야 하는 것이 아프다고 아니 할 수 없다. 그러나 치매는 나이가 들어서 생기는 정상적 노화 현상과는 구별 지어서 말하는 병적인 현상이다. 다음에 보이는 그림은 어떤가?

[코스모스의 외출]

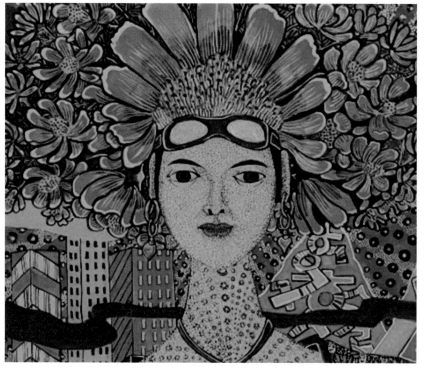

출처: 채율 김경호 화백(피카다리 국제미술관 서울아트스퀘어 예술제)

위의 그림은 점으로만 그린 채율 김경호 화백의 '코스모스의 외출'이란 그림이다. 점을 잘 이으면 선이 되어서 코스모스가 이렇게 아름다운 웃음을 웃는데, 치매는 신경계에서 점이 사라지기 시작하는 거다. 코스모스 잎이 하나둘 떨어지고 꽃술도 날아가 버린다. 치매는 암이나 당뇨병과 마찬가지로 반드시 치료가 필요한 삶의 점을 잃어 버리는 슬픈 질환임을 점 하나로 이해할 수 있을 것이다. 사람은 나이가 들면서 신체 여러 기능이 자연적으로 약해지게 되고, 그림처럼 점을 아무리 이으려고 해도 안 되지만, 슬픔 속에 희망을 찾아야 하는 치매에 대한 시간이 기쁨이었으면 하는 마음이다.

제1장 왜(why) 자연치유를 알아야 하는가?

제II장 질병의 이해와 자연치유 솔루션!

제III장 자연치유와 생활요법

# 1. 현대 의학적 치매 이해

치매Dementia는 라틴어 'dementatus'에서 유래하며 원래의 뜻은 'out of mind', 즉 '정상적인 마음에서 이탈된 것'이라는 의미를 갖고 있다. '황폐화된 정신 상태'라는 영어의 줄임말이다. 정상적으로 활동하던 사람이 사회생활에 문제를 일으키며, 기억·사고 등의 인지 능력이 저하되면서 나타나는 다양한 증상들을 총칭하며 단순히 기억력이 떨어지는 것만을 의미하지 않는다.

만성적으로 진행되는 뇌 신경의 변성 때문에 생기는 기능장애와 그 외의 인간의 인지 기능인 지적 기능의 상실로 인한 병태다. 기억력, 주의 집중력, 계산 능력, 언어 능력, 동작 수행 능력의 시공간 능력과 판단력을 포함한 전두엽 집행 기능 등의 장애가 발생하여 기억력이 떨어진 것뿐만 아니라 다른 여러 인지 기능도 같이 떨어져 사회생활을 하는 데 어려움을 초래하는 상태를 '치매'라고 부른다대한치매학회.

기억력만 떨어지고 다른 인지 능력이 정상일 경우를 '양성 인지장애'라고 부르고 치매라고는 하지 않는다. 그러나 이런 환자를 계속 관찰해 보면 치매로 발전하는 경우가 20% 정도 되기 때문에 이런 사람들도 안심하지 말고 지속적인 검사와 관찰이 필요하다.

## 2. 신경의 구조

[신경계와 말초신경계]

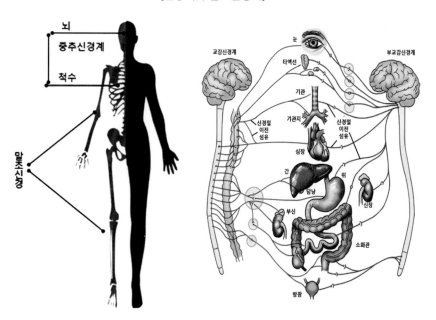

　항상성과 몸의 조절 작용을 하는 신경계는 내부와 외부로부터 정보를 수집하고 적절한 출력을 한다. 산소와 영양분을 전해 주는 혈관이 있으며, 물리적 보호·지지를 하는 결합 조직과 함께 복잡한 구조를 가진다.

　중추신경에서 이를 통합 분석하여 표현이나 운동을 할 수 있도록 적절한 흥분을 일으키고 신호를 만든다. 뇌brain와 척수spinal cord로 나누고, 이 뇌와 척수에서 각각 뇌신경 12쌍과 척수신경 31쌍의 말초신경이 나온다. 말초신경계는 신경 신호를 통해 외부의 자극을 중추로 전하고 중추의 명령을 근육이나 각 기관에 전달한다. 즉 각각 신경원들이 정확한 기능을 할 수 있도록 도와주는 역할을 한다.

# 3. 신경계의 장애 증상

## 1) 운동장애

소뇌의 장애에 의한 운동장애는 운동 실조라고 하고, 대뇌기저핵의 장애를 불수의 운동이라고 한다. 신경의 장애는 호흡, 순환, 대사, 체온, 소화, 분비, 생식 등 생명 활동이 기본이 되는 기능들이 무의식적으로 움직이던 교감신경이나 부교감신경의 기능 상태를 바꾼다. 운동의 장애는 근육이 흥분성 이상이 나타나고 이에 따라 근육 긴장증으로 이완장애를 일으키고, 부갑상선이나 과다 호흡 증후군일 때는 강직되면서 체액의 이상이 생긴다. 그리고 근육의 부종도 함께 나타난다.

## 2) 자율신경장애

기립성 저혈압, 발기부전, 방광·직장장애로 인한 무뇨증, 역류성 요실금, 신후성 신부전, 변비가 생긴다. 이에 따른 연관통으로는 설인신경, 미주신경에 영향을 미쳐 피부 영역에까지 동시에 아픈 것처럼 느껴진다. 그 밖에도 자율신경장애는 동공 수축, 안검 하수의 눈꺼풀 처짐이 나타나고, 안구 함몰, 교감신경이 지배하는 얼굴의 무 발한으로 인한 신경장애가 생긴다.

위와 같은 신경의 장애를 일으키는 신경계의 특징은 전신에 고루 분포하고 있지는 않다. 혀와 입술에는 다리 뒷부분보다 10배 이상의 많은 신경이 조밀하게 분포하고 있다. 인체의 신경만 묘사된 그림을 보면 손·얼굴·생식기·눈·목 근육에는 신경이 조밀하게 분포하며 뼈나 연골과 같은 치밀한 조직에는 성글게 분포하고 있다. 혈관계, 호흡기계, 소화기계의 관 속 열린 공간만 제외하고는 신경은 인체의 모든 부위에 분포한다. 신경계 정보 체계는 인체의 모든 부위에서 어떤 일이 발생하는지를 감지하고 다양한 감각들을 통합적으로 인지하여 외부와 내부의 모든 상태에 대해 통합적인 화학·기계적 반응을 신속하게 나타내어야 한다. 그런 역할을 하는 말초신경의 뇌신경 12쌍이 중요한 역할을 한다.

뇌신경 12쌍의 기능과 역할은 감각 기능, 운동 기능, 자율 기능, 특수 기능을 한다. 특히 뇌신경은 독립적으로 기능하지 않고 중추신경계와 함께 작동한다. 중추신경계는 복잡한 경로와 상호 연결을 형성하여 뇌와 신체의 다른 부분 사이의 효율적인 의사소통과 조정을 가능하게 하기 때문에 뇌신경의 기능을 평가하면 잠재적인 이상 또는 기능장애에 대한 통찰력을 얻을 수 있다. 자율신경의 뇌신경 12쌍의 기능과 역할을 살펴보자.

### (1) 후각신경은 특수 감각신경이다.

■ 후각 기능을 담당하여 냄새를 맡을 수 있도록 하며, 코 안의 점막에 분포하여 약 20여 개의 후각신경섬유를 이룬다.

■ 의심되는 질환은 감기, 비염, 부비동염, 편측 비감각의 비중격 질환, 후각의 일시적 또는 지속적 감소로 상기도감염, 알레르기, 안면신경 일부분이 저하되어 후각 감각에 영향을 미침, 두부외상특히 후두부, 파킨슨병, 측두엽간질, 내분비 질환의 부신에서 분비되는 스테로이드 호르몬인 코르티솔의 부족으로 인해 발생하는 질환, 갑상선 항진증으로 인해 피로감과 약해진 근육, 피부 주름, 저혈당, 저혈압, 구역질과 복통의 소화계 문제, 우울증과 불안 같은 정서적 변화가 있을 수 있다.

### (2) 시각신경은 특수 감각신경이다.

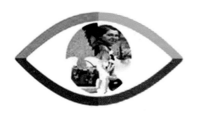 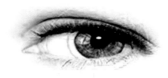

■ 시각신경 구멍을 통과하여 시각 기능을 담당하는 안구의 망막에 있는 신경절세포가 시각 인지와 빛에 대한 감각을 제어한다.

■ 의심되는 질환은 망막병증, 망막에 손상이나 변형으로 망막의 일부가 떨어져 나가는 망막 박리, 망막 색소변성증, 망막 혈관 폐쇄 등이며, 백내장, 녹내장, 시신경염, 시신경 종양으로 인한 시야 손실이 나타날 수 있다.

### (3) 동안눈돌림신경은 운동신경이다

■ 안구근육, 부교감신경에 분포되어 안구를 올리거나 내리고 안쪽으로 돌릴 수 있는 시각 중추로 동공 축소 등을 담당한다. 만일 동안신경이 파괴되면 눈이 바깥쪽으로 돌아가고 동공이 확장되고 안검하수가 나타난다.

■ 의심되는 질환으로는 안질환, 신경매독, 약물 중독, 뇌신경 이상, 안구 운동장애 증후군, 안구외상, 자율신경세포 배치의 아밀로이드증, 소뇌염, 근육병, 안에 있는 근육이나 조절 기전에 이상, 눈의 움직임이 제대로 조절되지 않아서 안구 근육 이상, 안구 운동장애, 안구 운동신경 마비 등이 올 수 있다. 뇌의 운동 제어와 관련된 신경인 안면 신경이나 외안 신경 문제, 특정 유전적 조건이나 질환으로 인해 안구의 움직임이 제대로 조절되지 않는 증후군, 안구를 직접적으로 상해를 입거나 안구 주변 조직 손상이 생긴다.

### (4) 활차도르래신경은 운동신경이다.

■ 안구를 바깥쪽과 아래로 돌리는 통로로 안구 근육에 분포되어 있다. 눈동자가 안쪽 아래 방향으로 움직이는 역할을 한다. 활차 신경이 손상되면 안구 안쪽 아래 방향으로 회전을 하였을 때 외상방으로 편위된다.

■ 의심되는 질환은 외안신경마비, 안면신경마비, 뇌졸중, 뇌종양, 유전적인 질환, 눈의 움직임을 제대로 조절할 수 없으며, 안구 주변의 근육 제어에 문제와 뇌졸중은 뇌혈관의 혈액 공급이 갑작스럽게 차단되는 상태로, 뇌신경의 기능에 영향을 미칠 수 있다. 이로 인해 눈의 움직임에 문제가 생긴다. 뇌에 종양이 형성되는 경우, 뇌신경에 압력을 가해 안구 움직임의 이상을 초래하고, 일부 유전적인 질환은 뇌신경의 이상과 안구 움직임에 문제를 일으키고, 이는 페리-로빈슨증후군 등의 유전적 질환에 해당할 수 있다.

### (5) 삼차세갈래신경은 감각과 운동의 혼합 신경이다.

■ 얼굴과 피부, 코와 입의 점막, 각막의 감각과 씹기 근육, 관자근을 지배한다.

- ■ 문제가 생기면 얼굴 감각의 이상, 씹기 근육의 근력이 약화될 수 있다. 안신경<sub>각막</sub>반사, 상악신경<sub>얼굴 감각</sub>, 하악신경<sub>운동</sub>의 위턱 치아, 위턱 잇몸, 위턱 뼈 부위 피부, 코 인두 등에 분포되어 있어 안면 촉각, 온도감각장애, 교근<sub>깨물근</sub> 이상, 각막반사 이상이 올 수 있다.

## (6) 외전<sub>갓돌림</sub>신경은 운동신경이다.

- ■ 안구의 하방과 바깥쪽으로 안구를 돌리는 운동 조절로 왼쪽 또는 오른쪽으로 움직인다.
- ■ 의심되는 질환은 외전신경마비와 안질환, 뇌에 종양이 형성, 뇌졸중, 눈의 움직임이 제대로 조절되지 않아 수직 및 가로 움직임에 문제가 생길 수 있다. 두 개의 눈이 제대로 협동하지 못하고, 시선이 일정하게 유지되지 않는 상태로 인해 외전신경에 압력을 가해 눈의 움직임에 문제, 뇌혈관의 갑작스러운 차단으로 인해 외전신경에 영향으로 눈의 움직임에 이상을 초래할 수 있다.

## (7) 안면<sub>얼굴</sub>신경은 특수 감각 기능과 운동 기능을 하는 혼합 신경이다.

- ■ 얼굴 근육의 표정근을 제어하고 얼굴의 감각을 전달한다. 혀 앞의 2/3의 미각 담당의 짠맛, 단맛을 지배한다. 누선, 타액선 분비를 증가시킨다. 부교감신경을 통해 무릎신경절을 통해 고실끈신경, 큰바위신경에 분포한다. 따라서 얼굴에 위치한 대부분의 근육을 지배한다. 얼굴, 귀, 코, 목에 분포되어 얼굴의 표정과 미소, 눈꺼풀 및 입술 움직임을 조절하는 근육 운동 담당이다.
- ■ 노화, 스트레스, 과로, 약물 오남용 등으로 인해 얼굴 근육 이환성 신경변증 같은 질환이 의심된다.

## (8) 청각<sub>속귀/내이</sub>신경은 감각신경이다.

- ■ 안뜰부의 균형 감각과 청각을 제어하여 평형을 유지하며, 일어났다 않을 때 등 머리의 위치가 올라가는 것을 파악하는 역할을 한다. 근긴장도와 자세 관련하여

달팽이부의 청각 기능, 내이소성 및 외이도성 정보 뇌로 전달 기능을 한다.

■ 의심되는 질환은 감각신경성 난청, 외상성 뇌손상, 청각신경염, 선천성 청각 신경 병증이 생길 수 있다.

### (9) 설인혀인두신경 감각 기능과 운동의 혼합 신경이다.

■ 감각 기능은 이하선의 신경 분포를 담당하는 운동신경으로 혀의 뒤 1/3 부분의 감각을 지배하여 미각을 담당하여, 촉각·압각·온각·통각 담당에 문제가 생기면 음식물을 분석하지 못하며 효과적인 삼킴이 불가능해진다. 운동 기능은 귀밑샘의 조절부교감신경 타액 분비를 하는 기능으로 삼킴과 연관되어 있다. 입안에 음식물이 들어오면 삼키기 편하기 위해서 씹어서 음식을 으깨고, 타액을 분비하여 하나의 덩어리로 만들어 주는데, 타액이 부족하면 덩어리를 만들지 못하여 삼킴 장애가 발생한다.

■ 유발할 수 있는 질병은 설인신경마비와 설인 신경통, 염증, 뇌종양과 급성 신경병증, 중독 및 약물 부작용, 혀의 움직임과 미각 변화가 온다.

### (10) 미주신경은 감각과 운동 기능의 혼합 신경이다.

■ 목동맥, 연하운동, 부교감신경계의 흉부, 복부 장기 심근의 신경 분포, 호흡후두근의 물렁입천장, 소화 계통의 내장췌장과 위장에서의 샘 분지을 지배한다.

■ 의심되는 질환은 신경근 접합부 질환, 식도질환, 종격질환, 후두질환, 핵상성장애, 뇌종양으로 이한 뇌압항진이 생길 수 있다.

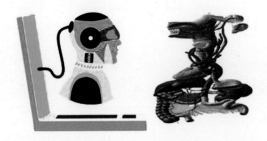

(11) 더부신경은 운동신경이다.

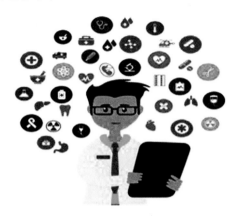

■ 인두와 후두의 운동, 어깨와 목의 운동, 흉쇄유돌근의 승모근을 지배하여 어깨 들기 같은 운동을 담당하고 미주신경과 함께 인두와 후두근의 운동 조절을 한다.

■ 의심되는 질환으로는 어깨 통증과 목 통증이 생긴다. 견갑골의 운동 이상 상태가 일어나고, 그 밖에도 얼굴 감각과 근육 조절에 이상을 초래하여 쇄골과 경추의 관절에 영향을 주는 승모근의 기능 이상이 생긴다. 얼굴 근육에 염증이 생겨 더부신경에 영향을 주는 상태로 얼굴의 한쪽이 마비되고 표정이 힘들어질 수 있다. 더부신경에 압력이 가해져 얼굴의 통증과 감각의 이상이 발생하고 얼굴의 한쪽이 통증과 얼굴 근육의 움직임에 이상으로 인한 신경통과 뇌종양이 발생할 수도 있다.

(12) 설하<sub>혀 밑</sub>신경은 운동신경이다.

혀의 운동을 지배하는 운동과 혀를 내밀어 상하좌우 운동을 하는 근력도 사정한다.

## 4. 치매의 원인과 분류

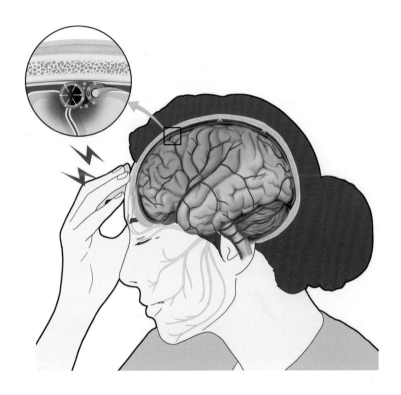

　　치매는 인구 고령화로 급증하는 퇴행성 질환으로 뇌신경 세포가 손상되어 다발성 인지 기능장애가 발생한다. 다양한 원인에 의해 발생되는 질병으로 약 70여 종류가 있다. 치매는 흔히 노년기에 발생하며 50세 이후 발생하는 초로기 치매와 65세 이후 발생하는 노년기 치매로 구분되기도 한다. 고령자에게 일어나는데 고령에 따른 뇌의 병적인 노화와 관련된 것으로, 뇌실질의 변성으로 일어나는 변성성 치매와 뇌혈관의 장애로 일어나는 뇌혈관성 치매 2종류가 있다. 다음 치매의 분류 표를 통해 치매의 원인을 살펴보면 치매의 다양한 병명을 알 수 있다.

[치매의 분류]

| 치매의 원인 | 질환 명 |
|---|---|
| 변성성 치매<br>: 뇌신경 세포의<br>　퇴행 | • 알츠하이머병<br>• 파킨슨병<br>• 헌팅턴병<br>• 행동 조절에 관여하는 줄무늬체 영역 신경세포의 소실<br>• 피크병(Pick disease 전두엽과 측두엽에 국한) |
| 뇌혈관성 치매<br>: 후천성 뇌질환<br>　(이차성 치매) | • 혈관성 치매<br>• 다발성 경화증<br>• 뇌종양<br>• 외상(경막하 혈종)<br>• 뇌수종<br>• 유전 가능한 해면양뇌증(제이곱병) |

## 1) 알츠하이머형 치매

독일 정신과 의사인 알로이스 알츠하이머Alois Alzheimer의 이름을 따서 붙인 병명으로 1906년 알츠하이머 박사는 당시로는 매우 희귀한 뇌신경질환으로 생각되는 병을 앓다가 사망한 여자의 뇌조직의 병리학적 변화를 관찰하여, 이 병에 특징적인 병리 소견들을 발견하였다. 본인이 알츠하이머병에 걸린 걸 미국 시민들에게 알림으로써 경각심을 불러일으키기도 했던 로널드 레이건도 피해 갈 수 없었던 질환이다.

주 증상으로는 언어 센터 측두엽의 사람 이름이나 물건 이름, 적절한 표현이 떠오르지 않는 가벼운 건망증이 생긴다. 기억 센터 측두엽의 심각한 기억력 저하와 함께 계산 능력 저하, 병이 진행하면서 언어의 읽고 쓰기 능력 등의 저하, 이해력 부족 장애를 가지고 오게 된다. 알츠하이머병에 걸린 환자들은 불안해 하기도 하고, 충동 조절 센터는 매우 공격적이 될 수도 있으며, 화를 많이 낸다. 방향 감각 센터의 기능 저하로 집을 나와서 길을 잃어버리고 거리를 방황할 수도 있다.

가장 흔하고 원인적 치료가 불가능하며 치매 전체의 약 절반을 차지하고 있다. 이 질병은 유전학적인 요인이 많으며 고령, 여성, 낮은 학력, 우울증 병력이나 두부 손상의 과거력 등이 병의 위험도를 높이는 요인으로 알려져 있다. 근원적인 원인은 아직 미상이며, 가족형의 경우에 염색체 우성으로 유전한다고 알려져 있다. 대뇌의 위축과 노인성 반점을 주성분으로 하는 베타 단백질이 아밀로이드 침착이 병인으로 서서히 진행된다.

### 2) 파킨슨병

하나의 매우 중요한 진행성 퇴행성 뇌질환의 하나인 파킨슨병의 환자들 중 30~40% 정도는 파킨슨병의 말기에 치매의 증상을 나타내게 된다. 파킨슨병은 몸과 팔, 다리가 굳고 동작의 어둔함, 주로 가만히 있을 때 손이 떨리는 안정 시 진전, 말이 어눌해지고 보폭이 줄고 걸음걸이가 늘어지는 등의 증상을 보이게 된다. 또 반대로 알츠하이머병 환자의 일부는 병이 진행하면서 파킨슨병의 증상을 보일 수도 있다. '나비처럼 날아서 벌처럼 쏜다'라고 했던 무하마드 알리가 파킨슨병으로 세상을 떠났다.

### 3) 헌팅턴병

퇴행성 뇌질환의 대표적 증상으로 행동학적 움직임의 이상, 인지장애를 동반한다. 단백질의 변성으로 생기는 것이 주원인으로 뇌의 특정 부위의 신경세포들이 선택적으로 파괴되어 가는 진행성 퇴행성 뇌질환의 한 가지로 사람의 몸과 마음을 모두 침범하여 증상을 나타내는 질환이다. 이 병은 젊은 사람에게서도 나타날 수 있으며, 신체의 여러 부위에서 빠르고 불규칙하며 갑작스럽게 나타나는 움직임 또는 수축이 심해지면 걷기, 말하기, 삼키기 등의 일상적인 행동을 하기 힘들다. 초기 증상은 과민성, 우울증, 무의식적 움직임의 조정 부족 학습이나 결정력에 있어서 문제가 나탄다. 병이 진행함에 따라 인성과 인지 능력에도 변화가 생긴다. 증상 발생 수 15~20년 생존한다. 헌팅턴병은 유전적 질환으로 알려져 있고, 이 치매는 이 병의 말기에 나타난다.

### 4) 피크병

1868년 체코의 정신의학자 아놀드 피크Arnold Pick, 1851~1924가 발견하여 지은 치매의 일종이다. 행동장애, 인격장애 그리고 결국은 기억장애가 나타남을 특징으로 하는 비교적 드문 뇌질환이다. 이 병은 매우 이상한 행동 양식을 보이기 때문에 종종 정신과 의사에 의해서 발견되기도 한다. 알츠하이머병과 같이 부검에 의해서만 확진할 수 있다. 단기간만 기억할 수 있고, 같은 음식을 자꾸 먹으려 하거나, 했던 말을 자꾸 반복하는 모습을 보이기도 한다. 흔히 노년층에서 주로 발견되는 알츠하이머와 달리 18~39세의 청년층이나 40~60대 중후반의 초기 노년층에게서 많이 발견된다. 뇌의 앞, 옆 부분이 위축돼 발생된다고 알려져 있으나 위축의 원인은 아직 명확하게 밝혀지지 않았다. 여성보다는 남성에게서 많이 발병되는 양상을 보이고 있으며, 우울증으로 오진하기 쉽다.

### 5) 뇌혈관성 치매

뇌혈관성 치매는 대뇌 반구의 병변에 근거하는 치매의 총칭으로 다발성 경색 치매가 전체 치매 20~30%를 차지한다. 뇌경색이나 뇌출혈·고혈압·당뇨병·지질대사 이상·심방세동 등의 기존 병력이 있거나, 우울·감각마비·수행 기능장애·빈뇨 및 요실금·운동마비·가성구마비발음 및 연하장애가 나타나고 뇌혈관성 파킨슨증에 의한 종종 걸음 등의 국소 신경 증상을 동반한다.

## 4. 치매의 병태와 증상

치료 가능한 치매의 원인에는 우울증·약물 중독·비타민 결핍·갑상선 기능 저하증·뇌수종·만성 경막하혈종·양성 뇌종양·신경매독 등이 있다. 증상을 호전시키거나 예방이 가능한 치매는 혈관이 터지거나 막히면서 생기는 혈관성 치매·만성 알코올중독·만성 간질환·신장질환으로 발생한 치매인 경우로 치료하면 증상의 개선을 볼 수 있고 예방이 가능하다. 하지만 치료 불가능한 치매도 있다.

알츠하이머병, 전두측두엽 치매 등 신경계의 퇴행성 뇌 질병들과 소에서 발생하는 광우병과 비슷한 '크로이츠펠트야곱 뇌염' 등이 있다. 알츠하이머병의 경우 최근 증상을 개선시키고 진행을 느리게 하는 약제들이 많이 개발되었으나 아직 완치는 힘들다. 이들은 시간이 지나면서 증세가 점점 나빠지고 결국은 사망하게 되며, 치매의 증상과 같은 양상을 다음과 같이 보인다.

[치매의 증상]

| 증상 | 장애 구분 | 특징 |
|---|---|---|
| 인지<br>기능<br>장애 | 기억력장애 | 단기 기억 상실 & 장기 기억 상실 |
| | 지남력장애 | 의식 장애, 낮은 지능 따위가 원인으로 시간·장소·상황·환경을 정확히 인식하는 능력 상실이 생긴다. |
| | 지구력장애 | 오랫동안 견디고 버티는 의식의 유지 능력 상실로 충분한 기능을 못한다. |
| | 언어장애 | 말을 정확하게 발음할 수 없거나 이해할 수 없는 언어 능력 상실(예: 명칭 실어증), 언어 발달 지연 등으로 인해 발음 불명료·말 더듬증과 같은 장애가 생긴다. |
| | 실인증 | 감각 기관(후각·시각·청각)은 이상이 없으면서 뇌의 손상으로 물체를 인식 못 하는 병적인 증상으로 인한 능력 상실이 된다. |
| | 실행증 | 대뇌의 특정 부위의 손상으로 운동 프로그램 짜기, 또는 감각 신경이 정상임에도 하고싶은 행위나 몸동작 따위를 취할 수 없는 장애가 생긴다. |
| | 시·공간<br>기능장애 | 눈 감각에 의해 느껴지는 공간적 지남력, 위치·원근·길이의 느낌 등이 공간적인 행동을 하는 데 종합적으로 어렵고 힘든 상황이 된다. |
| | 수행능력<br>장애 | 새로운 일에 직면하여 처리 수행하는 데 곤란을 느낀다. |
| 행동<br>장애 | 망각·환각 | 이전에 경험하거나 학습했던 사실을 잊어 버리고 파악하지 못한다. 잠깐 또는 지속적 감퇴 및 상실로 나타난다. 이때 착각하는 병적 현상이 환각으로 나타나는 증상이 생긴다. |
| | 정서장애 | 사람이 마음에 일어나는 외부의 여러 가지 자극을 느끼는 감정·이러한 기분들을 적절한 지적 능력으로 표현하지 못하고 정신 상태가 온전치 못한 이상 상태에 의한 장애가 생긴다. |
| | 행동장애 | 반복적·지속적으로 가만히 있지 못하는 행동 증상을 보인다. 다른 사람의 일상에 안정되지 않게 하는 정신질환장애가 생긴다. |

# 5. 치매(癡呆)의 동양의학적 이해

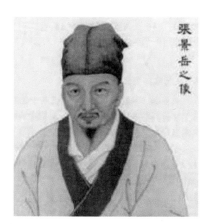

癡: 어리석을 치
呆: 어리석을 매

명대 장경악明代 張景岳의 《경악전서 잡증모景岳全書 雜證謨》의 〈전광편癲狂篇〉에 치매라는 병명으로 처음 언급되었다. 장경악은 "모든 병은 화火로 인하여 발생한다."라고 주장한 학자다. 정서의 문제로 역기逆氣가 심心에 있거나 간담이경肝膽二經의 기불정氣不淸으로 인한 것으로 보았다. 이후 여러 문헌에서 언급되며 매병呆病·건망健忘·전광癲狂·허로虛勞 등의 범주에서 다루어 행동이 느릿느릿하며 말에 갈피가 없는 정신병 전병癲病이라고 하였다. 우치愚癡·치증癡證·신매神呆 등으로 다양하게 표현된다. 이처럼 감정과 의지의 부재의 어리석을 치癡, 그 표현을 맘대로 할 수 없는 어리석을 매呆자를 더한 치매는 적어도 4,500여 년 전부터 인류사에 등장했다.

사전적으로 '치매'는 '바보나 멍청한 상태'를 뜻한다. 백치白癡 치매癡呆, 음치音癡 등에서 쓰이는 것처럼 정상의 범주를 벗어나 보통 사람과는 다르게 어딘가 능력이 부족하다는 의미로 쓰인다. 알긴 아는데 잘못 아는 거! 그래서 듣기에 덜 거북한 말로 일본에서는 '인지증認知症'으로 쓰인다.

우리나라에선 포괄적인 용어로 주요 '신경인지장애·인지저하증·인지쇠약증' 등 의학용어나 '애기병', '노유증老幼症', '노심증老心症' 등으로 대신하자는 주장도 있다. 하지만 현재 우리나라는 의학 용어라 함부로 바꾸기 어려운 실정이다. 이에 치매는 '인지흐림증' 법안 발의 중에 있기도 하다.

제I장 왜(why) 자연치유를 알아야 하는가?

제II장 질병의 이해와 자연치유 솔루션!

제III장 자연치유의 생활요법

## 1) 치매의 동양학적 원인과 증상

치매의 진단은 다른 질환처럼 문진問診으로 시작한다. 기혈氣血 순환이 안 되어 다음 표와 같은 원인에 의해 발생한다. 주 증상은 두통頭痛, 현훈眩暈 어지럼증, 수족비手足痺 손발 저림, 변비便秘, 소변실금小便失禁, 불면不眠, 오심구토惡心嘔吐 등 신체, 정신 증상이 매우 다양하게 나타나는데, 이러한 다양한 임상 증상들을 한의학에서는 변증辨證이라는 독특한 진단 체계를 통해서 접근한다.

[치매의 주요 원인]

| 분류 | 원인 |
|---|---|
| 품부 부족<br>稟賦不足 | • 심허(心虛)<br>• 신허(腎虛)<br>• 칠정상(七情傷)<br>• 담(痰)<br>• 어혈(瘀血內阻) |
| 선천지기 부족<br>先天之氣 不足 | • 수해부족(髓海不足)<br>• 비신양허(脾腎陽虛)<br>• 간신휴허(肝腎虧虛) |
| 후천적 요인<br>後天的인 精神 | • 심간화성(心肝火盛)<br>• 습담/담탁조규(濕痰/痰濁阻竅)<br>• 기울혈허(氣鬱血虛) |

**첫째, 실심전광失心癲狂이 나타난다.**

신지神志·사려思考·기억記憶이 상실되어 나타나는 대표적인 정신병으로 전癲과 광狂의 병리 변화상 연관되어 임상적으로 통상 전광癲狂이라고 하는 병칭이다. 같은 병이라도 그 증상이 양·동적陽·動的이어서 광란狂亂·흉폭兇暴한 증상을 광증이라 한다. 음적陰的이며 침정적沈靜的인 증상을 전증癲症이라 칭한다.

양방에서 말하는 정신이상과 같은 말이다. 실심전광의 대표 증상으로는 침울 상태 沈鬱狀態로 표정 냉담表情冷淡, 침묵 치매沈黙痴呆, 언어착란言語錯亂 증상과 정의다희靜 而多喜 증상이 주로 나타난다.

광증狂症은 행동하면서 화를 내는 동이다노動而多怒 증상으로 너무 감정적이거나 격한 감정으로 행동하면 문제가 생길 수 있다. 노래를 부르고 웃음을 멈추지 않는 가소불휴歌笑不休, 때리거나 욕하는 증상의 타인매인打人罵人, 옷 벗고 뛰어다니는 기의이주棄衣而走, 담을 넘어 올라다니는 유원상옥踰垣上屋 증상을 수반한다고《영추靈樞 난경難經》의 〈이십난二十難〉을 통해 설명한다.

**둘째, 건망**健忘**증이 나타난다.**

기억력이 감퇴하여 겪은 일을 쉽게 잊어버리는 병증이다.《동의보감東醫寶鑑》에서 그 이유는 대부분 심心, 신腎, 뇌수腦髓가 부족하여 발생한다고 하였다.

> 소이소아무기성자, 뇌수미만所以小兒無記性者, 腦髓未滿 하니,
> 고년무성자 하고 뇌수점공高年無記性者, 腦髓漸空 하다.
> "소아가 기억력이 없는 것은 뇌수가 아직 차지 않았기 때문이고,
> 고령자의 경우는 뇌수가 점차 비기 때문이다"라고 하였다.
> － 《의림개착醫林改錯》의 〈뇌수설腦髓說〉 －

> 이시진은 뇌腦는 원신元神의 부府라 하였고, 李時珍曰 腦爲元神之府
> 김정희는 사람의 기억력은 모두 뇌 속에 있다고 하였다. 金正希曰 人之記性皆在腦中
> － 〈이시진李時珍 · 김정희金正希〉 －

이렇게 보면 오늘날 말하는 건망은 파킨슨병이며, 혈관성 치매는 알츠하이머병, 상세불명의 치매는 신경 계통의 기타 퇴행성 질환과 뇌 손상, 뇌 기능 이상 및 신체 질환에 의한 기타 정신장애와 같다고 볼 수 있다.

## 2) 동양의학적 치매 종류

동양에서는 뇌가 침묵하기 때문에 가슴 아픈 치매, 침묵하는 치매, 욕하는 치매, 억압에서 오는 치매, 중풍 치매 등으로 분류하였다.

그중에 침묵 치매沈黙痴呆는 치매痴呆의 한 종류로서 말이 없고 조용한 상태의 치매를 말한다. 치매痴呆와 같은 병증이다. 중풍 치매中風痴呆는 정상적인 정신활동을 하던 사람이 중풍이 발생한 후 기억장애, 판단장애, 사유장애, 계산장애 등의 인지기능장애가 동반하여 나타난 것으로 오늘날 혈관성 치매에 해당한다.

## 3) 치매의 동양의학적 특징

### (1) 정기 부족精氣不足으로 인한 수해 부족髓海不足

전체적으로 기운이 없다, 머리가 어지럽다, 머리가 빠진다, 눈에 꽃이 보이거나, 시력이 저하되거나, 눈이 뻑뻑해지기도 한다. 이명이 나타나고 청력이 떨어진다. 이가 흔들리는 이목구비耳目口鼻 증상이 있다. 허리와 무릎이 시리거나 쑤시고 아프다. 가슴이 두근거리기는 증상과 잠이 잘 안 온다. 꿈을 많이 꾸고, 잠잘 때 땀이 많이 나는 증상이 동반된다. 치아가 마른다. 걷기가 힘들고, 몸이 마르면서 오는데, 몸의 정情이 부족해서 발생하는 치매다.

### (2) 비신양허脾腎陽虛

인지장애 증상과 함께 행동 심리 증상으로 인한 기억력 이상이 생긴다. 이때는 말은 흐릿하게 하거나 말을 잘 하지 않는다. 기력이 떨어져서 아랫배와 사지가 차갑다. 배에서 꾸르륵 소리가 들리며, 설사를 동반하는 치매로 비신脾腎의 양기陽氣가 부족해서 발생하는 치매다.

### (3) 어혈내조瘀血內阻

발음이 뚜렷하지 않다. 할 말을 자주 잊어 버린다. 잘 놀란다. 양쪽 눈이 흐릿하다. 피부나 혀에 반점이 생기는 경우가 많다. 행동이 기이해지는 치매로 어혈瘀血로 인한 치매다.

### (4) 습담과 탁조규濕痰·濁阻竅

음식 섭생이 부적절하여 배에 그득하게 차 있는 느낌으로 인해 음식 생각이 없는 경우가 많다. 입에 침이 많이 고인다. 지력智力이 떨어지고 감정 기복이 심하여 온종일 말이 없거나 혼잣말을 한다. 머리가 주머니로 감싼 것처럼 무거운 증상이 동반되는 치매로 담음이 음양의 길인 경락 소통을 방해하여 생긴 치매다.

### (5) 심간화성心肝火盛

기억력이 저하된다. 변이 적고 붉은색이며, 딱딱하고 마르는 경우가 많다. 눈앞이 아찔한 듯 어지럽다. 성격이 급해지고 공격적이다. 항시 불안하고, 사람들과 자주 다툰다. 입이 마르고 쓴 증상이 동반된 치매로 심간의 화기火氣가 불같이 일어나 발생하는 치매다.

위의 내용은 임상가들마다 기준이 상이해서 2014년 표준화된 변증 도구를 발표하여 결과에 따라 기허氣虛·음허陰虛·담음痰飮·화열火熱 4가지로 변증하고 임상 연구를 통하여 신뢰도를 확보하였다.

## 6. 치매의 통합적 자가 진단

치매에 대한 두려움은 환자와 보호자 모두에게 아픈 일이다. 이에 우리나라는 보건복지부https://www.nid.or.kr/support/hi_list.aspx에서 주관적 기억 감퇴 설문을 아래와 같이 실시하고 있다. 치매 종합 포털 모바일 앱에서 '치매 체크'를 할 수 있다.

1. 전화번호나 사람 이름을 기억하기 힘들다.
2. 어떤 일이 언제 일어났는지 기억하지 못할 때가 있다.
3. 며칠 전에 들었던 이야기를 잊는다.

4. 오래전부터 들었던 이야기를 잊는다.

5. 반복되는 일상생활에 변화가 생겼을 때 금방 적응하기가 힘들다.

6. 본인에게 중요한 사항을 잊을 때가 있다. 예를 들어, 배우자 생일, 결혼기념일 등

7. 다른 사람들에게 같은 이야기를 반복할 때가 있다.

8. 어떤 일을 해 놓고 잊을 때가 있다.

9. 약속을 해 놓고 잊을 때가 있다.

10. 이야기 도중 방금 자기가 무슨 이야기를 하고 있었는지를 잊을 때가 있다.

11. 약 먹는 시간을 놓치기도 한다.

12. 여러 가지 물건을 사러 갔다가 한두 가지를 빠뜨리기도 한다.

13. 가스 불을 끄는 것을 잊어버린 적이 있다. 또는 음식을 태운 적이 있다.

14. 남에게 같은 질문을 반복한다.

15. 어떤 일을 해 놓고 했는지 안 했는지 몰라 다시 확인해야 한다.

16. 물건을 두고 다니거나 또는 가지고 갈 물건을 놓고 간다.

17. 하고 싶은 말이나 표현이 금방 떠오르지 않는다.

18. 물건 이름이 금방 생각나지 않는다.

19. 개인적인 편지나 사무적인 편지를 쓰기 힘들다.

20. 갈수록 말수가 감소되는 경향이 있다.

21. 신문이나 잡지를 읽을 때 이야기 줄거리를 파악하지 못한다.

22. 책을 읽을 때 같은 문장을 여러 번 읽어야 이해가 된다.

23. 텔레비전에 나오는 이야기를 따라가기 힘들다.

24. 자주 보는 친구나 친척을 바로 알아보지 못한다.

25. 물건을 어디에 두고, 나중에 어디에 두었는지 몰라 찾게 된다.

26. 전에 가본 장소를 기억하지 못한다.

27. 길을 잃거나 헤맨 적이 있다.

28. 물건을 항상 두는 장소를 잊어버리고 엉뚱한 곳을 찾는다.

29. 계산 능력이 떨어졌다.

30. 돈 관리 시 실수가 있다.

31. 과거에 쓰던 기구 사용이 서툴러졌다.

위에 내용에 따라 치매 예방 서비스, 치매 정보 서비스, 치매 캠페인 참여하기, 실종 노인 예방 서비스, 돌봄 서비스 등이 이루어지고 있는 치매의 통합적 자가 진단을 할 수 있다.


# 7. 치매의 자연치유적 솔루션

■ **치매를 돕는 생활 약선 재료**

밥할 때 조금씩 넣거나, 식전에 미음 또는 차로 끓여 먹거나, 환 또는 가루 내서 먹기도 하며, 혹은 술에 담갔다가 먹는 걸 권한다

---

감초(甘草), 녹용(鹿茸), 맥문동(麥門冬), 오미자(五味子), 인삼(人蔘), 하수오(何首烏), 당귀(當歸), 복분자(覆盆子), 대추(待秋), 백출(白朮), 맥아(麥芽), 산사(山査), 진피(陳皮)

---

■ 치매는 다양한 원인을 가지고 있다. 따라서 채울 것인가? 비울 것인가? 뚫을 것인가? 에 따라 전기 자극술, 약실자입요법, 혈위매장요법매선, 약침요법 등은 전문가의 도움을 받는다. 그리고 일반적으로 추나요법, 괄사요법, 부항요법, 기공요법, 온열요법, 저중주파 치료, 초음파 치료 등의 다양한 방법들을 사용한 치료가 필요하다.

# 요통! 탄력 테이핑으로 해결해 보자!

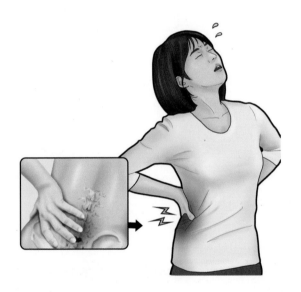

요통은 신경계, 근육, 인대, 골격계의 관절 등의 이상으로 인한 허리뿐만 아니라 다리까지 광범위하게 나타나는 증상이다. 우리 몸이 반으로 접혀지는 곳에는 콩팥이 있다. 허리는 우리 몸의 집이다. 따라서 외상을 빼곤 요통은 사람 사는 집에 사람이 무너지는 것과 같다. 뼈가 두 개면 좋겠지만 굽히고, 직립하고, 굴신의 추가 움직인다. 사람이 직립할 수 있는 힘은 뼈 주위에 있는 기운들이 설 수 있게 하기 때문이다. 요통에 대한 병명 또한 디스크, 추간판 탈출, 좌골신경, 근염으로 불리고 있어 연령에 구별 없이 다양한 통증을 호소한다.

가스로 인해 부풀어 오르고, 혈액순환이 제대로 되지 않아 체내에 조직액이 몰려

염증화되어 바늘로 찌르듯이 아프고, 터질 듯 균열이 오고, 오징어 껍질을 뜯는 것 같이 아프고, 영양 부족으로 아픈 듯 만 듯 힘들었다가, 가끔 아팠다가 말았다가, 컨디션에 따라 다양한 원인, 증상, 통증을 유발하는 것이 요통이다.

이렇게 발생되는 통증을 없애기 위해 현대의학은 수술법, 주사요법, 근육자극요법 등 여러 가지가 있다. 이런 치료 효과는 침습적이어서 환자가 아프다는 단점이 있다. 그러나 자연치유적 방안으로 테이핑요법은 비침습적이고 통증이 없다. 지속적으로 사용해도 되며, 효과가 탁월하기 때문에 정상 회복 후 올바른 자세, 균형 잡힌 식사, 규칙적인 운동, 스트레스 해소 등의 요소 또한 정상 근육을 유지하는 중요한 요소가 된다고 볼 수 있다. 그러면 어떻게 하면 좋을지 동·서양적 원리를 통하여 알아보도록 하자.

# 1. 요통의 원인

인간은 신체 구조적으로 태어나고 성장하면서 직립 자세로 활동을 하고, 동물과 다른 척추 만곡이 형성되어 있다. 특히 장시간 동일한 자세나 운동을 하게 되면 많은 에너지 소모로 인해 근육 및 인대의 피로도가 쌓이면서 기능은 약화된다. 이때 척추 변형이나 디스크의 문제, 골절은 신경을 압박하게 된다. 여성들은 임신 중에는 자연스럽게 몸의 중심이 변경되고 체중이 증가하므로 요통이 발생할 수도 있다.

기타 감염, 암, 과도한 스트레스, 자극적인 신발 착용, 체중 문제 등 다양한 다른 요인도 요통의 원인이 될 수 있다. 만약 지속적인 요통이나 심각한 증상이 나타난다면 일상에 불편함을 느끼는 허리가 아픈 증상을 통틀어 요통이라고 하는 원인을 알아보도록 하자.

## 1) 내장기성 요통

복강 내의 장기의 이상이나 후복강 내의 종양 등이 있는 경우 발생하는 요통이다. 척추에서 기인하는 것과 달리 활동 시에 통증이 악화되거나 안정하여도 통증이 감소되지 않는 것이 특징이며 병력상 타 장기의 병적인 양상을 함께 가지고 있는 경우가 다 반수다. 특히 통증 위치보다 통증이 넓게 퍼진다. 심장, 폐, 간, 담낭, 신장, 위, 췌장, 십이지장 등의 원인은 신경이나 근육과 달리 내장 기관은 통증을 식별하기 어렵다. 따라서 통증은 종종 지속적이거나 진통제로 완전히 없앨 수 없으며, 쥐고 놓아도 계속된다.

## 2) 혈관성 요통

대동맥의 동맥류나 말초혈관질환이 있을 때에도 요통이나 좌골신경통과 유사한 통증을 일으킬 수 있다. 이 경우 이완된 혈관을 따라 통증 부위 및 통증 양상의 차이가 있다. 하지만 허리를 구부리거나 무거운 물건을 들 때처럼 외력이 가해져도 요통이 악화되지 않는 것이 특징이다. 이때 하지의 간헐적 파행이 있을 수 있으며, 환자가 쉬지 않고 단지 가만히 서 있기만 하여도 통증이 호전되는 것이 특징이 있다.

## 3) 신경성 요통

중추신경 특히 신경근, 척수경막 등에 병변이나 종양에 기인한 경우를 말한다. 특히 밤에 통증이 더욱 심해지며 통증을 경감시키기 위하여 잠자리에서 일어나 걸어 다니는 경우가 흔히 있다.

## 4) 심인성 요통과 척추성 요통

실제로 요부에 기질적 병변이 없으나 정신적 불안감, 노이로제 등으로 인하여 요부에 통증을 느끼는 경우로 절망, 분노, 긴장, 우울, 불안, 초조 등의 심리적 요인이 있을 때 바르지 못한 자세로 연결되며, 유연하지 못한 활동을 하게 되어 요통이 발생하기 쉽다. 척추성 요통은 척추와 그 부속 구조물로 인해 유발되는 통증을 말하며 요통의 가장 빈번한 원인이다.

이처럼 요통의 원인이 되는 근막통증 증후군과 같은 근육과 근막질환이 생기는 내부적 요인으로는 염좌, 과상용, 염증, 스트레스, 정신적 긴장, 영양 결핍과 불균형, 규칙적인 운동 부족, 나쁜 자세, 긴장과 피로 반복적 동작, 신경 압박 등이 있다.

　외부적 요인으로는 손상된 근육은 수축과 이완에 문제가 생기고 압통점이라고 하는 통증 발생 부위를 만들게 된다. 스트레스로 인한 근육의 긴장과 피로는 근섬유를 강직시켜 혈액이나 림프액의 순환을 방해하고 외상, 수술 후 운동 제한, 찬 공기 노출 등이다. 이로 인해 본래의 근육 기능 움직임에 장해를 일으킨다. 또 운동 부족은 신진 대사를 위축시켜 근육 조직에 영양 공급을 줄임으로써 근섬유가 약해지게 된다.

## 2. 동양의학적 10종 요통

　요腰는 형태상 위로는 배려背膂 등골, 아래로는 고미尻尾 꽁지뼈, 가운데는 척추脊椎 척추와 연결되어 있다. 동양의학에서 허리는 요자 신지부腰者 腎之府라 하여 허리와 신장의 기능을 관련지어 설명한다.

　신腎은 정精을 간직하고, 정精은 수髓를 생生하며, 수髓는 골骨에 영양을 공급한다. 그러므로 신정腎精이 충족하면 골수가 충영充盈하여 풍부해지고 골수도 생장, 견실해지므로 신은 골을 주관한다고 하였다. 신장이 허리나 척추와 밀접한 관계가 있다고 하여 요통의 종류를 아래와 같이 10가지로 분류한다.

### 1) 신허 요통(腎虛腰痛)

　현대인들의 요통 증상 중 비중이 크게 차지한다. 신은 뼈를 주관하고 그 기운이 약하면 골수 생성이 원활하지 못하게 된다. 골격이 약해지고 허리와 등이 시리며 장시간 서 있기 힘들어 다리에 힘이 없어지게 된다. 그 이유는 정혈精血이 힘줄을 영양 하기에 부족하기 때문이다. 신장 기능이 약해지면 뼈와 뼈를 싸고 있는 근육이나 인대가 약해진다. 이러한 신장 기능이 손상 이유는 지나친 성생활과 허약한 체질 등으로 인해 신장 기능이 약해져서 발생하는 요통이다. 이때 소변 볼 때 불편하고 은은히 아프면서 무거운 것을 들기 힘들고 조금만 피로해도 허리가 아프다.

## 2) 담음 요통(痰飮腰痛)

체내 노폐물이 제대로 배출되지 않고 담痰이 경락의 흐름을 따라 담痰이 돌기 때문에 허리에 쌓여 발생하는 요통이다. 흔히들 '담痰 걸렸다', '담든 거 같다'라고 호소하는 통증 양상이다.

## 3) 식적 요통(食積腰痛)

평소 소화기가 약한 사람이 과식하여 허리 근육이 긴장돼서 통증을 유발하는 요통이다. 폭음, 폭식을 자주 하면 먹은 음식으로 인해 위열胃熱이 쌓이고 습열濕熱이 허한 틈을 타서 신腎에 들어가서 발생한다. 증상은 구부렸다 폈다 하기 어렵다.

## 4) 접질려서 생긴 요통(挫閃腰痛)

무거운 것을 들다가 힘에 겨워 허리를 상했거나 접질렸거나 발이 삐끗하는 경우 발생하는 통증이다. 궤 요통, 좌섬 요통이라고 한다. 척추에 가해지는 과도한 힘에 의해 추간판에 변화가 온다. 이때 불안정한 힘의 균형을 이루려고 뼈와 뼈 사이를 열결하는 결합 조직인 인대와 뼈에 골격근을 연결시켜 골격근의 장력을 뼈로 전달하는 힘줄腱 tendon이 수축, 긴장, 심하면 파열되어 통증을 유발하게 된다. 단순히 인대나 힘줄 근육이 늘어나는 경우는 염좌라 하여 통증이 허리에 국한된다. 그러나 심한 경우 척추의 운동과 충격을 완화시켜 주는 역할을 못 한다. 그리고 그 압박을 받아 허리에 통증보다 다리 쪽으로 내려가는 신경근에 이상이 생겨 다리로 방사통, 즉 좌골신경통이 나타난다.

## 5) 어혈 요통(瘀血腰痛)

타박상, 교통사고, 높은 데서 떨어지는 등으로 체내에 출혈된 피가 흡수되지 못하여 혈종이 생기거나 나쁜 피가 정체되어 발생하는 요통이다. 증상은 낮에는 덜 아프고 밤에 더한 것은 어혈 때문이다. 피가 몰리면 허리가 아프며 몸을 돌릴 때에 송곳으로 찌르는 것처럼 아프다.

## 6) 풍 요통(風腰痛)

바람에 장시간 노출되어 신경腎經을 손상시켜, 또는 감기로 인하여 아프기 때문에 허리가 왼쪽, 혹은 오른쪽이 일정한 곳이 없이 척추를 따라 아프고 두 다리가 당기면서 뻣뻣하며 아픈 요통이다.

## 7) 한 요통(寒腰痛)

찬 곳에서 자거나 외부의 차가운 기운이 몸 안으로 침입해 기혈 순환을 막으면 뼈와 근육을 손상시킬 수 있다. 이때 발생하는 요통이다. 한 요통의 증상은 몸을 잘 돌리지 못하는 경우가 많으므로 따뜻하게 해 주면 덜 아프고 통증이 감소된다. 차게 하거나 찬 곳에 가면 다시 다시 아픈 증상이 나타난다.

## 8) 습 요통(濕腰痛)

지대가 낮고 습한 곳에 오랫동안 앉아 있거나, 땅바닥에 눅눅한 곳에 그냥 누워 있을 때, 지하 같은 습한 곳에서 장시간 생활하여 발생하는 요통이다. 특히 비가 오거나 날씨가 흐린 장마철에 많아 발생한다. 이때는 허리가 돌을 매단 것처럼 무겁고 아프며 얼음처럼 차다.

## 9) 습열 요통(濕熱腰痛)

평소 기름기가 많은 음식을 먹어 체내에 습열인 노폐물이 쌓여 비만일 때 발생하는 요통이다. 배가 불룩하게 많이 나오거나 특히 임신 중에는 중력이 흔들리고 중심점 앞으로 치우쳐 등을 뒤로 젖히게 되기 때문에 허리 근육이 수축을 유발하여 습열로 인한 허리 통증이 나타난다.

## 10) 기 요통(氣腰痛)

대체로 자신의 욕망대로 되지 않아 뜻을 이루지 못하면 심혈이 왕성하지 못하여 근맥筋脈을 잘 영양 하지 못하여 기氣가 막힌다. 즉 정신적 긴장과 스트레스로 인한 심인성 요통이다. 기가 막힌 탓으로 허리가 아파서 오랫동안 서 있지 못하고 멀리 걷지 못한다.

# 3. 요통의 자연치유 솔루션

## 1) 탄력 테이핑요법

탄력 테이핑요법이란? 약물 처리가 전혀 되어 있지 않은 특별한 테이프를 피부에 부착시킴으로써 피부에 흐르는 전자기적인 흐름을 조절하거나, 피부에 부착된 탄력 테이프가 피부를 들어올려 피부와 근육 사이에 공간을 만들어 혈액과 림프액의 순환을 증가시켜 통증을 완화시키고 몸을 회복시켜 주는 자연요법이다.

근·골격계 질환에서는 혈액과 림프의 순환을 증가시켜 근육과 인대의 긴장과 흥분을 조절하고 근육을 바로 잡아 주어 통증을 완화시킨다. 내과적 질환과 관련해서는 통증 부위나 경혈에 테이핑을 함으로써 기의 순환을 좋게 하여 통증을 완화하고 염증을 줄이기도 한다. 즉 피부를 통해 근육과 내장의 기능 조절, 신체의 균형을 유지해 준다.

## 2) 테이프의 종류

테이프의 종류는 크게 비탄력 테이프와 탄력 테이프로 나눈다. 최근에는 탄력 테이핑요법이 주류를 이루고 있다. 그 이유는 인체 구조의 중심을 담당하는 근, 골격계를 효율적으로 움직이고, 연결시키고, 보호하는 기능을 하는 근육, 인대, 근막 등의 연부조직 통증을 정상적인 기능 회복을 통하여 치료하는 연부조직 테이핑까지 발전해 왔다.

탄력 테이프는 다른 일반적인 파스에 비해 통기성이 뛰어나 피부에 부작용이 적고 신축성이나 접착성도 우수하다. 가장 많이 쓰이는 테이프는 폭 2.5cm, 3.5cm, 5cm, 7cm 종류가 있다.

## 3) 테이핑 적용 시 주의할 점

① 파스처럼 통증 부위의 아무 곳에 붙이는 것이 아니라 통증이 있는 근육의 시작 부위와 끝 부위를 정확하게 찾아서 근육의 크기 및 형태에 따라 붙인다.

② 성별과 나이에 따라 근육의 길이가 다르기 때문에 먼저 붙이고자 하는 부위의 근육을 최대한 늘인 상태에서 근육의 길이에 맞게 테이프를 자른다.

③ 테이프를 붙이는 부위의 피부를 깨끗이 한다.

④ 근육을 최대한 늘인 상태에서 붙이되 테이프는 늘어나지 않은 상태에서 붙여야 한다. 테이프를 잡아당겨 붙이게 되면 땀구멍이 좁아져 피부 손상의 원인이 되기 쉽다.

⑤ 테이프에 붙어 있는 겉 종이를 미리 벗겨 낼 경우 서로 들러붙을 수 있으므로 테이프를 피부에 붙여 가면서 종이를 벗겨 낸다.

⑥ 잘 붙이고 난 후 잘 붙었는지 확인한다. 근육의 보통 상태, 즉 원래의 근육으로 돌아 왔을 때 테이프에 주름이 생기면 올바르게 붙인다.

⑦ 테이핑 후에 불편함이 느껴지면 떼어내고 다시 붙인다. 체질적으로 피부가 약한 사람은 하루 정도 붙여 보고 나서 피부가 발갛게 되면 사용을 금한다.

⑧ 테이프를 붙인 후 1~5일 정도 붙일 수 있으나 처음 붙이는 경우에는 잘 관찰해야 한다. 체질이나 부위에 따라 접착성 알러지의 정도가 다르므로 테이핑 기간이 일정하지 않다. 통증이 남아 있으면 1일 정도 지나서 테이프를 다시 붙인다.

⑨ 테이프를 붙이고 목욕을 해도 떨어지지 않으며, 목욕 후에 드라이기로 테이프를 말린다.

⑩ 심한 운동을 해야 할 경우 운동 전에 붙이면 근육이 손상을 예방할 수 있고, 접촉이 빈번한 운동의 경우 스포츠 테이핑과 병행하면 효과적이다. 운동 후에도 붙이고 있으려면 염분으로 인해 피부병이 생길 수 있으므로 샤워하고 잘 말려야 한다.

⑪ 테이프를 뗄 때는 피부를 눌러 주면서 피부의 결을 따라 떼어야 아프지 않고 피부 손상도 예방할 수 있다. 경우에 따라서 샤워 시 떼면 덜 아플 수 있다.

⑫ 의사의 진단과 치료를 대신할 수 없으므로 통증이 지속되면 적절한 전문의 진료를 꼭 받아야 한다.

## 4) 테이핑의 자연치유적 원리와 효과

테이핑 요법은 자연치유 또는 보완대체요법이다. 관절 가동 범위 진단으로 인체 근육과 유사한 수축률을 가진 탄력성과 접착력을 가진 천을 붙여, 신체의 기능을 향상시키고 급성 내지 만성적인 근·골격계와 상해에 따른 자연치유 효과를 발휘하는 비약물 치료요법이다. 이때 근육과 피부의 장력과 유사한 약 30%의 신축성을 가진 테이핑을 붙임으로써 인공 근육의 역할을 한다. 테이프의 물성을 이용한 통증 감소 및 혈류 순환 회복에 용이하다. 즉 인체의 피부, 근육, 근막, 그리고 관절에 영향을 미친다.

### (1) 피부 부양 효과가 있다.

혈액과 림프액의 순환을 좋게 한다. 테이핑 후 테이프가 피부를 들어 올림으로써 주름이 잡히고 이 피부 주름에 의해 접힌 만큼 근육 근막과 피부 사이에 간격이 벌어진다. 그 결과 국소에 고여 있던 조직액이나, 림프액과 혈액순환이 좋아진다. 따라서 부종이 현저히 많이 빠지고, 통증을 일으키는 물질들이 빠져나간다.

### (2) 피부 기능에 영향을 미친다.

테이프의 고유 수축력20~30%이 지속적인 자극을 하여 통증 차단의 효과가 좋다.

피부의 자극은 크게 3가지로 나눈다. 첫째, 기계적 수용기는 테이핑에 의한 자극을 한다. 둘째, 통각 수용기의 통증 전달을 한다. 셋째, 고유 감각 수용기의 교정요법 등에 의한 테이핑은 피부에 지속적인 기계적 자극을 주어 통증을 느끼는 것을 억제한다. 예를 들면, 아픈 부위를 지속적으로 문지르는 할머니 약손, 괄사법 등은 기계적 수용기 자극의 효과라고 볼 수 있다.

(3) 근육 기능을 바로 잡는다.

근육의 근방추 반사작용으로 인하여 약화된 근육의 정상 기능으로 회복될 수 있다. 통증이 있는 근육을 치료하지 않고 방치할 경우, 주위의 다른 근육이 대신 작용하게 됨으로 이 부담은 2차 손상이 발생할 수 있다. 따라서 괄사법이나 테이프를 붙이는 것은 근육의 기능을 바로 잡는 것 외에 2차 손상을 예방할 수 있는 효과가 있다.

(4) 관절 기능에 효과로 관절의 어긋남을 잡아 준다.

관절의 퇴행은 관절이 어긋난다. 골고루 분산되어 있는 관절의 힘이 어느 특정 부위로 역학적 스트레스를 많이 받아 연골을 마모시키고, 마모된 연골로 인한 역학적 스트레스가 또다시 가중되어 퇴행성은 악순환의 과정에 걸려 계속 진행된다. 이때 비정상적인 관절의 가동 범위 증가로 순환의 증가를 가져와 퇴행성 관절의 예방과 지연이 가능하다.

위의 원리는 상호 연관성을 가지고 있다. 근육 또는 근막의 기능적 문제는 관절 기능에 영향을 미치고, 관절 기능의 문제는 혈액과 림프액 순환에 장해를 가지고 온다. 그래서 따로따로 생각하기보다는 통합적으로 하나의 유기적인 관계로 보는 것이 좀 더 타당성이 있다.

## 5) 테이핑은 어디에 붙이나?

테이프는 피부에 붙인다. 피부는 두께가 불과 2.0~2.2mm에 지나지 않으며 인종, 연령, 부위 등에 따라 차이가 있다. 피부는 외부로부터의 피부가 정상인보다 얇으면 외부로부터의 보호 작용을 위한 습도 조절, 보호막 작용, 지각과 저장, 배설, 호흡, 체온 조절, 항원 물질의 생산, 물질대사와 조절 등 인간의 생존에 필요한 수많은 기능을 가진다. 피부 밑의 표층과 깊은 층에 대한 온도의 영향에 의해서 허리나 관절 등에 통증을 일으키는 원인이 될 수도 있다.

## 6) 통증의 기전과 자연치유 요법 테이프 붙이기

### (1) 통증의 기전

염증·부종 등이 생기면 피부 조직이 팽창되어 경직된다. 피부와 근육 사이의 공간이 좁아져 필연적으로 미세한 순환부전, 관절 움직임 시 한쪽 근육의 약화는 반대쪽 근육의 과 긴장성을 일으키고, 내압 상승 등에 의해 통증이 발생한다. 신체의 연쇄 반응을 일으켜 다른 근육도 긴장을 할 수밖에 없는데, 이로 인해 몸에도 통증이 발생한다.

### (2) 요통과 연관된 경락

경맥과 낙맥의 총칭인 경맥은 기氣·혈血이 인체 상하와 경맥에서 갈라져 나와 그물망처럼 펼쳐져 전신을 싸고 있다. 경락은 손과 발의 끝부분에 위치하고 그 작용에 따라 음陰·양陽으로 분류하여 짝을 이루며, 상생과 상극의 관계로 인체를 쉬지 않고 순환하고 있다. 동양의학은 체표의 특정 부위를 경혈經穴이라고 한다. 경혈은 질병의 진찰점이 되기도 하고 유침 시 자극적으로 활용한다.

경혈을 분류할 때는 십이경맥十二經脈과 임맥任脈, 독맥督脈에 속하는 경혈을 말한다. 경혈명의 유래는 해부, 천문, 지리의 지식과 동물·식물 명칭, 건축물, 동양의학의 임상 치료 경험 등을 포괄하여 경혈명에 붙였다.

요통과 연관된 경락은 수분과 영양대사 공급을 하는 족태양방광경의 영향을 받는다. 방광경락 배부의 수혈들은 소속 장기의 질병과 연관이 있기도 하다.

그다음은 독맥이다. 독을 모두 총괄한다는 뜻이며, 목 등의 정중선을 유주하여 인체의 전신의 양경맥을 총괄하며, 특히 외부 습기에 의해 척추신경과 근육에 영향을 미친다.

### (3) 테이핑 준비물

테이프를 붙이기 전 알코올로 손을 깨끗이 소독한다. 테이프가 천이기 때문에 일반 가위보다 코팅이 된 가위는 여러 번 커팅을 해도 끈적임이 없다. 테이핑을 하기 전에는 손을 꼭 따뜻하게 해야 한다. 맨살을 만지기 때문에 근육이 수축되지 않아야 하며 상대편을 배려한 마음이 꼭 있어야 하기 때문이다. 테이핑을 하는 장소는 시끄럽지 않고 조용하여 아래와 같은 준비물이 필요하다.

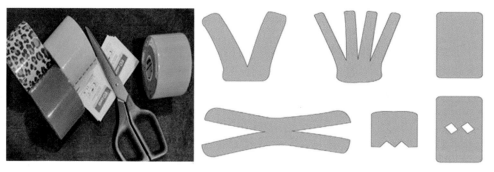

- 소독용 알코올
- 탄력 테이프폭 5cm & 7.5cm
- 끈적임 방지가 되는 코팅 가위

## (4) 여러 형태의 허리 통증에 따른 테이핑 방법

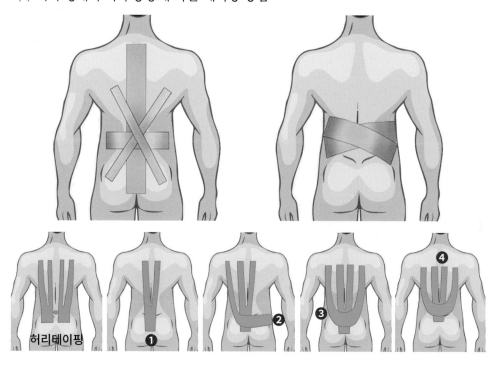

허리테이핑

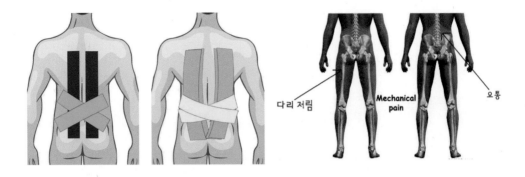

[단순히 한 부위에 통증이 있는 경우]

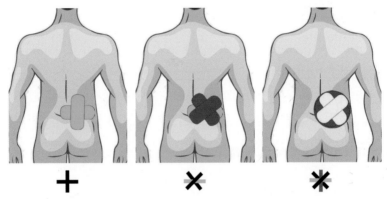

- 모서리를 둥글게 자르고 테이프의 길이는 통증 부위를 덮을 수 있는 정도로 하여 아픈 부위에 테이핑한다.

- 생리통으로 인한 요통은 통증 초기에 아래와 같이 붙이는 것이 좋다.

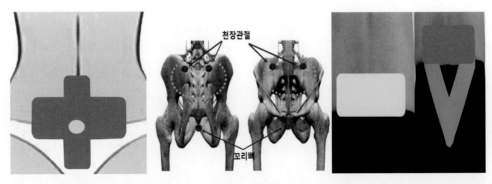

- 임맥의 관원혈 양쪽으로 가로 부분을 두텁게 하여 난소를 덮을 정도로 길게 배꼽에서 4횡지 아랫부분에 붙인다. 천장관절 허리 부위 양쪽으로 조금 들어 간 곳, 천장관절, 꼬리뼈에 붙인다.

## (5) 요통에 좋은 허리 강화 운동법

| | |
|---|---|
| | 네 발 기기 자세를 하고 등이 하늘을 향하게 둥글게 말아 주고 5~10초 버틴다. 다시 자세를 취할 시에는 배꼽을 바닥에 닿는다는 느낌으로 허리를 집어 넣는다. |
| | 편하게 누운 자세에서 허리가 땅에 닿을 수 있도록 골반을 뒤쪽으로 기울어지게 만든다. |
| | 누운 자세에서 양 무릎을 굽힌다. 발목과 무릎을 붙이고 윗몸 일으키기 하듯이 상체를 들어올린다. 그리고 상체는 30도 정도 들어올릴 수 있도록 한다. |
| | 엎드린 자세에서 양 팔꿈치를 땅에 댄 자세를 한다. 손바닥으로 땅을 밀며 상체를 뒤쪽으로 젖혀 준다. |
| | 옆으로 누운 자세에서 한쪽 팔꿈치와 아래팔을 바닥에 위치시키고 엉덩이 바깥쪽에 힘을 주어 골반을 수직으로 들어올린다 |
| | 네 발 기기 자세를 취한 후 팔과 다리의 방향이 교차하도록 들어 올린다. |

이미지 출처와 내용: 대한수기물리치료학회

## (6) 요통의 자연치유적 경영 컨설팅

### ■ 요통을 돕는 생활 약선 재료

밥할 때 조금씩 넣거나, 식전에 미음 또는 차로 끓여 먹거나, 환 또는 가루 내서 먹기도 하며, 혹은 술에 담갔다가 먹는다.

---

감초(甘草), 건강(乾薑), 계지(桂枝), 구기자(枸杞子), 당귀(當歸), 백강잠(白殭蠶, 누에), 백작약(白芍藥 함박꽃), 산수유(山茱萸), 사삼(沙蔘), 인삼(人蔘), 오미자(五味子), 오매(烏梅), 숙지황(熟地黃), 백출(白朮), 도라지, 우슬, 대추

---

■ 요통은 사람이 직립 보행을 하기 때문에 어쩔 수 없이 발생하는 숙명적인 질환이라고 볼 수 있다. 남녀 구별 없이 요통을 경험하는 요통의 근본 치료법은 명확하지 않고 자연치유적으로는 주로 보존적인 방법으로 치료하고 있다.

■ 동양의 침술요법은 일종의 자극요법으로 자극 부위인 경혈의 자극 방법인 침, 뜸, 부항, 레이저, 전침, 추나에 따라 효과를 발휘하게 된다. 그러므로 요통은 급성인지, 만성인지, 부위에 따라 자연요법이 필요하다.

■ 전기 자극술, 약실자입요법, 혈위매장요법매선, 약침요법 등은 전문가의 도움을 받아야 한다. 그리고 일반적으로 할 수 있는 추나요법, 괄사요법, 부항요법, 기공요법, 온열요법, 저중주파 치료, 초음파 치료 등의 다양한 방법들을 사용한 치료와 꾸준하게 허리를 강화하는 운동이 필요하다.

PART

**05**

365일 자연치유(Nature Therapy for 365 Days)

## 당뇨(糖尿 · 消渴)!
# 맨발로 땅 에너지를 만나 볼까요!

# 1. 당뇨병의 개념과 분류

당뇨병을 명확히 정의하기는 매우 어렵다. 그러나 WHO의 정의에 따르면 당뇨병이란, 만성 고혈당 상태인 혈중 포도당 농도의 과잉 상태로서 그 원인에는 다수의 환경 인자 및 그들의 복합 인자가 있다. 고혈당은 췌장의 랑게한스섬췌도에서 분비하는 인슐린의 양적으로 부족하거나 또는 인슐린과 길항 작용이 있는 호르몬의 과잉에서 기인한다고 추정된다. 이 불균형에 의해 당질, 단백질, 지질대사 이상이 야기된다. 그 중대한 결과로서 당뇨병에 특징적인 여러 증상, 케톤산증당뇨병성 혼수, 신장, 망막의 혈관 병변, 말초신경장애, 고도의 동맥경화증이 초래되어 복합적이 대사성 질환으로 아래 표와 같이 1형과 2형으로 나눈다.

[당뇨병의 췌장질환에 의한 분류]

| 구분 | 제1형 당뇨<br>(Type 1 diabetes mellitus) | 제2형 당뇨<br>(Type 2 diabetes mellitus) |
|---|---|---|
| 원인 | 세균이나 바이러스 등에 의한 감염, 독성물질 등의 절대적 인슐린 부족으로 자가면역과 특발성이 원인이다. | 유전·연령·환경적 요인 |

| 특징 | 췌도의 β-세포 기능 상실과 이에 따른 인슐린 결핍을 보인다. | 인슐린은 분비된다. 그러나 인슐린 저항성 증가, 부적절한 인슐린 분비, 포도당 생산의 증가 등에 의해 인슐린 분비량이 상대적으로 부족하거나 인슐린의 작용이 원활하지 않을 때 |
| --- | --- | --- |
| 발병 시기 | 소아기, 청소년기, 젊은 성인층 (30세 이전) | 주로 40세 이후 |
| 발병률 | 전체 당뇨병 환자의 5~10%를 차지한다. | 전체 당뇨병 환자의 90~95% 직계가족(부모, 형제자매)에 당뇨병이 있는 경우, 공복혈당장애·내당장애의 과거력, 고혈압 (140/90mmHg 이상 또는 약제 복용)이나 심혈관질환인 뇌졸중이나 관상동맥질환 등이 있을 경우와 과체중 |

## 2. 기타 형태의 당뇨병 분류

### 1) 원인과 발병률

췌도의 β-세포의 유전적 기능 이상, 인슐린 작용의 유전적 결함, 췌장의 분비 기능장애, 내분비질환, 약재나 화학물질, 감염증 등과 같이 특정 상태나 증후군에 관련되어 증상이 나타난다. 특히 내분비질환은 인슐린 작용에 길항하여 혈당 상승 작용이 있는 호르몬이 높은 수치를 나타내는 질환인 당뇨병을 일으킨다.

원인은 말단비대증으로 성장호르몬의 분비 항진, 갑상선 기능 항진 등으로 갑상선 호르몬이 과다 분비되며, 쿠싱증후군코르티솔의 분비 항진, 원발성 알도스테론증으로 알도스테론의 분비 항진, 갈색세포증의 크롬친화 세포증과 카데콜아민의 분비 항진 등이 있다. 그 밖에 약재나 화학물질은 인슐린 작용을 감소시키는 부신피질 스테로이드제, 피임약과 인슐린 분비를 억제하는 디아족사이드diazoxide, 페니토인phenytoin과 저칼륨 혈증에 의한 타아지드thiazide계 푸로세미드furosemide 이뇨제 등이 있다. 그에 따른 발병률은 전체 당뇨병 환자의 1~2% 정도이다.

## 2) 임신성 당뇨병(Gestational Diabetes Mellitus, GDM)

인슐린 저항성이 시작되는 임신 24~28주 사이에 검사를 시행하여 발견되거나 생긴 내당능 이상을 일으킨다. 이때의 내당능장애란, WHO의 진단 기준으로 당뇨병과 정상의 중간에 들어가는 장애의 총칭으로, 내당능장애에서 2형 당뇨병으로 이행되는 경우는 매년 1~5% 정도로 그다지 많지는 않다. 흔히 틀리기 쉬운 것은 당뇨병 환자가 임신한 경우인데, 이 경우에는 임신 당뇨병이라 부르지 않으므로 주의해야 한다. 당뇨병이 아닌 여성이 임신 중에 내당능이 저하되거나 당뇨병이 되는 것을 임신 당뇨라고 한다. 임신 당뇨병을 특별하게 취급하는 이유는 출산 후 5~10년 이내에 당뇨병으로 이행될 위험성이 크기 때문이다. 임신 중 인슐린 저항성에 의한 포도당 내성 저하로 발생하여 유병률이 1.7~25.4%이지만, 임신 중에 조심하여야 한다.

# 3. 당뇨병의 원인과 증상

## 1) 당뇨병 발생에 영향을 미치는 환경적 요인

① 연령

나이가 들면서 점차적으로 당내응력이 감소하고, 인슐린 분비량도 감소한다.

② 비만

지방조직 증가로 인한 인슐린 저항성이 커진다.

③ 스트레스

육체적·정신적 스트레스는 내당능을 감소시킨다.

④ **약물 복용**이뇨제, 스테로이드, 피임약, 소염진통제

⑤ 기타

• 감염증, 호르몬 분비 이상 질환, 외과적 수술과 췌장 외분비 질환 등이 있다.

[제1형 당뇨와 제2형 당뇨의 흐름]

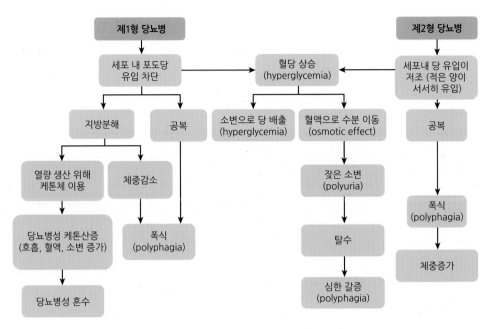

[인슐린 부족의 당뇨]

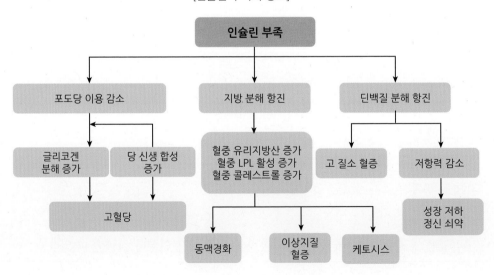

[당뇨병의 합병증]

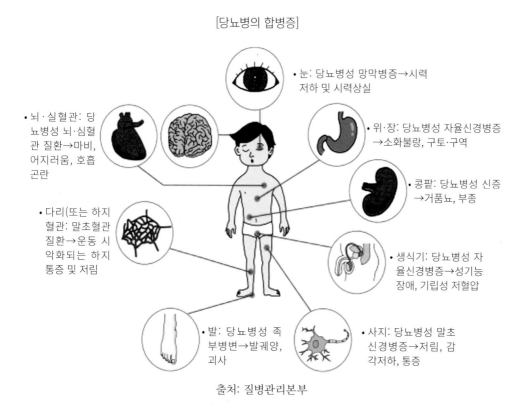

• 눈: 당뇨병성 망막병증→시력 저하 및 시력상실

• 뇌·실혈관: 당뇨병성 뇌·심혈관 질환→마비, 어지러움, 호흡곤란

• 위·장: 당뇨병성 자율신경병증 →소화불량, 구토·구역

• 콩팥: 당뇨병성 신증 →거품뇨, 부종

• 다리(또는 하지혈관: 말초혈관 질환→운동 시 악화되는 하지 통증 및 저림

• 생식기: 당뇨병성 자율신경병증→성기능 장애, 기립성 저혈압

• 발: 당뇨병성 족부병변→발궤양, 괴사

• 사지: 당뇨병성 말초신경병증→저림, 감각저하, 통증

출처: 질병관리본부

# 4. 동양적 이해 소갈(消渴)

'소갈消渴은 왜 생기는가?'라고 물으면 당뇨병을 소갈消渴이라고 한다. 소消란, '태운다燒'는 뜻으로 열기가 몸 안의 진액이 되는 음식을 잘 태우고, 오줌으로 잘 나가도록 하는 것을 뜻한다. 갈渴이란, '자주 갈증이 난다'는 뜻이다. 특히 살찐 사람에게서 잘 나타나는데 살찐 사람이 즐겨 먹는 기름진 음식은 양기의 발산을 막아 몸 안에 열이 쌓이므로 소갈이 된다. 마른 사람도 소갈이 생기는데, 소갈 원인은 신수腎水의 부족으로 인한 오장육부의 위·대장·심장·폐·신의 복합적인 문제를 안고 있다.

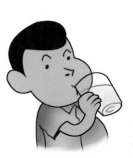

• 우와~목말라

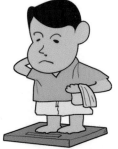

• 체중 감소 저절로
  다이어트

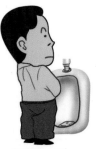

• 오줌보 고장

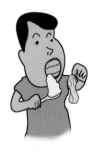

• 뭐든 맛있어

■ **음식을 자주 먹는다는 것은 장위腸胃와 관련된다.**

《내경》에서는 '2양二陽이 맺히면 소갈이 생긴다'라고 말한다. 여기서 2양二陽이
란? 수양명대장경手陽明大腸經과 족양명위경足陽明胃經 등 대장과 위가 관장하는 경
맥을 말하는데, 위에 인용한 말은 이 두 경맥에 열熱이 몰려서 소갈이 생겨남을
뜻한다. 장과 위에 열이 있으면 음식이 금방 소화되어 빨리 배가 고파지므로 많이
먹게 된다.

■ **오줌尿을 잘 누는 것은 폐肺와 관련이 있다.**

원래 폐는 기氣를 간직하는데, 폐肺가 상하면 기가 의지할 데가 없어지기 때문에
오줌이 마신 물보다 곱절로 나오게 된다. 심장에 있던 한사寒邪가 폐로 가면 폐소
肺消가 생긴다. 이는 마신 물보다 오줌을 갑절로 누는 것을 말한다.

■ **물水은 몹시 갈증이 난다는 점에서 심장의 열과 관련된 것으로 본다.**

원래 진액 가운데 정미한 것은 근골과 혈맥을 보양하고, 그 나머지가 오줌이 된다.
그런데 폐가 병들어 기가 진액을 걷어 들이지 못하면 진액의 정미한 부분까지 오
줌과 함께 나간다. 물 한 되를 마시면 갑절의 오줌이 나오고 그 오줌도 기름처럼 나
오는 것이다.

# 5. 소갈(消渴) 증상과 원인

소갈은 증상과 원인에 따라 소갈상소, 소중, 소신, 강중, 주갈, 충갈 등으로 나눈다.

## 1) 소갈(상소 上消)

위로 올라오는 열기를 심장이 허한 상태에서 받으면 심화心火가 흩어지는 것을 수렴하지 못해서 가슴속이 번조煩燥하고 혀와 입술이 붉어진다. 이런 사람은 늘 목이 말라 물을 많이 마시고 오줌을 자주 누지만 그 양은 적다. 이런 병은 상초上焦에 속하며 소갈消渴·상소上消·격소膈消·심소心消라고도 한다. 상소는 열기가 위로 올라가서 가슴이 답답하고 입술이 붉어지며, 목이 말라 물을 많이 마시고 소변을 자주 보는데 양은 적다. 음식은 질병을 앓기 전과 동일한 양을 먹고 대변도 정상으로 보는 경우가 많다. 이는 위부胃腑의 열이 심폐心肺를 훈증熏蒸해 폐음肺陰의 진액이 손상되어 생긴 것이라고 볼 수 있다.

## 2) 소중(중소 中消)

중초中焦에 몰린 열을 비장脾臟이 허한 상태에서 받으면 잠복되어 있던 양기가 위를 데우기 때문에 음식이 빨리 소화되어 금방 배가 고파진다. 그래서 음식을 평소보다 곱절을 먹게 되지만 살은 찌지 않는다.

갈증은 심하지 않으나 답답하며 목이 마르면서 오줌을 자주 누는데, 오줌 맛이 달고 색이 누렇다. 이런 병은 중초中焦에 속하는데 중소中消·소중消中·소비消脾·위소胃消라 한다.

## 3) 소신(하소 下消)

하초下焦에 잠복된 열을 신장이 허한 상태로 받게 되면 다리와 무릎이 여위어 가늘어지고 뼈마디가 시고 아프며, 정액이 소모되며 골수가 허해지며 몸이 여위고, 물이 당기지만 물을 많이 마시지는 않는다. 물을 마시는 즉시 오줌으로 나오는데 양이 많고 뿌옇다. 이런 병은 하초에 속하는데 소신消腎이라 한다.

소신은 광물성 약재를 너무 많이 먹어 진기가 소모되고 색욕 과도와 심화 불교心火 不交로 신수腎水가 하설下泄되고 심화가 상염上炎되어 일어난다. 신음腎陰의 휴손虧損 과 비脾의 운화 작용 실조와 관계가 깊어 약 기운이 머물러 있기 때문에 생긴다. 신소 腎消·소신消腎·신탁腎濁이라고 한다.

### 4) 강중(强中)·주갈(酒渴)·충갈(蟲渴)

이와는 별도로 음경이 늘 세게 발기되고 성생활을 하지 않아도 정액이 절로 나오는 경우가 있는데 이를 강중强中이라 한다. 술을 즐겨 마셔서 열이 몰려 진액이 줄어들기 때문에 생기는 주갈酒渴과 장부에 생긴 충이 진액을 소모시켜 생긴 소갈消渴·충갈蟲 渴이 있다.

위의 병세로 보아 소갈이 가장 가볍고, 소중은 조금 중하고, 소신은 몹시 중한데 강 중이 생기면 위험하다고 한다.

## 6. 소갈병 환자의 오줌이 단 이유와 합병증

음식이 잘 소화되지 못하고 그대로 오줌으로 빠져나가기 때문이라고 본다. 원래 음 식은 단맛을 지니고 있다. 이 단것은 방광으로 흘러가며, 방광에서 신장의 더운 기운 을 받아서 정기精氣, 피와 살, 오줌이 된다. 이 작용이 순조로울 때 정기는 골수로 들어 가고, 나머지는 피와 살이 되며, 그 나머지가 오줌이 된다. 하지만 소갈 때문에 신장의 기운이 허하고 냉하게 되면, 곡기를 제대로 기화氣化시키지 못해 모두 오줌으로 흘러 나가게 된다. 그렇기 때문에 소변에 단맛이 나며 아래와 같은 합병증이 생긴다.

1) **소갈이 있을 때 잘 먹으면 뇌저**腦疽, 목둘레에 생기는 큰 부스럼나 등창등에 나는 큰 여드름 종기이 생기고, 잘 먹지 못하면 창만脹滿, 배가 그득한 증상이 생긴다. 모두 치료하기가 어렵다.

### 2) 옹저癰疽 악성종기의 통칭가 잘 생긴다.

화의 사기[火邪]가 성하여 살에 머물러 있기 때문이다. 《동의보감》에서는 이 과정을 다음과 같이 기술한다. 속에 열이 있으면 오줌이 잘 나오고, 오줌이 잘 나오면 진액이 줄어든다. 진액이 줄면 경락이 막히고, 경락이 막히면 영위營衛가 잘 돌지 못한다. 영위가 잘 돌지 못하면 열기가 머물러 옹저가 생긴다. 이때 생긴 옹저는 몹시 아프며 터지지 않고 때로는 벌건 진물이 나온다.

옹저가 심해지면 죽을 수도 있으므로 소갈에 걸리면 무엇보다도 옹저 발생을 예방해야 한다. 또 합병증인 창만이 생기는 이유로 "빨리 치료하기 위해 성질이 찬 약을 쓰다가 위가 상하고, 그것이 오래되면 물기가 스며 나와 살로 넘쳐나기 때문"이라고 말한다.

### 3) 소갈의 또 다른 합병증으로 양쪽 눈이 머는 증상도 있다.

대개 동의학에서 말하는 하나의 병증은 포괄적인 경우가 많아 동양학적 개념의 병증이 서양의학의 특정한 질병과 정확하게 일치하는 경우가 많지는 않다. 그러나 소갈의 경우는 서양의학에서 말하는 당뇨병과 정확하게 일치한다고 볼 수 있다.

소갈의 "소消는 소燒와 통하는 말로 진액이 소진되어 생기는 병임을 말하고, 갈渴은 갈증이 있음"을 말한다. 흔히 당뇨병의 세 가지 주요 증상으로 많이 먹고, 많이 마시고, 소변을 많이 보는 것을 드는데, 소갈은 이 세 가지 증상을 모두 갖고 있다.

현대의학에서 당뇨병을 유전적인 요인으로 설명하기도 하지만, 과잉 영양을 중요한 원인으로 보는 점에서 한의학과 일치한다. 또 당뇨병이란 이름에서 볼 수 있는 것처럼 오줌이 달다거나 조직의 괴사, 망막염으로 인한 시력의 소실 등 당뇨병의 합병증을 비롯하여 당뇨병에 관련된 거의 모든 내용들이 《동의보감》에는 놀라울 정도로 자세하게 기술되어 있다.

# 7. 당뇨병 치유를 위한 자연치유 솔루션!

당뇨병의 치료 목표는 당뇨병 환자가 건강한 사람과 똑같이 활동적인 사회생활을 오랫동안 지속할 수 있는 것이다. 그 원칙 안에는 자연치유적 생활로 대사 상태를 정상화하여 당뇨성 혼수, 저혈당, 감염 등으로부터 환자를 보호해야 한다. 이것을 실현시키기 위해서는 당뇨병에 대한 환자에 대한 이해를 위한 친구와 가족, 동료 등의 주변인 등을 포함한 그 목표를 달성하기 위해서는 먼저 치료 그 자체가 일상생활에 장애가 되지 않아야 한다. 즉 입원하지 않는 것을 원칙으로 하고, 만일 인슐린 주사가 필요한 경우에는 자기가 직접 주사하는 것을 원칙으로 한다. 동시에 장기간에 걸쳐 발생하는 각종 혈관장애에 의한 합병증을 예방할 수 있어야 한다. 물론 그에 따른 사회적인 지원도 필요하다. 무엇보다 환자를 위해서 치료 도중 좌절하지 않도록 하는 배려는 환자가 공포심을 갖지 않도록 해야 한다. 그리고 환자 자신도 올바른 지식을 갖고 혈당치의 조절을 하도록 해야 한다.

그 구체적 치료법은 동양학적 자연 재료 내지는 식사요법, 운동요법, 약물요법을 통해 당뇨병 그 자체의 치료보다도 신부전콩팥 기능의 상실, 망막박리에 대한 자연치유적 예방을 하도록 해야 한다.

## ■ 당뇨을 돕는 생활 약선 재료

밥할 때 조금씩 넣거나, 식전에 미음 또는 차로 끓여 먹거나, 환 또는 가루 내서 먹기도 하며, 혹은 술에 담갔다가 먹는다.

---

황기(黃芪), 갈근(칡), 금은화(인동초), 오미자(五味子), 녹두, 산수유(山茱萸), 참대나무잎, 뽕나무 가지 껍질이나 잎, 홍시, 배, 우렁이, 찹쌀, 배추, 갱미(粳米), 건강(乾薑), 교이(餃飴), 구기자(枸杞子) 당귀(當歸), 대추, 맥문동(麥門冬), 산약(山藥), 연자육(蓮子肉), 인삼(人蔘)

---

## ■ 당뇨 식사요법의 기본 원칙

매일 일정한 시간에 규칙적으로 적절한 양의 열량을 섭취한다. 설탕이나 꿀 등 단순당은 농축된 열량원이기도 하고, 식이섬유는 혈당과 지질의 농도를 낮추므로 적절히 섭취한다.

지방은 적정량 섭취하고 동물성 지방과 콜레스테롤은 심혈관계 위험을 증가시킬 수 있으므로 섭취를 가급적 제한한다. 소금 섭취는 혈압을 상승시킬 수 있으므로 싱겁게 먹는 습관을 갖도록 한다. 술은 영양소는 함유되어 있지 않으면서 열량만 많이 내므로 가급적 피하는 것이 좋다. 소화 흡수가 빨라 혈당 상승을 촉진하므로 섭취에 주의한다.

위와 같은 원칙으로 우선으로 칼로리, 영양 균형, 체중 유지를 통해 합병증의 발병과 진행을 방지하는 데 있다. 낮과 밤으로 본다면 좋은 음식을 항상 배부르게 오곡이 성질이 아무리 담淡 하여도 성인은 이미 발생된 환자를 치료하는 것이 아니라 병이 나기 전에 다스리고, 병이 이미 난 다음에 약을 사용하거나 세상이 어지러운 다음에 갈증이 난 다음에 우물을 파고, 다툼이 있은 후에 무기를 만드는 것과 같으니 이미 늦은 것이다.

먹으면 양陽만 있고 음陰이 없으며, 보약으로 항상 보하면 낮만 있고 밤이 없는 것과 같다. 따라서 평소 늘 배부르게 먹으면 해가 된다. 세상이 어지러운 다음에 치료하는 것이 아니라 어지럽기 전에 다스리는 것이다. 다스리는 것은 갈증이 난 다음에 약을 사용하거나 세상이 어지러운 다음에 다스리는 것이다.

## ■ 당뇨의 운동요법

운동요법을 실시하는 경우에는 식사요법과 함께 2~3가지 주의할 점이 있다. 마른 사람이나 인슐린. 경구 혈당강하제를 복용 중인 환자가 운동요법을 실시할 때에는 특히 저혈당을 일으킬 위험성이 있을 때는 자주 여러 번 섭취해야 한다. 비만인 경우에는 운동을 했다고 해서 식사량을 늘린다면 아무런 의미가 없어지므로 원칙적으로는 운동량에 따라 섭치량도 늘리지 않는다. 칼로리를 늘려야 하는데 주로 탄수화물을 통해 보충해 주어야 한다.

■ 소갈消渴의 자연요법 솔루션! 맨발 걷기를 생활화해 보자!

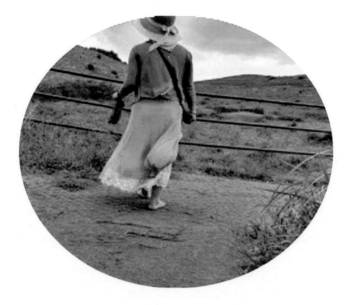

## 1) 균형을 유지하는 발 이해

맨발 걷기는 땅 에너지를 이용한 자연치유이다. 워렌그로스맨Warren Grossman이라는 심리학자가 1987년에 기생충 감염으로 사망 선고를 받고 땅 에너지를 이용한 방법을 통하여 고안하였다. 인간이 살고 있는 땅·공기·물·식물에는 자연 에너지가 있으며, 자연 에너지는 인간과 만나 공명을 일으켜서 기적적으로 살아난 이야기가 세상에 알려졌다.

인체는 약 260개의 뼈로 구성되어 있고, 66개의 관절, 40개의 근육과 82개의 인대로 이루어져 있다. 수많은 관절과 인대·신경·모세혈관과 자율신경이 집중적으로 분포되어 섬세하게 조화를 이룬 인체의 주춧돌이다. 그중 25%에 해당하는 52개의 뼈가 양발에 형성되어 있다. 특히 발의 신경이 좌골신경 주축이고, 발밑의 족저정맥망이 연결되어 있고 발밑으로 근막이 두텁게 형성되어 있다. 체중의 고관절과 무릎을 통하여 관절에 전해지기 때문에 발의 크기, 넓이에 의해 건강도 알 수 있다.

인체 노폐물의 종착역은 발이고 특히 발가락은 인체의 최말단이다. 심장에서 가장 먼 곳이기 때문에 생체 에너지의 흐름이나 혈액의 순환에서 탁기濁氣와 탁혈濁血은 자기 중력으로도 가장 낮은 곳인 발가락 끝에 열熱 손실 또한 가장 많은 곳이다. 또한, 기혈氣血의 울혈鬱血 가능성이 많은 말초혈관으로 구성되어 있어서, 모였다가 전기작용에 의해 다시 흩어져서 순환하게 된다.

이때 전압과 전류가 낮아서 전기 작용이 원활하지 않으면 울혈鬱血 상태가 가중되고, 그렇게 되면 해당 기관에 병증이 발생한다. 발바닥은 많은 미세한 근육과 림프관을 포함하고 있으며, 신발을 신으면 이러한 근육과 림프관이 활동하기가 힘들기 때문에 맨발이 좋다.

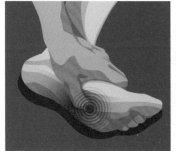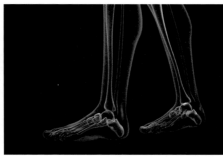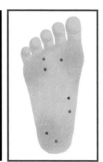

발은 6개의 경락이 연결되어 있다. 적당한 자극을 해 준다면, 엄지발가락의 비장과 간경락, 두 번째 발가락의 위장 경락, 세 번째는 발바닥의 중앙에는 생명의 원천이라는 신장 경락인 용천혈이 있다. 네 번째는 발가락에 쓸개 경락, 다섯 번째 방광 경락이 유기적으로 연결되어 있어 맨발로 걸음으로써 경혈 자극을 할 수 있다.

머리로 연결된 위장·쓸개·방광 경락은 중풍, 치매, 건망증 예방에 도움이 된다. 걸을 때 뒷꿈치의 자극은 발 반사론에 의해 생리불순이나 생리통 해소에도 많은 도움이 된다. 특히 걸을 때 중력을 잡아 주기 때문에 요통, 시공간적 제약 없이 유산소운동을 통한 다이어트, 신진대사장애에 효과가 있다고 할 수 있다. 그 때문에 다양한 스트레스로 인해 생기는 열熱의 문제를 해결하여 당뇨를 예방할 수 있어 가성비가 좋은 운동이기도 하다.

"좋은 약을 먹는 것보다 좋은 음식이 낫고, 음식을 먹는 것보다 걷기가 더 낫다."라는 말이 있다. 따라서 걷기를 위한 발은 체중을 지지하고, 지면에 대한 적응 및 신체의 무게 중심 이동에 반응하여 발과 하지는 걸을 때 피를 심장 쪽으로 올려주는 작용을 하는 제2의 심장이라고도 한다.

몸을 이동시키는 데 필요한 추진력과 진행 방향을 제공한다. 그로 인해 발생되는 물리적 충격을 흡수한다. 균형을 유지하는 등 많은 기능을 담당하는 동시에 발 자체의 안정성을 유지하는 역할도 수행한다.

### 2) 맨발 걷기의 이론적 배경은 접지 이론에서 연결된다.

맨발로 땅을 밟는 행위Barefoot Running Theory는 우리를 자연과의 진정한 연결 상태로 되돌리는 과정을 상징한다. 이는 '지구earth'의 원자로부터 파생된 단어로, 현대 사회의 대부분은 절연 물질로 둘러싸인 환경에서 생활하며 자연과 직접적인 접촉을 잃어가고 있다. 그렇기 때문에 '어싱Earthing'이라고 불리는 맨발 걷기는 우리가 신발을 신고 다닐 때와는 다른, 자연과 깊은 연결을 경험할 수 있는 특별한 감각을 선사한다.

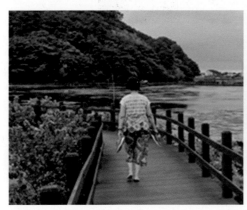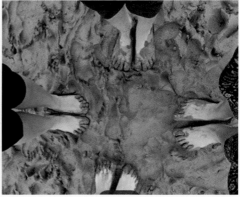

연결을 의미하는 말로 발바닥의 신경 말단이 풍부하게 분포되어 있는 발을 활성화하여 웰빙을 증진하기 위해 발로 맨땅을 접한다. 그리고 자연적인 진동을 느끼는 자연과의 관계 향상을 하는 하나의 순환 리듬에 맞춰 호르몬 분비를 유도한다. 몸 끝에서 생각을 느끼는 나와의 대화이며 낮은 곳에서 되살아 나는 협력적 실행이다.

지구의 표면은 미세한 진동 주파수로 가득 차 있지만, 대다수 사람은 이 현상을 무의식적으로 경험하거나 인지하지 않는다. 바로 우리 발 밑에는 모래·흙 그리고 풀과 같은 자연의 음陰 에너지 파장이 흘러가고 있다. 우리 몸속의 에너지 파장은 마치 심장의 신경세포의 비주얼 익스프레션expression처럼 조용하게 춤을 추고 있다. 그런데 우리가 신발을 신을 때, 그것이 합성 재료로 만들어진 부도체로 인해 심장의 음과 춤을 추는 에너지가 어렵게 흘러가게 된다.

이러한 흥미로운 시각으로 본다면, 우리의 발밑은 마치 미지의 에너지 춤 장으로 볼 수 있다. 지구의 자연 에너지와 우리 몸의 에너지 파장이 조화롭게 어우러지지 않을 때, 우리의 신발은 그 에너지의 흐름을 어렵게 만드는 장애물이 된다.

우리 몸이 활동할 경우 몸에 생기는 활성산소를 제어하기 위해 항산화제 섭취보다 효과가 있다는 연구 결과 배경에는 우리가 신는 신발이 '인체의 축소판'이라고 하는 발에 강한 전기 작용으로 기혈을 뚫는 것을 막기 때문일 거라 생각된다.

신발이 인간의 발을 지나치게 지지하고 감싸고 있어서 발의 구조와 움직임을 저해하며, 발바닥에 가해지는 부담과 충격이 크게 증가한다. 하지만 아직까지는 많은 연구가 없다.

신발을 신을 때에는 발바닥 근육들이 덜 사용되기 때문에 보조 근육들이 약화될 수 있다. 맨발 걷기 이론은 일부 사람들에게는 건강과 운동 효과를 제공할 수 있지만, 모든 자연치유가 그렇듯이 무조건 모든 사람에게 적용되는 것은 아니다. 운동 경험과 발바닥 강도, 발목 안정성, 개인의 신체적인 특성과 조건에 따라 맨발 걷기의 적합성이 달라질 수 있다.

따라서 맨발 걷기는 우리 몸과 지구의 자연 에너지 사이의 조화를 찾는 것으로, 우리 몸이 진정한 공명을 이루며 건강을 유지하는 과정이다. 이것은 몸속의 활성산소와 염증을 줄여 주는 동시에, 숙면을 촉진하고 몸의 조직을 재생시키며 상처를 빠르게 치유하는 데 도움이 될 수 있다.

다른 운동 방법도 효과적일 수 있지만, 맨발로 걷는 것은 과학적 근거에 기반한 중요한 방법 중 하나이다. 그러나 주의가 필요하며, 개인의 신체 상태와 필요에 따라 신중한 접근이 필요하다. 맨발로 걷기를 통해 우리 몸과 자연을 하나로 묶는 이 특별한 연결을 탐험하면, 건강과 웰빙을 더욱 높일 수 있을 것이다.

당뇨 환자가 맨발 걷기를 실천하고자 한다면, 천천히 적응하고 발바닥 강화를 위한 운동을 추가하는 것도 중요하다. 특히 경사진 지형이나 날카로운 물체가 있는 환경에서는 조심해야 한다. 개인적인 건강 상태와 목표도 고려해야 한다. 최종적으로 당뇨병이 있는 분들은 필자가 맨발 걷기를 추천하더라도 개인적인 생각이므로, 실천하기 전에 의료 전문가와 상담하여 자신의 건강 상태를 확인하고 조언을 받는 것도 좋다. 다만 의학적인 치료나 진단을 대체할 수는 없으므로 보조요법으로 활용하는 것이 좋다는 것을 일러둔다.

# PART 06

365일 자연치유(Nature Therapy for 365 Days)

## 탈모! 장부 경영·체질 경영을 해 보자!

모발은 인간의 피부 어디에서나 발견되며, 건강한 모발은 우리의 외적 매력과 이미지에도 크게 좌우한다. 모발은 피부와 밀접한 관련이 있고, 특히 두피의 변화가 정상적인 모발의 자리에서 벗어나면 우리의 삶의 질에도 영향을 미친다.

모발과 두피의 외형적인 변화는 종종 생리적인 변화나 병리적인 문제를 시사할 수 있으며, 이것을 탈모라고 한다. 특히 탈모는 여성과 남성 모두에게 영향을 미치고, 그 진행은 느리고 미묘하게 진행되기 때문에 가늠하기 어렵다. 아침에 건강한 머리카락이 오후에는 더 얇아지고 유분이 증가하는 현상을 통해 이를 감지할 수 있다. 따라서 탈모와 장부의 연관성을 이해함으로써 이러한 변화를 파악할 필요가 있다.

# 1. 탈모(脫毛)의 이해

모발毛髮은 일반적으로 털髮이라 불리는 신체의 일부다. 손바닥, 발바닥 및 점막과 피부 경계를 제외한 대부분의 피부 영역에 자리하고 있다. 모발은 실 모양을 하며 케라틴이라는 경단백질로 이루어져 있다. 표피의 상피세포로 이루어지며 비록 생명과 직접적인 관련은 없지만, 모발 기능에 있어 신체의 부위에 따라 여러 가지 기능을 수행하기도 한다. 다양한 외부 자극, 물리적 충격, 화학적 작용에 대해 유지하거나 보호 작용을 통해 추위, 더위 및 자외선으로부터 신체의 중요 기관을 보호한다.

모발은 체내 노폐물 및 중금속인 수은, 비소, 아연, 납 등의 배출에도 기여하므로 중요한 역할을 한다. 따라서 두피는 머리카락이 붙어 있는 피부를 말하며, 이 털들은 자라는 위치인 코털, 눈썹, 속눈썹 등에 따라서도 벌레, 땀, 먼지 같은 외부 물질이 신체로 침입하는 것을 방지하고 보호 기능을 수행한다.

■ **탈모**脫毛, alopecia**란?**
두피를 포함하여 정상적으로 모발이 있어야 할 곳에 모발이 없는 상태를 말한다.

■ **탈모증이란?**
여러 가지 내외적 요인에 의해서 두피와 모낭이 손상을 받아 성장기 모발의 모근과 모유두의 활동이 멈추게 되면 휴지기로 빠르게 이행되어 휴지기 모발량이 증가하는 걸 말한다. 이런 현상이 서서히 일어나거나 급속하게 발생하면 모발이 탈락하게 되는데, 이러한 상태를 의학으로는 탈모증이라고 한다.

■ 모발의 성장 속도는 하루에 0.35mm로 한 달에 1~1.5cm가 자라며 환경 요인에 의해서 달라질 수 있다. 모발은 발생, 성장기, 퇴화기, 휴지기라는 라이프 사이클에 의해 자람·쉼·빠짐의 주기를 돌며 발모·탈모를 반복하고 유지되어 모낭의 형태가 꼿꼿한 직모, 만곡된 파상모, 곱슬머리 축모로 형성된다. 오늘날과 같이 바쁘게 살아가

는 현대인들에게 환경적인 요인과 사회적인 요인은 각종 스트레스와 함께 노화에 따른 영향이 탈모에 밀접한 작용을 한다.

• 성장기(3~6년)

• 퇴화기(3~6주)

• 휴지기(3~5개월)

• 발모 · 탈모

정상적 모주기의 경우 성장기는 3~6년으로 85~90% 정도이며, 퇴화기는 3~4주로 전체 모발의 약 1%에 해당하고, 휴지기는 약 3~5개월로 전체 모발의 10~15% 정도이다. 동일한 모주기를 가지고 있는 모발은 개인 특성과 연령 계절적인 요인 등에 따라 차이가 있으나 약 50~60개/일 정도로 하루 동안 50~60개 정도의 모발이 탈락되고 새로운 모발이 발생하면서 일정한 영의 모발 수를 유지시켜 준다. 헤어 사이클에 의해서 탈락되는 모발은 정상적으로 교체가 되는 모발로 문제가 없다.


## 2. 탈모의 윈인

■ **탈모의 내적 요인과 외적 요인?**

내적 요인으로는 유전적 요인, 혈액순환장애, 노화, 과도한 콜레스테롤 증가로 인한 과다 피지 분비, 정신적 스트레스, 과다한 남성호르몬 분비 등이 있다. 외적 요인은 잘못된 샴푸 사용, 모발 제품 오남용, 극단적인 다이어트, 내분비 질환, 영양 부족, 과도한 약물 사용, 출산, 발열, 불규칙한 생활 습관, 부적절한 식습관으로 인해 노폐물 및 땀 생성, 음주 및 흡연, 환경 오염 등을 들수 있다.

■ 탈모의 내·외적 요인 외에도 스트레스 요인으로 인해 다양한 물리적·화학적·생물학적·심리적 요인으로 구분된다. 물리적 요인으로는 온도, 빛, 소음, 과로, 대기오염, 수면

부족이 있다. 화학적 요인으로는 담배, 인스턴트 및 기호식품, 농업 살충제, 배기가스, 먼지, 알코올 등이 있다. 생물학적 작용체로는 세균, 바이러스, 곰팡이, 꽃가루 등이 스트레스 요인이 될 수 있다. 심리적 요인으로는 완벽주의, 불만, 불안, 미움, 짜증, 분노, 기쁨과 슬픔, 질투, 우울감, 열등감, 죄책감 등이 탈모를 유발하는 스트레스 요인이다. 그 밖에 사회적 요인으로는 직장 업무, 동료, 가정, 친척, 친구와의 인간관계와 같은 생활 변화가 탈모의 원인이 될 수 있다. 탈모가 진행되면 인체는 스트레스 호르몬 분비로 인해 심박수 증가, 혈압 상승, 호흡 증가, 근육 긴장 등의 생리적 반응도 겪을 수 있다. 또한, 소화 기능 억제와 생리적 변화가 발생하며, 이로 인해 혈액이 두뇌로 집중되고 땀 분비, 뇌파 변화, 콜레스테롤 형성과 같은 생리적 변화가 탈모의 원인이 될 수 있다.

# 3. 두피 유형에 따른 탈모의 종류

## 1) 두피의 유형

### ■ 정상 두피

윤기 있고 모공이 깨끗하다.

### ■ 건성 두피

대사 이상이나 비타민 부족, 스트레스, 호르몬 이상이 원인이다.

### ■ 지성 두피

모공이 막히고 물이 고인 듯하며 청결하지 못한 두피로서 남성호르몬의 과다 작용과 자극적인 음식이 요인이다.

### ■ 민감성 두피

모세혈관이 확장되어 있고 홍반과 염증으로 인한 실핏줄이 보인다. 화학적 시술과 선천적인 요인이다.

■ **복합성 두피**

모발은 건강하지만 지성이면서 잦은 샴푸나 화학적 시술이 원인이 될 수 있다.

■ **지루성 두피**

지성과 민감성 두피의 혼합형 이면서 모낭 주위가 부풀어 올라 곪아 있거나 림프 샘이 자주 붓는다.

■ **비듬성 두피**

비듬균의 이상으로 인한 호르몬의 불균형이 원인이 될 수 있다.

■ **탈모 진행형 두피**

가려움증을 동반한 과도한 피지 분비로 인해 비듬이 많아지고 두피가 점점 딱딱 해지며, 유전, 피부 질환, 스트레스 혈액순환장애, 호르몬의 밸런스 이상이 원인이 되어 탈모가 진행되기 시작한다.

## 2) 탈모의 유형

■ **남성형 탈모**

이것은 주로 유전적인 요인과 연결되며, 앞머리 라인이 후퇴하고 정수리의 모발이 얇아 지는 양상을 보인다. M자형, U자형, O자형, M+O자형 등의 패턴이 나타날 수 있다.

■ **여성 탈모**

남성호르몬 안드로겐의 증가 및 여성호르몬 부족, 폐경 등이 원인일 수 있으며, 임 신, 출산 및 피임약 복용과 관련될 수도 있다.

■ **원형 탈모증**

스트레스와 자가면역질환이 주요 원인으로, 온도·습도·열을 조율하는 갑상선 질환 과 관련된 경우도 있다. 이 탈모는 수염, 눈썹 및 속눈썹 등에도 발생할 수 있다.

■ 유아기 탈모

자가면역질환과 관련이 있으며, 유전적이거나 영양 불균형에 따라 단발성, 다발성 또는 전신성의 유형으로 나타날 수 있다.

■ 지루성 탈모

육류 중심의 식습관으로 인해 피지 증가로 인한 두피염 및 모낭염에 의한 탈모다. 평상시 영양과 생활 습관에 주의하여야 한다. 특히 인스턴트와 배달 음식에 조심하는 것이 좋다.

■ 비강糠糠성 탈모

피지의 이상과 건성 두피와 미세한 비듬 과다 생성으로 인해 가려움증과 부분적인 염증이 특징이다. 모근부터 가늘어져 탈모가 진행되는 유형의 탈모이다. 규칙적인 영양 섭취, 청결, 스트레스 관리가 필요하다.

■ 약물에 의한 휴지기 탈모증

모근의 생장 주기인 생장기, 퇴행기, 휴지기의 순환 사이클을 다 채우지 못하고 휴지기로 이행하여 탈모가 발생한다. 스트레스, 내분비 질환, 영양 결핍, 수술, 발열 등이 원인으로 작용하여 모근의 생장 주기를 방해하고 탈모를 일으키는 원인을 제거하면 회복될 수 있다.

■ 기타 탈모

산후 휴지기 탈모증, 종양성 및 염증성 탈모, 견인성 탈모, 매독성 탈모, 반흔성 탈모, 선천성 탈모, 확산성 탈모, 기계적 자극 탈모, 고열 탈모, 갱년기 남성 탈모, 노인성 탈모, 생장기 탈모, 영양 결핍 탈모 등 다양한 유형이 있다.

## 3) 탈모의 진행은 세 가지 주요 단계로 나눌 수 있다.

### ■ 1차 진행의 초기 단계

유전적인 요인, 스트레스, 질병, 약물, 영양 부족, 남성호르몬 안드로겐 증가, 환경적 요인 및 모낭충과 같은 다양한 요소로 인해 모발이 얇아지고 비듬, 가려움증, 염증이 나타나며 모발 색이 옅어진다.

### ■ 2차 진행 단계

혈행장애, 근육 긴장, 혈관 폐색, 동맥경화 및 내분비장애로 인한 호르몬 과다 분비 또는 부족, 그리고 호르몬 수용체 거부와 같은 요인으로 진행된다.

### ■ 3차 진행의 최종 단계

발육 부진으로 인한 모근 손상 및 두피 손상의 구조 결함이 발생한다.

# 4. 탈모의 동양학적 이론

《동의보감》〈외형편外形編〉피부皮膚의 내용을 보면 피부와 털은 폐肺에 속한다고 했다.

> *"폐와 부합되는 것은 피부이고,*
> *폐의 상태가 겉에 드러나는 곳은 털이다.*
> *폐는 피부와 털을 주관한다고 하였고,*
> *풍한風寒의 사기는 먼저 피모皮毛로 들어온다고 하여*
> *처음 사기가 피부에 들어오면 오싹오싹하면서 솜털이 일어서고*
> *주리腠理 살결주가 열린다."*

모발毛髮은 신체의 털을 말한다. 한자로 모毛 혹은 모발毛髮이라고 하는 이론을 구분하여 알아보기로 하자.

## 1) 음양오행 학설(陰陽五行 學說)

동양의학에서는 인체의 기능을 음양오행陰陽五行 학설로 분류한다. 목木, 간·화火, 심·토土, 비·금金, 폐·수水, 신의 5가지 장기가 맡고 있다고 본다. 모발毛髮 오행 중 수腎의 범주에 속하는 신수腎水라고 한다. 모발 건강은 비뇨생식기관의 상태와 관련이 있으며, 이 기관이 원활하면 모발도 건강하게 유지된다.

하지만 긴장이나 스트레스, 결핵, 위장질환, 동맥경화와 같은 문제가 발생하면 모발이 희게 변하거나 원형 탈모증이 나타날 수 있다. 또한, 모발의 색깔은 음양설에 의해 다양한 상태를 반영한다. 황색 모발은 정기의 고갈을 나타내며, 회색 모발은 영양 부족을 표시하며, 홍색 모발은 비소나 납 중독의 증상일 수 있다.

음양설陰陽說은 머리와 하체의 온도 차이로 인한 한寒과 열熱을 분리해서 논하는 것으로 모발 탈모를 설명한다. 머리에 열이 나면 모발이 빠지는 원인이 된다는 설로 머리를 차갑게 하고 발은 따뜻하게 하는 것이 모발 건강에 도움이 된다는 원리를 강조한다.

## 2) 기혈학설(氣血學說)

탈모증의 원인으로 기氣의 막힘이 작용한다는 이론을 제시한다. 이론에 따르면 기氣는 눈에 보이지 않지만 유동성과 유효성을 지닌 핵심 요소이다. 한의학에 따르면 피血와 물水은 시각적으로 관찰 가능하지만, 그 자체로는 유동성이 없으며, 반드시 기氣의 영향을 받아 유동성을 얻게 된다고 본다.

## 3) 허실설(虛實設)

허虛는 부족한 것을 말하며 실實은 넘치는 것을 말한다. 허증과 실증이 있다. 정기를 담고 있는 오장의 기가 허해지는 것을 기허氣虛라고 한다.

간기肝氣는 혈血을 저장하고 혼魂은 혈에 머물고, 판단력이나 계획성 등의 정신 활동을 지배하여 기혈을 부드럽게 하는 작용을 맡는다. 간기가 혈허血虛하면 눈이 가물거리고 건조하며, 어깨와 목이 뻣뻣해지고, 손발이 자주 저리며 쥐가 나기도 하고, 여성의 경우 생리가 불순해진다.

심기心氣는 맥脈을 저장하고 신神은 맥에 머문다. 오장육부를 통괄해 지각, 기억, 사고, 의식, 판단 등의 정신활동을 지배하여 오장육부의 조화를 유지하고 혈맥을 관장하여 맥의 개입으로 피를 전신에 빠짐없이 운행시키며 신체 각 기관의 활동을 지지한다. 심의 기가 허하면 가슴이 두근거린다.

비기脾氣는 영營을 저장하고 의意는 영에 머물고 기육을 맡는다. 소화, 흡수를 돕는다. 피가 맥을 통해 온몸으로 순조롭게 순환하도록 조절하고 통섭하는 통혈統血 기능을 한다. 비기가 허하면 식욕이 없어지고 혈허血虛하다. 간과 심장, 비장은 유기적으로 연관이 있다.

폐기肺氣는 기氣를 저장하고 백魄은 기에 머문다. 호흡 기능을 맡고, 종기를 생성해 기의 승강升降, 출입出入을 조절한다. 호흡에 의한 청탁을 조절하고, 땀샘을 조절한다. 폐기가 허하면 파리한 안색, 기운 없는 목소리, 땀을 잘 흘리며, 조금만 힘들어도 숨을 헐떡거리고, 쉽게 피로를 느끼는 증상이 있다.

신기腎氣가 허하면 정精을 저장하는 것이 약하여 수분 대사를 지배하기 때문에 소변을 자주 본다. 성장, 발육, 생식, 노화가 빨라진다.

## 4) 경혈 관리(經穴管理)

인체의 365개 주요 경혈을 통해 연결된 경락經絡을 활용한다. 이론에 따르면 두피와 모발 문제를 갖고 있을 때, 경혈을 자극하면 신장腎 기능을 활성화시켜 두피와 모발에 긍정적인 영향을 미칠 수 있다.

# 5. 동양학적으로 말하는 모발의 종류와 기능적 용어

## 1) 두발(頭髮 머리카락)

《동의보감》회춘에서 모발毛髮인 머리털을 발髮이라고 한다. 발髮이란 말은 뺄 발拔 자의 뜻을 쓴 것이다. 즉 그 의미는 죽 뽑아 올라왔다는 뜻으로 신腎을 보호한다는 설이다. 머리털은 심心에 속하는데 머리털이 위로 향하여 나오는 것은 화火의 기운을 받기 때문이다.

## 2) 액발(腋髮 겨드랑이 털)

양 액와는 열熱을 조절하여 외부로 배출시키고 열이 부족할 때는 액발이 열 배출을 방지하여 외부의 풍한風寒을 방지한다. 그 장기는 간열肝熱을 발산하는 통로가 된다.

우리 인간이 가지고 있는 의지와 상관없이 생각이 몸에서 액으로 나가는 액취증은 정신세계와 관련이 있다.

## 3) 곡발(谷髮: 아랫부위, 전음부에 생한 발)

곡발은 혈지여血之餘로 천계天癸가 통한 후에 음부에 생장하므로 신기腎氣의 허실과 정기精氣의 성쇠를 반영한다. 곡발은 전음부를 풍한風寒으로부터 보호하고, 내울內鬱을 발산시키는 등 사기邪氣의 침입을 방어하여 신腎을 보호하는 전초병 역할을 한다.

## 4) 수발(鬚髮 턱수염)

(1) 염髥 구레나룻, 뺨의 후방 하 및 귀의 아랫부분에 나는 수염

위장경의 상부에 기혈이 성하면 구레나룻이 아름답고 길며, 혈이 적고 기가 많으면 구레나룻이 짧고, 혈과 기가 모두 부족하면 구레나룻이 나지 않고 입가에 주름이 많다.

방광경의 경기의 인체 상부에서의 표현을 가리킨다. 방광 양경의 상부의 상태는 안면부의 피주皮腠 살결, 육리肉里, 안색, 눈썹에서 나타난다. 수염, 눈썹, 구레나룻, 모발, 털은 모두 같은 종류다. 혈기血氣의 영양을 받아 자라고 치밀해지며 혈기가 부족하면 드문드

문 자라고 짧고 구불거린다. 얼굴에서 살이 많은 것, 수염 등의 색 및 상태와 방광경의 기혈 관계는 임상에서는 안면부의 질병을 변증 치료하는 데 이론적 근거가 되기도 한다.

### (2) 빈鬢 관자놀이와 귀 앞의 수염

오장이 모두 쇠약하여 근골이 풀어지고 늘어지면 천계가 다하면 머리털과 수염이 희어진다.

### (3) 자髭 윗입술의 위에 난 코밑수염

대장경의 상부에 기혈이 성하면 콧수염이 아름답고, 혈血이 적고 기가 많으면 콧수염에 윤기가 없다. 기혈氣血이 모두 부족하면 콧수염이 자라지 않는다. 콧수염의 생리는 대장경의 기혈氣血의 양陽과 밀접한 관계가 있다. 이유는 대장의 경맥이 이곳을 지나기 때문이다. 대장경의 기운이 왕성하면 콧수염이 아름다우며, 혈기가 적으면 콧수염이 가늘고 약하다. 혈기血氣가 적고 한기寒氣가 왕성하면 콧수염이 없는데 이는 양기가 없어 따뜻하게 쬐어줄 수 없기 때문이다. 즉 콧수염의 생리, 병리를 논한 것으로 이는 임상에서 콧수염을 아름답게 하고 콧수염 질환을 치료하는 근거가 된다.

## 5) 모발(毛髮)의 기능 적용 용어

| 모발(毛髮)의 기능 적용 용어 | |
|---|---|
| 생발(生髮) | 머리카락이 나게 하는 것 |
| 오발(烏髮) | 머리카락을 검게 하는 것 |
| 수발(秀髮) | 머리카락을 아름답게 하는 것 |
| 윤발향발(潤髮香髮) | 머리카락을 윤기 있게 하고 향기 나게 하는 것 |
| 염발(染髮) | 머리카락을 물들이는 것 |
| 이발(理髮) | 머리카락을 깎는 것 |
| 독발(禿髮) | 대머리 |

위와 같은 모발의 기능적인 증상은 수염과 머리카락의 성쇠로 나타난다. 정혈이 쇠하면 머리카락이 빠지고 희어지는데 간肝과 담膽, 신腎과 방광膀胱, 폐肺와 대장大腸 관련이 있다.

머리털이 마르는 것은 담膽의 노화怒火가 생겨 겉으로 수염이 나고, 신腎의 상태는 겉으로 머리털에 나타나며, 정기가 위로 올라가면 수염이 새까맣게 되면서 윤기가 난다. 수염이 빠지는 것은 화火가 성炎,불꽃 염해서 혈을 말리는 폐금肺金이 수염과 머리카락이 마르게 히고 회백색을 띤다. 이처럼 머리카락 이름이 다른 이유는 아래의 그림과 같이 키우는 장기가 각기 다르기 때문이다.

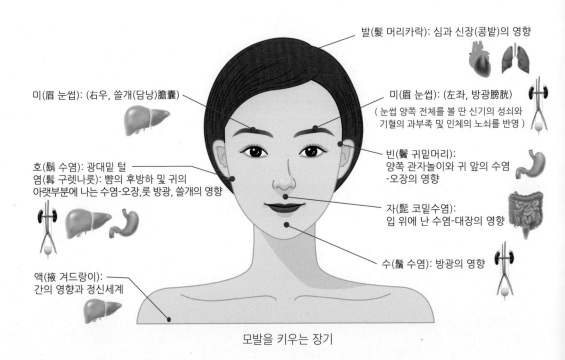

발(髮 머리카락): 심과 신장(콩밭)의 영향

미(眉 눈썹): (右우, 쓸개(담낭)膽囊)

미(眉 눈썹): (左좌, 방광膀胱)
( 눈썹 양쪽 전체를 볼 딴 신기의 성쇠와
기혈의 과부족 및 인체의 노쇠를 반영 )

호(鬍 수염): 광대밑 털
염(髯 구렛나룻): 뺨의 후방하 및 귀의
아랫부분에 나는 수염-오장.룻 방광, 쓸개의 영향

빈(鬢 귀밑머리):
양쪽 관자놀이와 귀 앞의 수염
-오장의 영향

자(髭 코밑수염):
입 위에 난 수염-대장의 영향

수(鬚 수염): 방광의 영향

액(掖 겨드랑이):
간의 영향과 정신세계

모발을 키우는 장기

# 6. 동양학적 탈모의 원인과 종류

## 1) 독발(禿髮)

머리카락의 생장에 영향을 미치는 다양한 원인으로 정의된다. 이상적으로 머리카락의 과도한 탈락 또는 남아 있는 머리가 희박한 경우를 나타내는 경우이다. 나자마자 혹은 나고 얼마 되지 않아 머리카락이 빠지는 선청성 독발, 선천성 소모증, 조로증후군, 결절성 열모증후군 등과 연결 지을 수 있다.

이러한 현상은 조기 결혼으로 인해 정혈 기능이 손상되는 경우가 흔하며, 방사선 노출과 같은 원인이 될 수 있다. 또한, 피부병, 급성 열병, 내분비계 조절 기능의 손실, 외상과 같은 여러 후천적 요인도 독발을 유발할 수 있다.

## 2) 환독(環禿)

베개에 닿는 부분부터 관자놀이 옆까지의 머리카락이 반 정도만 남고 원형으로 드문드문 빠진 것을 말한다. 큰 머리에 이마가 각지고, 새가슴에 거북이등 같은 모습이 동반되면 비장의 영양과 신의 정혈 부족이 원인이다.

## 3) 조독(早禿)

앞 이마의 양측에서 대머리가 시작되어 점차 정수리 쪽으로 퍼져 나간다. 머리카락이 가늘고 메마르며 약하고 윤기가 없다. 원인은 혈속에 열이 있어 발생하는 풍증의 증상인 혈열생풍血熱生風으로 풍사가 동動하면 머리카락이 빠진다.

## 4) 유풍(油風)

머리카락이 기름을 바른 것처럼 번들거리거나 두피에 비듬이 많고 벌레가 기어가는 것처럼 간지럽고, 오래되면 앞이마 정수리 부위의 머리카락이 드문드문해지고 가늘어지며 부분적으로 빠지고, 빠진 부위가 붉게 충혈되는 것을 말한다. 주로 청장년층의 남자에게 자주 보이며, 혈허생풍血虛生風으로 머리카락이 영양분을 잃어 나타난다.

제I장 왜(why) 자연치유를 알아야 하는가!?

제II장 질병의 이해와 자연치유 솔루션!

제III장 자연치유와 생활요법

## 5) 반독(斑禿 원형 탈모)

머리카락이 갑자기 듬성듬성 빠지고, 두피는 매끄럽게 빛이 나며, 환부의 두피가 부드럽고, 머리카락 줄기가 위는 두껍고 갓 아래는 잡아당기면 잘 빠지는 것을 말한다. 심할 경우 머리카락 전부가 빠지기도 하고, 수염은 물론 눈썹까지 빠진다. 속칭 귀체두鬼剃頭/머리깎을 체, 귀신이 깎은머리라고도 한다. 원인은 혈허생풍이며, 근심, 걱정, 스트레스 등의 정신적인 자극으로 기체두울氣滯頭鬱로 생긴다.

## 6) 독창(禿瘡)

머리에 작은 흰 딱지가 생기는 현상을 나타내며, 이 혹지는 작을 때는 콩만 한 크기이며, 커질 경우 동전만 한 크기까지 커질 수 있다. 이 현상은 종종 전선錢癬옴 또는 체중 증가로 인해 생기는 비창肥瘡으로도 알려져 있다. 독창은 가려우나 통증을 동반하지 않으며, 시간이 지날수록 확장하고 구획을 형성하며, 머리카락이 건조해지고 탈모 현상이 나타날 수 있다. 주로 족양명위경이 원인으로 여긴다.

## 7) 발주 탈모(髮蛀脫毛)

두피가 가렵고 머리카락이 드문드문 빠지다가 점차 완전히 빠지는 것으로 습열이 중초나 비위脾胃, 간담肝膽에 몰려 생기는 병리적 현상인 습열내온濕熱內蘊 때문이다.

## 8) 가성 탈모(假性脫毛)

두피에 원형에 가까운 탈모반이 있고 오래될수록 두피가 약해지다가 속으로 함몰된다. 여러 곳에 작은 구진이 수없이 빽빽하게 돋아서 오랫동안 같은 상태가 계속되는 피부병인 편평한 태선苔蘚과 기혈이 응체되고 두피에 영양이 부족해서 생긴다.

# 7. 동양학적 모발의 병리기전(病理機轉)과 열(熱) 문제

모발의 병리기전과 열熱의 영향은 다양한 측면에서 다음과 같이 관찰된다.

첫째, 신장腎과 비장脾의 상태가 중요한 역할을 한다.

신腎의 합습은 골骨로 나타나며, 그 결과 머리카락의 상태에 영향을 미치고, 이러한 연결은 비장脾에 주요하게 연결된다. 이런 이유로 음식물의 특성과 기운의 상태가 모발과 관련이 있다. 예를 들어, 음식물의 특성에 따라 밥이 손상된 듯한 냄새를 일으키는 입냄새, 사과 썩은 듯한 냄새를 일으키는 당뇨 환자의 냄새가 대표적인 숙식열宿食熱 증상이 발생할 수 있다.

이러한 이유는 짠맛鹹味을 과다하게 섭취하면 혈맥血脈이 엉키며 모발 색이 변할 수 있으며, 쓴맛苦味을 많이 먹으면 피부가 건조해지고 여드름이 생길 수 있다. 매운맛辛未을 과다하게 먹으면 근육이 엉겨 손톱이 약해질 수 있으며, 신맛酸未을 많이 섭취하면 육肉에 지방이 쌓이고 주름이 생길 수 있으며 입술이 갈라질 수 있다. 단맛甘味을 과다하게 먹으면 뼈가 약해지고 아픔을 느낄 수 있으며, 머리카락 탈모가 발생할 수 있다. 이렇게 다섯 가지 맛을 과하게 섭취하면 모발 및 인체 건강에 부정적인 영향을 미칠 수 있으며, 다음과 같은 문제로 인해 문제가 생길 수 있다.

## 1) 혈(血)의 자양(慈養)인 정(精)·혈(血)·당(糖)의 문제

신허腎虛의 심신 불교心腎不交는 심화心火로 인해 머릿속에서 혈이 가뭄 형성燒으로 혈과 화가 만나 자양이 안 되면 발락髮落이 된다. 머리 열熱은 혈관을 확장시켜 혈압이 되며, 혈血과 열熱이 만나면 어혈화된 피가 선지처럼 굳어진다. 이때 노폐물인 먼지, 지방, 땀이 혈의 자양을 방해한다. 흰 머리가 검은 머리로 바뀌어야 하는데 그러지 못한다. 발髮이란 것은 혈血에 의해 자라는 것인데 혈손血損이 오면 머리가 센다.

이때 머리에 채워야 할 영양 세 가지가 있다.

첫째, 체내의 기능과 활력을 제어하는 데 사용되는 정精의 손실은 피로, 무기력, 생식 기능 저하 및 다른 건강 문제와 관련이 있을 수 있는 골수를 통해 정精이 공급되어야 한다.

둘째, 혈血은 혈액의 주요 구성 성분이기 때문에 영양 공급과 산소 운반을 담당하는 혈血이 충분하지 않거나 혈액순환에 문제가 있는 경우, 빈혈 및 다른 건강 문제까지 유발할 수 있는 혈血이 채워져야 한다.

셋째, 소화 및 대사 과정에서 생성되는 당糖은 진액인 혈액 중의 포도당혈당 영양 성분이기 때문에 당糖이 모자라지 않게 해야 한다. 하지만 혈손血損이 되어 정혈精血이 충분하지 못하고, 마르면 비정상적인 정혈精血이 돌아다니면 머리가 센다. 이처럼 모발은 열熱 문제와 혈血의 자양慈養은 체내 열의 균형을 의미하며, 영양 공급 및 생명력을 나타낸다. 이러한 원칙을 고려하여 식사, 운동 등을 조절함으로써 건강 모발의 열을 조율해야 한다.

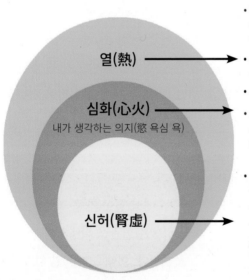

• 머리에 열(熱)이 있으면 혈관(血管) 확장은 혈압(血壓)이 된다.
  혈과 열이 만나면 선지처럼 끈적끈적하게 된다.
• 노폐물(먼지, 지방, 땀은 갑창 상처가 딱지가 되어 모공이 마름)은 비듬이 형성된다.
• 가려움증(熱), 악창: 지루성 피부염

• 소(燒 불사를 소)
  소의 특징은 (血+火) 자양(滋養)이 안 된다.
  머릿속에 혈의 가뭄이 형성되어 발락(髮落)이 된다.

• 심신불교( 心身不交 )
  심의 양과 신의 음의 생리적 관계가 장애가 된다.
  심과 신은 서로 도우면서 제약하고 서로 오르내리면서 생리적인 평형 상태를 유지해야 하는데, 어느 하나가 부족하거나 왕성하면 육신의 병이된다.
  대표적 증상으로 가슴답답, 불면증, 두근거림 등이 생긴다.

열(熱)

심화(心火)
내가 생각하는 의지(慾 욕심 욕)

신허(腎虛)

## 2) 경맥(經脈)과 모발 열(熱)

경락은 우리 몸을 엮고 있는 구조적 상象으로 음陰과 양陽을 구별한다. 머리로 통과하는 경맥 열은 신腎의 열熱로 기혈氣血보다 먼저 있는 보이지 않는 경맥 열로 나타난다. 경맥 속에 열의 정보는 기미를 필두로 얼굴에 열이 생기기 시작한다.

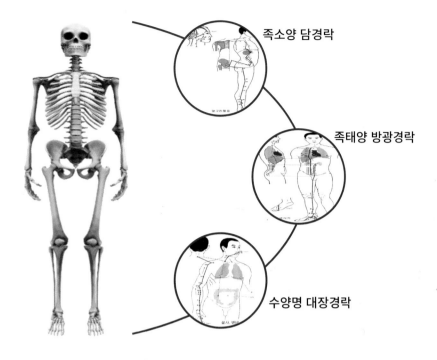

■ **족소양 담경락**은 오장육부의 기운을 중심 잡아 주는 경락이다. 한쪽으로 자신의 생각이 치우쳐 있거나 성격이 한쪽으로 고집이 있을 때, 중정지관의 판단을 못 한다. 마음은 움직임이 없는 것 같지만 최고 많이 팽팽함을 유지하지 못하면 열을 발생시킨다.

■ **족태양 방광경락**은 뒤통수를 따라 흐름으로 뒷머리를 따라 흐른 경맥의 힘이 약해지면 머리로 오르는 경맥의 흐름을 열로 저항한다. 기화 부족과 물을 가두는 힘인 봉장 부족을 소변과 요실금이 증상을 없애기도 한다. 방광은 한寒과 관련성이 있는 콩팥을 치유해야 열이 생기지 않는다.

■ **수양명 대장경락**은 머리를 통하여 모발에 직접적인 영향을 주는 경락이다. 대장경은 물을 흡수하여 폐로 물이 올라가면 코를 통해 콧물이 나오고, 피부를 통해 땀이 배출되도록 도와 준다. 감기처럼 저항열로 열이 많이 나가듯, 머리에서 열을 빼도록 대장경이 그 역할을 한다.

### 3) 오장육부와 두피 신경 연결의 열(熱) 문제

　동의학에서는 인체의 열을 실열實熱과 허열虛熱로 나눈다. 실열은 정말로 열이 많은 것으로 체온이 높은 열이다. 허열은 음양과 기혈의 부족으로 인해 생기는 발열을 말한다. 음陰과 양陽은 서로 억제한다. 허열은 실제로 몸 안에 열이 많아서 생기는 열이 아니라 음기가 부족해서 상대적으로 열熱이 더 발생되는 상황이다. 즉 몸 안에서 음陰과 양陽이 서로 덥혀 주고 식혀 주는 순환이 잘 이루어져야 하는 상호관계가 무너진다. 따뜻한 기운이 실제로는 많지 않은데 상대적으로 찬 기운이 깎여 실제보다 더 따뜻한 기운이 커진 상태를 말한다. 이때는 근맥이 이완되고, 혈이 마른다. 모근의 손상, 자한自汗, 호흡이 짧고, 음식을 못 먹고, 맥이 허虛하고 무력無力하다. 이런 허열이 생기는 것은 과도한 성생활, 간기肝氣의 역동성 등이 우리 몸에 문제를 일으킨다.

　외부의 사기邪氣가 몸 안에 침입하여 정기正氣와 서로 싸워서 생기는 실열이 있을 때는 두피의 발열로 인해 염증의 반응과 발적 반응이 나타난다. 몸이 허약해서 상대적으로 열이 나는 경우로 몸을 따뜻하게 함으로써 열을 내려 줘야 하는데, 그러지 못하면 허열과 실열은 체질적 요인에 의해 두정부로 먼저 올라가는 경우가 많으며, 피지 생성에 의해 모근을 손상시킨다. 그 밖에도 폐肺·신腎·간肝 등에 이상이 있는 경우 열이 발생하는데, 이 열들은 바로 두정부에 올라가 모근에 손상을 주게 된다.

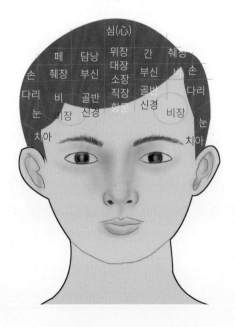
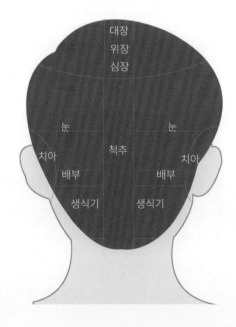

# 8. 탈모의 자연치유 솔루션

탈모의 자연치유는 항심을 가지고 다양한 사고력으로 한의학적 치료를 위해 자연현상을 관찰해야 한다. 심心은 물과 같아서 오래 두면 가라앉아 밑바닥이 훤히 들여다보이게 되는데, 이것을 영명靈明이라 한다. 그러므로 항시 아픈 이의 마음을 내 마음처럼 봐야 되는 것은 탈모의 큰 원인이 열熱을 만드는 의욕이다. 즉 하고 싶은 거 많은 인생이 열을 저항하다 문제가 되는 요인이다.

뚱뚱한 사람이 중풍에 잘 걸리는 것처럼 기운 자체가 부족하기보다는 기운이 소통이 안 되기 때문이다. 그러므로 예방 방법 역시 기운이 모자라지 않게끔 하는 것이다. 이런 내부의 기운이 빈틈없이 충실함이 물론 물 흐르듯 자연스럽다면 아무리 강력한 바람이라도 절대 헤집고 들어오지 하기 때문이다.

이때 자연치유 요법은 몸 구석구석에 적절히 제어 가능한 힘을 기를 수 있도록 잘 소통되도록 돕는 탈모의 솔루션은 참빗 머리 빗기와 생활 약초를 권한다.

## 1) 참빗 머리 빗기

머리에 열이 나는 원인을 찾아서 치료해야 하는데 열을 갑자기 내리면 체온이 하강하므로 진액이 증발되지 못하고, 물로 변해 고인다. 물이 위쪽에 차 있는 사람도 있고, 내려와서 아래에 차 있는 사람도 있으므로 인체의 내열을 단순 땀으로 빼는 것은 옳지 않음을 동양의학은 말한다. 빗으로 머리를 빗으면 체내의 어혈과 독을 몰아내어 정기를 불어 넣어 주는 효과가 있다. 세포를 활성화시켜 주어 흡수를 촉진시키는 작용을 하여 신경의 억제와 흥분을 조화시켜 준다. 열을 내리기 때문에 내분비 개선 기능을 높여 준다.

[머리 빗는 방향과 순서]

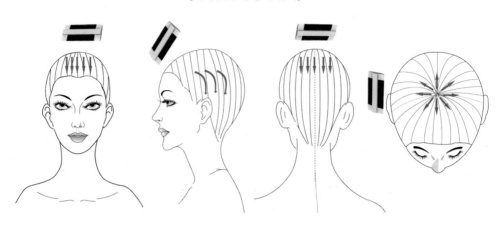

## 2) 탈모에 좋은 생할 약선 차

[탈모에 좋은 생할 약선 차]

| 약선차 | 효능 |
|---|---|
| 당귀(當歸), 천궁(川芎), 하수오 | 혈액 개선 및 혈액 생성과 어혈제거 효과로 수염과 머리를 검게 |
| 금은화(金銀花), 작약 | 해독 효과, 영양 공급 효과 |
| 감국(甘菊) | 혈관 내의 불필요한 가스 제거 효과 |
| 황금(黃芩), 갈근(葛根) | 혈열(血熱)의 제거 효과 |
| 치자(梔子) | 기열(氣熱)의 제거 효과 |
| 진피(陳皮) | 기와 혈의 소통 효과 |
| 숙지황, 생지황, 황기(黃芪), 인삼 | 영양 강화 효과로 털을 검게, 피부 탄력 강화로 수염을 나게 |
| 맥문동(麥門冬) | 심과 신을 보해 피부를 윤택하게 하는 효과와 머리를 검게 |

  모발 관리 목적으로 사용한 비법 《동의보감》에서는 31개의 처방과 195개의 재료, 18개의 단방을 합쳐 총 213종이 재료가 모발 관리에 이용되기도 한다. 그중에 위 표 [탈모에 좋은 생할 약선 차]의 재료는 단방으로 사용되는 대표 약재이다. 종교에서는

고행이란 정화의 한 방법으로 호흡이나 기공 테크닉으로 인격적 변화를 초래하여 열을 내리는데 일반인들은 특별한 약초를 사용하여 육체의 기질을 변형시키는 것이 음식으로 쓰여지는 약용 식물이다.

### 3) 탈모를 이해하려면

모발은 피부 표면 아래에 존재하는 집안인 모낭에서부터 성장과 퇴행을 반복하며 위로 자라게 된다. 표피와 진피의 상호작용으로 모낭이 형성되면 이로부터 모발이 자라는 것은 오장육부五臟六腑와 밀접한 관계가 있으며, 그중에서도 신腎이 주관하여 모발을 만든다.

동양의학에서 말하는 신腎은 신장과 방광, 생식기 등을 의미한다. 또한, 귀耳와 골격骨格, 모발毛髮, 치아齒牙, 다리下肢와 허리腰 등을 포괄하는 총체적인 개념이라고 할 수 있다. 따라서 신 기능이 약화되거나 문제가 생기면 탈모의 여러 가지 문제를 초래하게 된다.

신 기능을 약화시키는 원인으로는 다량의 염분 섭취, 늦은 밤까지 수면에 들지 못하는 생활 습관 등도 문제가 된다. 그중에서 탈모는 정신적 스트레스로 남겠지만, 예방하려면 신 기능을 회복시킬 수 있는 생활 습관부터 개선하여야 한다.

모발의 원료인 혈액은 체내에서 순환하던 혈액의 잉여분이 모발로 변하기 때문에 모발에 작용하는 혈액의 양이 모자라 모발을 만들어 낼 수 없다. 특히 뇌 안의 혈류량이 부족하고 두피가 긴장하거나 어깨와 목이 결리게 되면 혈관에 영향을 미쳐서 혈액이 원활한 흐름을 방해하게 된다.

동의학에서 두피는 피부의 일부이며 피부와 코鼻는 모두 몸의 내부와 외부 환경이 기氣를 주고받는 통로이기 때문이다. 기氣를 주관하는 폐肺와 관련이 있고, 호흡을 통해서 비장에서 올라온 청기淸氣와 외부에서 음식물을 통하여 폐로 올라간 기氣가 결합해 신진대사에 필요한 에너지 진기眞氣를 만든다. 폐에 흡입된 기는 전신을 순환하며 위기衛氣[1]를 보호한다.

---

1) 위기(衛氣): 달리 위양(衛陽)이라고도 부름. 피부와 주리(腠理) 등 몸 겉면에 분포된 양기(陽氣)를 말한다. 수곡의 정미로운 곡기(穀氣)에서 생기고 혈맥 밖으로 순환하면서 분육(分肉)을 따뜻하게 하고 피부를 튼튼하게 하

이에 반해 폐의 기능이 조화롭지 못하면 피부와 모발은 따뜻함을 잃어 피부가 초췌해지고 마르며 풍열風熱이 들어오면 두피가 건조하거나 가려우면서 흰 비듬이 생기면서 탈모의 원인이 된다. 무엇보다 모발은 외모를 결정짓는 변수가 되어 탈모 같은 가혹함을 남긴다. 이를 해결하기 위해서는 모발을 만들어 내는 비장의 영양, 간화肝火, 신허腎虛, 양경락의 문제를 스스로 잘 파악하여 건강과의 상관관계를 푸는 것은 자신의 몫이라고 할 수 있다.

하지만 동양의학에서 옳다고 하는 것도 현대의학에서는 보다 과학적인 원리와 개념을 사용한다. 따라서 전문가와 상담하거나 과학적 의학 정보를 참고하는 것이 중요하다.

---

며 주리를 자양하고 땀구멍을 여닫는 기능으로 외부 환경에 잘 적응하게 하면서 외사(外邪)의 침입을 방어하는 기능을 한다. 옛 의학서에 위기는 분육을 따뜻하게 하고 피부를 튼튼하게 하며 주리를 자양하면서 여닫는 기능을 하므로 위기가 조화되어야 살결이 부드럽고 주리가 빽빽해진다고 하였다. (한의학대사전, 2001)

# PART 07

365일 자연치유(Nature Therapy for 365 Days)

## 두통! 내 몸의 생명선
## 경락(經絡)을 이해하여 보자!

두통은 머리 및 얼굴의 통증이다. 머리의 여러 가지 상황에 따른 증세일 수 있다. 두통이 머리와 목의 질환뿐 아니라 전신 질환으로 환자의 성격, 환자의 사회경제적인 요인 등 여러 요인에 의해 나타날 수 있기 때문이다. 뇌는 통각 수용기가 없으므로, 뇌 자체는 통증을 느낄 수 없으며, 오히려 통증은 뇌 주변의 이마에서부터 관자놀이, 후두부, 뒷목 등을 포함하는 부위에 고통에 예민한 구조의 장애에 의해 통증이 발생하는 것을 말한다.

따라서 두통은 머리와 목의 여러 부위의 고통에 민감한 구조가 존재한다. 두개골 내부인 혈관계, 뇌막, 신경계와 두개골 외부인 두개골 골막, 근육, 신경, 동맥과 정맥, 피하조직, 눈, 귀, 부비강, 점막으로 분류가 된다. 두통은 심각한 후유증은 남기지 않지만 불편하며 환자에 따라 표현하는 방식이 다르다.

## 1. 두통의 원인

### 1) 현대의학적 해석과 종류

자세한 검사에도 특별한 원인이 발견되지 않는 편두통, 긴장성 두통, 군발 두통인 일차성 두통은 충분한 휴식과 약물로 개선이 되지 않아서 생긴다. 비교적 흔하게 발생하는 측두 동맥염, 근막동통 증후군, 약물 과용 두통 등으로 나타나는 이차성 두통이 있다. 이런 이차성 두통은 뇌종양, 뇌출혈, 뇌압 상승, 뇌염, 뇌수막염 등에 의한 두통이다.

이런 두통의 종류를 원인이 머리 자체에 있는 원발성 두통과 다른 원인이 있는 속발성 두통, 그 밖의 분류할 수 없는 두통으로 나눈다.

첫째, 원발성 두통에는 긴장성 두통, 편두통, 군발성 두통과 만성 발작성 두통으로 나눈다.

둘째, 속발성 두통은 기질별 병변을 동반하지 않는 각종 두통, 두부와 상성 두통, 뇌출혈, 뇌혈종, 측두동맥염을 일으키는 혈관질환성 두통, 비혈관질환성 두통, 알코올, 진통제로 인해 생기는 약물성 두통, 두부의 감염성 두통, 대사성 두통 두경부 질환에 의한 두통 및 안면통, 뇌신경통, 신경 간 통증, 구심로 차단 통증이 있다. 그 밖에 분류할 수 없는 두통이 있다.

## 2. 두통 이해를 위한 뇌의 구조와 기능

인간의 뇌는 정신활동, 감정과 감각, 운동, 내분비 및 생명의 기초 활동을 통제하는 중심 기관이다. 뇌의 평균적인 무게는 남성의 경우는 1,350g~1,450g이고, 여성은 1,200g~1,250g으로 체중의 2% 정도를 차지한다.

뇌세포 안의 뉴런인 밧줄, 끈은 뇌를 구성하는 최소 단위의 신경세포로 정보 처리, 정보 전달을 담당한다. 인간의 뇌는 약 1,000억 개 이상의 뉴런이 복잡한 회로로 연결되어

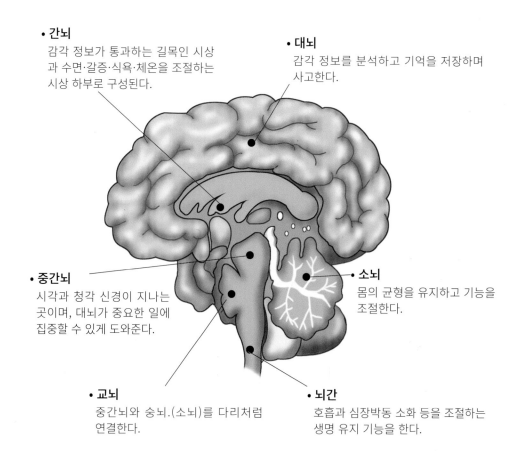

**• 간뇌**
감각 정보가 통과하는 길목인 시상과 수면·갈증·식욕·체온을 조절하는 시상 하부로 구성된다.

**• 대뇌**
감각 정보를 분석하고 기억을 저장하며 사고한다.

**• 중간뇌**
시각과 청각 신경이 지나는 곳이며, 대뇌가 중요한 일에 집중할 수 있게 도와준다.

**• 소뇌**
몸의 균형을 유지하고 기능을 조절한다.

**• 교뇌**
중간뇌와 숭뇌.(소뇌)를 다리처럼 연결한다.

**• 뇌간**
호흡과 심장박동 소화 등을 조절하는 생명 유지 기능을 한다.

있으며, 사람의 뇌는 주름이 많이 잡힌 물렁하고 부드러운 조직으로 되어 있다. 뇌는 머리카락과 두피로 쌓여 보호되고 있고, 단단한 뼈로 된 두개골skull의 보호를 받고 있다.

뇌는 단단한 뼈로 된 두개골 안에 경막dura mater, 지주막arachnoidmembrane, 유막pia mater 등 세 겹으로 된 뇌수막meninges에 싸여 뇌 척수액 속에 있다. 신경전달물질인 도파민, 노르아드레날린, 아세틸콜린, 글루타민산염, 가바, 세라토난, 엔돌핀이시냅스에서 분비되는 화학물질로 과잉되거나 부족하면 다른 뉴런에 영향을 미치며 스트레스로 인한 뇌압 상승, 약물 과용이 뇌의 기능에 영향을 미친다고 볼 수 있다.

# 3. 두통의 동양학적 이해

두통은 머리에 흐르는 경락과 연관된다. 즉 두통 부위의 좌·우, 두정부, 후두부, 전두부와 관련된 경락이다. 12경맥은 오관인 코鼻, 눈眼, 입술口脣, 혀舌, 귀耳와 요도尿道와 항문肛門 규窺와 얼굴로 이어진다. 머리는 양의 기운이 모이는 곳으로 음경은 목과 가슴에 이르러 돌아가고, 양경은 머리와 귀 부분까지 올라가 차가운 기운을 견딜 수 있다. 특히 머리의 질환의 증상은 내장질환 진단에 중요한 손끝에서 시작하여 머리로 흐르는 수삼양경手三陽 經脈이 있다. 수소양삼초경手少陽 三焦經, 수양명대장경手陽明 大腸經, 수태양소장경手太陽 小腸經이다.

머리에서 시작하여 발끝까지 내려가는 족삼양경맥足三陽經脈인 족소양담경足少陽 膽經, 족태양방광경足太陽 放光經, 족양명위경足陽明胃經 등이 있다. 그리고 발끝에서 시작하여 가슴 부위에서 멈추는 궐음경맥厥陰經脈이 있으며, 그 낙맥이 머리와 정수리로 올라가 그곳에서 독맥과 만난다.

이 경락에 풍風·한寒·습濕·열熱 등의 사기가 생기거나, 담痰이 생겨서 기허氣虛·혈허血虛·기혈허氣血虛·담음痰飮·식적食積 등의 원인 등에 따라 작용하면 두통이 생긴다.

## 1) 부위에 따른 정두통(正頭痛)과 편두통(偏頭痛)

- **정두통**正頭痛은 머리 전체가 쑤시는 것을 말한다. 정두통은 족태양경맥에 병이 생기면 정두통이 된다. 이때 머리가 치받은 것같이 아프고, 목이 빠지는 것과 함께 아프면서 눈까지 아프다.

- **편두통**偏頭痛은 한쪽 머리가 아픈 것을 말한다. 오른쪽이 아픈 것은 담痰에 속한 것도 있고, 열熱에 속한 것도 있다. 머리의 왼쪽 아픈 것은 풍風에 의한 것도 있고, 혈허血虛에 의한 혈이 부족하기 때문이다. 편두통은 경우에 따라서 여러 해 되어도 낫지 않고, 대변이 몹시 굳고 눈에 핏발이 서고 어지럽기도 하다. 원인은 폐肺의 기운이 간肝의 기운을 억제하여 기가 한쪽으로 몰리고 혈이 막혀서 나타나는 현상이다.

## 2) 통증의 정도에 따른 진두통(眞頭痛)

두통 가운데 치료하기 힘든 것이 진두통이다. 증상은 골속까지 아프면서 손발의 뼈마디가 다 차가워지는데, 이런 두통은 약으로 잘 치료할 수 없다. 사람의 근본인 머리가 상했기 때문이다.

## 3) 특정 원인과 증상의 두통

### (1) 풍한 두통風寒頭痛

외부에서 들어 오는 사기인 풍한사風寒邪에 의해 위[上]를 상하여 사기가 밖으로부터 들어와 경락에 침입하면 으슬으슬 떨리고 머리가 아프다. 오풍惡風, 오한이 있으면서 목덜미에서 등까지 당기며 관절이 아프면서 코가 막히며 멀건 콧물이 나오며 아프다. 바람이나 찬 기운을 맞으면 머리가 더 아프고 몸을 덥게 하거나 날씨가 더우면 덜해진다. 풍한의 사기가 양경락陽經絡 삼초, 대장, 소장, 담, 위, 방광경에 잠복해 있어서 편두통, 정두통이 생긴 데 또 생긴다.

### (2) 습열 두통濕熱頭痛

몸 안의 습열로 가슴이 답답하면서 머리가 아픈 두통을 말한다. 이것은 병이 횡격막에 있기 때문으로 허물이 수태양手太陽과 수소음手少陰에 있다. 머리가 아프면서 무거우며 가슴에 열이 나고, 몸이 무거우며 팔다리 마디가 저릿하게 아프고, 얼굴과 눈 및 팔다리가 부으며 설태舌苔가 누런 등의 증상이 나타난다.

### (3) 궐역 두통厥逆頭痛

몹시 찬 기운이 골수에 침범하여 뇌와 연결된 골수에 이르면 뇌와 연계되어 있기 때문에 그것이 뇌로 치밀어 오르게 된다. 이런 두통이 계속되면 머리뿐 아니라 치아도 아프다.

### (4) 담궐 두통熱厥頭痛

습담濕痰이 치밀어 올라서 생긴 두통을 말한다. 두통이 발작할 때마다 양쪽 뺨이 퍼러면서 누렇게 되고 어지러우며 눈을 못 뜨고 말하기를 싫어하며 몸이 무겁고, 속이 메스꺼워 토하려 하고 몸이 무겁다. 메슥메슥해서 토하려고 하는 것은 궐음 경락인 간 경락·심포 경락과 태음 경락인 비·폐 경락에 함께 병이 생긴 것이다.

### (5) 기궐 두통氣厥頭痛

몸 안의 기혈이 허하여 사기邪氣가 치밀어 올라 생긴 두통을 말한다. 증상으로는 머리가 아프고 귀에서 소리가 나며 9규九竅[1]가 순조롭지 못하고 양쪽 태양혈 부위가 몹시 아파 기氣가 허해서 생기는 두통이다. 기와 혈이 허해서 머리가 아플 때는 이마에서 위로 올라가면서 아프다. 중병을 앓고 난 다음에 기가 허해져서 머리가 아프다. 기가 위로 올라갔다가 내려오지 못하여 궐증이 생겨서 머리가 아프다.

### (6) 열궐 두통濕厥頭痛

머리가 아프면서 번열煩熱이 나고, 몹시 추운 겨울이라도 오히려 찬 바람만 좋아한다. 차게 하면 아픈 것이 잠깐 멎었다 따뜻한 곳에 가거나 연기나 불만 보면 다시 아프다.

### (7) 습궐 두통氣厥頭痛

비를 맞은 뒤 습한 기운에 상하여 머리가 무겁고 어지러우면서 아프다. 이 두통은 머리가 무겁고 어지러우면서 아프고 날이 흐리고 비가 오면 더 심해진다.

## 4) 술 취한 뒤의 두통

술에 의한 열熱과 독毒이 술을 과다하게 마셔 소화하고 체내에서 대사하는 과정에 두통이 생긴다. 특히 술을 마실 때 흘리는 땀으로 인해 온도 변화가 생길 경우, 풍風이

---

1) 인체에 있는 아홉 개의 구멍. 두면부의 눈·코·입·귀의 일곱 구멍과 전음(요도)·후음(항문)을 가리킨다. 배꼽 이상(以上)을 양규(陽竅)라 하며, 이하(以下)를 음규(陰竅)라 한다.

체내 침습한다. 아울러 술 마실 때 함께 섭취하는 소금, 조미료와 양념은 단순당이라서 음식물의 분해 과정에 생기는 독소가 두통을 일으킨다. 이때는 수분 부족도 생기면서 활발한 소변 생성을 유발하며 두통을 일으킨다. 술은 무엇보다 개인적인 민감성이 다르므로 두통이나 기타 불쾌한 증상을 경험할 수 있다. 술 취한 뒤의 두통은 적당한 휴식, 충분한 수분 섭취, 식사 및 건강한 생활 습관을 유지하는 것이 도움이 될 수 있다.

위의 내용을 살펴봤을 때 머리가 우레와 같이 또는 천둥 번개 치듯 아프다 하여 뇌두풍雷頭風, 머리가 우레와 같이 울리면서 천연두를 수반하는 담어두통痰瘀頭痛, 손발이 차가워지며 마디마디에 이르는 진두통眞頭痛, 뇌압을 상승하면 두통과 더불어 목이 뻣뻣하고 의식이 맑지 못하여 뇌출혈의 경계에 이르기도 하는 걸 알 수 있다.


# 4. 두통과 연관 경락

경락經絡은 우리 몸을 통과하는 생명의 에너지 경로로, 손手과 발足을 통해 음경락陰經絡과 양경락陽經絡이 연결된다. 경맥은 우리 몸의 음양의 도로이고 생명의 부호라고도 할 수 있다. 이러한 경맥은 우리 생명 활동에 필수적이며, 생리학적인 기능을 수행한다. 일상적으로 우리 몸의 기혈氣血을 순환시키고 영양을 공급하며, 외부의 질병침입을 방어한다.

게다가 경락은 병리학적 역할도 하며, 질병이 전이하거나 진행하는 경로를 제공한다. 또한, 진단 기능을 수행하여 겉으로 보이는 피부나 감각기관들을 보고 환자의 상태를 판단하고, 몸의 문제를 밖에서 확인할 수 있도록 도와준다.

안에 있는 문제를 밖에서 알 수 있도록 도와주며, 치료적인 기능을 하여 경락에 여러 가지 처치를 할 수 있다. 예를 들어, 배가 아파서 한의원을 찾으면 관련 경락에 침을 시술하는 진료가 그것이다.

이를 통해 내부 문제를 밖에서 확인하고, 치료에 활용할 수 있다. 예를 들어, 배가 아프면 관련된 경락을 치료하기 위해 한의원을 찾으면 관련 경혈에 침을 시술하는 진료가 그것이다. 이처럼 경락은 전반적인 건강과 질병 관리에 중요한 역할을 한다.

음陰경락은 사지의 안쪽으로 흐르고, 양陽경락은 사지의 밖으로 흐른다. 손으로 흐르는 경락은 정신적인 면과 선천의 문제를 안고 있으며, 발로 흐르는 경락은 육체적인 면과 후천의 문제를 안고 있다.

손으로 흐르는 경맥은 상반신, 발로 흐르는 경맥은 하반신의 문제를 파악할 수 있는 것은 배속되는 장기가 다르기 때문이다.

> "수手삼음경은 가슴에서 손으로 흐르는 수태음폐경·수궐음심포경·수소음심경이 있다. 수手삼양경은 손에서 얼굴로 흐르는 수양명대장경·수소양삼초경·수태양소장경이 있다. 족足삼양경은 얼굴에서 발로 흐르며, 족양명위경·족소양담경·족태양방광경이 있다. 족足삼음경은 발에서 가슴으로 흐르는 족태음비경·족궐음간경·족소음신경"이 이어져 있다.

이처럼 각 장기들과 그 경락들은 순환하는 에너지에 의해 일정한 시간에 발생하는 병리적 장애와 동통은 진단에 이용되기 때문에 두통을 파악할 수 있는 경락들은 다음과 같다.

수양명대장경

족양명위경

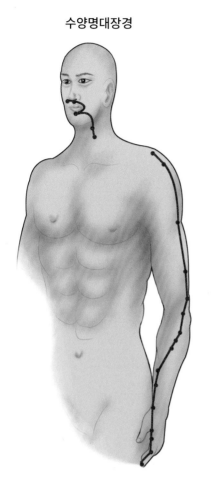

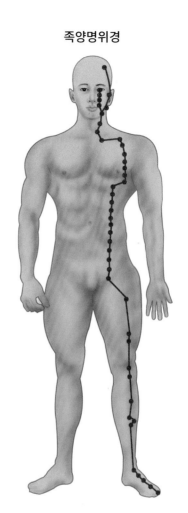

- **수양명대장경**은 《황제내경》의 음식의 상호작용과 귀천에서 대장大場은 전도지관傳道之官이요, 변화 출언變化出焉이라 하여 모든 음식, 즉 찌꺼기들은 대장을 통해 변便으로 전화시키는 변화가 여기로부터 나와 배설되는 모든 것을 밖으로 배출한다 하여 변화라고 했다. 경혈은 좌우 각 20개씩이다. 상양에서 시작하여 영향의 코 옆으로 이어진다.

- **족양명위경**은 창름지관倉廩之官으로 섭취한 음식물이 위에 모이고 여기서 오장의 기가 되는 곡기가 양성되어 폐부로 전달되기 때문이다. 또한, 곡기 중에서 생성된 기가 인체 내·외부에 산포되어 운행되는 기氣 생성의 근원이 위胃다. 좌우에 각각 45개의 소속 혈은 눈 밑의 승읍에서 여태로 이어진다.

수태양소장경                              수소양삼초경

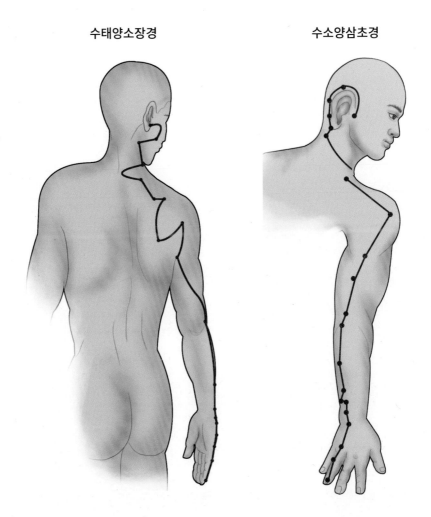

■ **수태양소장경**의 경혈은 좌우 19개씩이다. 새끼손가락 끝 소택에서 시작하여 귀 앞
청궁혈까지 이어진다.

■ **수소양삼초경**은 다른 이름은 결독지관決瀆之官이라 하여 수분 대사와 관련된 기능
을 한다는 뜻에서 붙여진 이름이다. 삼초경은 심포경과 표리 관계로 두 장부가 해부
학적 조직이 없는 기능상의 장부로 두 경락 모두 전신 조절 작용을 하는 몸 안의 도
랑이 그 특징이라 하겠다. 좌우 각각 23개의 소속 혈로 4번째 손가락 끝 관충에서
시작하여 귀 옆 사죽공에서 맺는다.

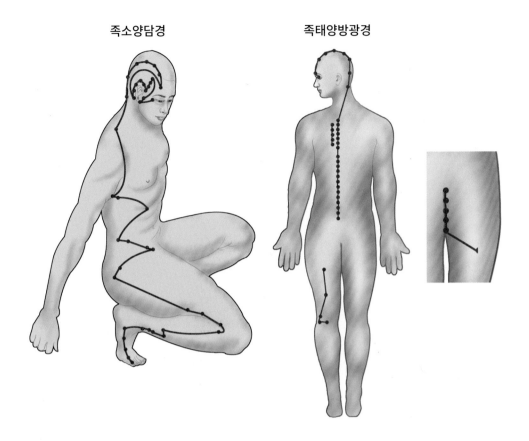

족소양담경                    족태양방광경

■ **족소양담경**은 머리에서 발까지 거의 인체의 측면을 흐르고 있다. 담은 가장 청허한 장기로서 어느 쪽에도 치우치지 않으며 어지러운 현훈증을 치료한다거나 정신을 안정시켜 수면케 하는 등의 중정의 역할을 하므로 중정지관中正之官이라 하였다. 모든 결단이 담으로부터 이루어지므로 결단출언決斷出焉이라 하였다. 좌우에 각각 좌우에 각각 44개의 소속 혈이 있다. 동자료에서 족규음으로 이어진다.

■ **족태양방광경**은 주도지관州都之管으로서 진액을 저장하고 기화 기능을 한다. 족태양 방광경이 방광에 근간을 두고 있기는 하지만, 흐름이나 치유 효과를 보면 오장육부의 진단과 치료에 긴요한 경락이다. 좌우 각각 67개의 소속 경혈이 있다. 정명에서 지음으로 이어진다.

## 5. 두통의 자연치유 솔루션

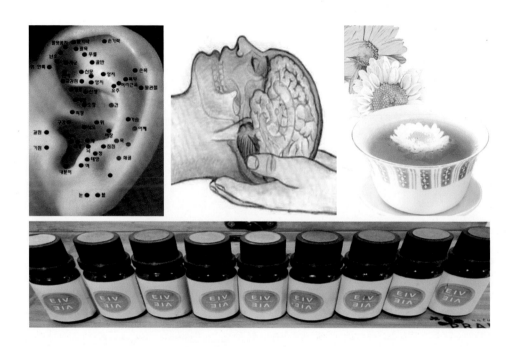

　귀 반사의 이혈요법, 괄사요법추나요법 응용, 방향요법아로마요법, 명상, 두경부 경혈 자극, 두경부 근육 이완술, 경추 견인, 뒤통수밑근 이완, 측두하악술, 두개천골요법이 효과적이다. 차로는 국화차, 콩차, 감잎차, 계피차 등이 두통에 도움이 된다. 그 밖에도 두통에 효과가 있는 약재로는 천궁, 만형자, 강활, 황금, 백지오수유가 있으며, 신정의 부족으로 뇌수를 채우지 못해서 텅 빈 듯이 아픈 증상에 녹용에 사물탕과 소건중탕을 합방하여 영양을 채워 주면 효과가 있다.

### ■ 귀반사요법은?

　귀에 있는 혈자리를 이용해 감각 신경을 자극하면 나타나는 반응을 관찰하고 인체의 여러 가지 증상들을 예방하고 개선하여 자연치유력을 높일 수 있는 방법이다. 각종 질병을 치료하고 예방하는 방법으로《황제내경》에 수록된 중국 전통의 치료법이다. 프랑스의 폴 노지에PaulNogier;1908-1996라는 외과의사가 동양의학과 서양의학을 접목하여 귀를 통하여 몸의 질환을 찾아내는 임상과 연구를 체계화시켰다.

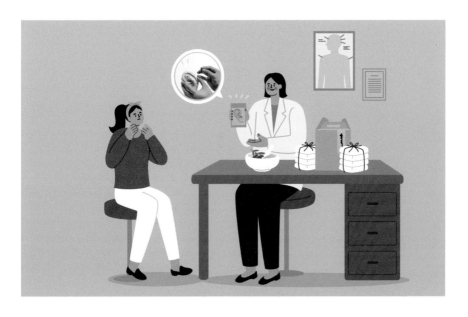

방법으로는 귀에 있는 혈자리에 길이 0.2mm의 스티커 형식의 침을 붙이거나 놓는 피내침법의 압침법, 급성 질환 시 혈자리에 피를 방출하는 사혈법, 혈자리에 압봉이나 약성이 있는 씨앗을 붙이는 압환법, 귀의 부위별 효능에 따라 마사지하는 마사지법, 레이저나 진단봉으로 자극하는 레이저 침법 등이 다양하게 활용되며, 머리와 가장 가까운 부위에 있어서 순환을 시키는 데 빠르기 때문에 두통에 효과적이다.

### ■ 두개천골 요법은?

인체의 모든 조직 및 장기의 에너지장과 하나로 연결된 뇌척수액과 체액 순환을 정상화시켜 근육과 근막의 영역까지 적셔 주어 움직임을 더 부드럽게 해 주는 요법이다.

뇌와 척수는 뇌척수액에 의하여 둘러싸여 있으며, 뇌척수액은 위로는 머리에서 아래로는 척추의 맨 아래쪽인 천추까지 자유롭게 리듬을 가지고 움직인다. 이 리듬이 바로 생명력인데 만약에 이 뇌척수액의 흐름에 장애가 발생하면 육체적 정신적 질병이 생긴다.

두개골이나 천골 부위에 손가락을 갖다 대면 직관력에 의하여 뇌척수액의 흐름을 감지할 수 있고, 그 흐름이 비정상이라고 판단될 때 부드럽게 마사지를 가하거나 혹은 압력을 가하면 그 흐름을 정상으로 바로잡고 질병을 치료할 수 있다.

## 6. 자연치유에 관한 두통의 증례 중심 논문과 고찰

### 1) "만성 두통 환자의 침치료 효과에 대한 임상적 고찰(2000년)", 〈대한침구의학회지〉, 제17권 제3호 pp. 1-9.

만성 두통 환자에게 침치료, 이침치료 등을 시행하고 설문조사 및 통증 호전도 평가에서 소정의 결과를 얻은 논문평가 결과 침치료 및 이침치료가 만성 두통 환자의 호전에 좋은 효과가 있었으며, 특히 진통제를 주 2회 이상 장기간 복용한 난치성의 근긴장성 두통 환자의 호전에 우수한 효과가 있는 것으로 나타났다.

### 2) "만성 두통에 대한 뇌 청혈해독탕(淸熱解毒湯)[2]의 임상적 효과(2007)" 〈동의신경정신과학회지〉, 제18권 제1호 pp. 133-142.

한의원에 내원한 만성 두통 환자 73명에 대하여 그 통증 양상을 관찰하고, 뇌청혈해독탕을 시술한 후 결과를 분석한 논문이다. 뇌청혈해독탕 복용 전후 두통의 VAS 변화를 비교한 결과 치료 전 평균 VAS값은 8.99±0.132, 치료 후 평균 VAS값은 2.93±0.217로 유의한 호전이 있었으며, 두통 치료에 효과가 있는 것으로 밝혀졌다. 또한, 뇌청혈해독탕의 효과는 성별 및 기간별로 차이 없이 모두에게 유의한 효과를 보였다.

### 3) "긴장성 두통의 동서 의학적 고찰(2004)", 〈동의신경정신과학회지〉, 제15권, 제1호 pp. 1-7.

긴장성 두통의 한의학적, 양의학적 원인, 증상 및 병기의 발전 등을 고찰한 논문이다. 한의학적으로 두통은 주로 비장, 간장, 신장에 의해 후천지원의 부족에 의하거나 간양상항에 의하거나 신수의 부족으로 야기되는 것으로 보이며, 치료는 장기간의 부조화의 해소를 치료의 주안점으로 삼는다.

---

2) 피를 토하는 것과 코피가 나는 것을 치료하는 처방임

## 4) 자연요법에 의한 두통의 고찰

: 피를 토하는 것과 코피가 나는 것을 치료하는 처방임

### (1) 자연치유 요법에 의한 두통의 동의학적 치유

두통은 보통 풍風증을 다스리는 약으로 3음陰과 3양陽을 구분해야 한다는 점이다. 다시 말해 두통이 태양증, 소양증, 양명증, 궐음증, 소음증 중 어디에 속하는지 세심하게 판단해야 한다.

경우에 따라서는 태양, 소양, 양명 세 가지 합병증인 경우도 있다. 두통의 일반적인 용약법 외에도《동의보감》에는 코에 약을 불어 놓는법, 토하게 하는 방법, 설사시키는 방법을 쓰며, 대변이 굳어져 두통이 오는 경우에는 대승기탕이나 조위승기탕을써서 설사를 시킨다.

두통을 관찰할 때 통증의 정도, 어떻게 아픈지? 두통의 부위는 어디인지, 풍風·한寒·허虛와 한열의 유무, 원인이 외인인지? 내인인지를 관찰한다. 저혈당이 있으면 배가 고프면서 두통이 오기 때문에 음식 섭취를 해서 영양을 공급한다.

### (2) 자연치유 요법에 의한 두통의 양방적 치료

두통 중에서도 긴장성 두통tension headache이 가장 빈번하게 발생하며, 정서적인 요인과 기타의 요인에 의해서 생기기 때문에 약물 치료, 심리적 안정 치료를 하여 대부분 신경질적이고 기분에 좌우되는 생활 습관의 변화 모색이 중요하다. 다시 말해서 양방학적으로는 근육의 긴장에 대한 치료와 생활의 안정을 강조한다. 동의학적으로는 장기 간의 부조화의 해소에 치료의 주안점을 삼는다.

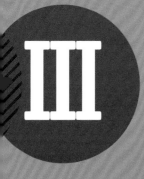

# Ⅲ

# 자연치유와
# 생활요법

# ♣ 내가 찾아낸 일상생활 속의 명상

천천히 행동하기, 천천히 걷기

밥을 천천히 씹어 먹기

물을 천천히 마시기

종종 하늘 쳐다보기

가급적 말을 덜하기

설거지, 걸레질 같은 단순 반복의 집안일 하기

목욕탕 안에 들어가 눈감고 가만히 있기

될 수 있으면 컴퓨터와 핸드폰을 멀리하기

이소라의 〈바람이 분다〉

이문세의 〈옛사랑〉 눈 감고 듣기

생각날 때마다 심호흡하기

잠들기 전 기도하기


- 김준기의 《넘어진 그 자리에 머물지 마라》 중에서 -

# 의식적 반응, 명상(瞑想)

　누구나 쉽게 접하길 바라는 마음으로 명상을 통해서 나의 마음과 만나고 내가 생각하고 있는 의식을 경험하는 과정을 알게 된다. 집중과 순수한 의식으로서 내면 한 구석에 있는 나를 알아 가는 과정이다. 이런 까닭에 명상은 종교와는 별개다. 의도적으로 자신의 육체를 통제하고 보이지 않는 그 깊은 상처를 무의식으로 들어가기도 한다. 의식이 전달해 주는 세계를 따라가면 육체와 정신은 상반되어 있음에도 주고받는 영향은 아주 긴밀하다. 육체를 통제하면 보다 깊은 정신적 세계를 경험할 수 있다고 한다. 이것은 마음의 번뇌를 줄이고, 현재에 집중하여 내부적인 조화를 찾을 수 있도록 도와준다.

# 1. 명상(瞑想)이란?

## ■ 명瞑

어두움은 현상화되기 이전의 본원의 경계를 의미하며, 음陰의 세계인 무극과 생명의 원천인 고요함과는 서로 상통하는 개념이다. 이는 의식 분별의 형태인 생각想이 존재하지 않는 곳을 가리킨다. 이와 관련된 상想, 생각은 현상과 연결된 생각이 아니라, 몸과 주변 환경을 떠나서 존재하는 사유思惟의 영역에 속한다. 이는 정定에 몰입한 의식 속에서 분별되는 생각으로 볼 수 있다.

## ■ 상想

의식의 분별은 생각想으로 표현된다. 여기서의 '상'은 명瞑의 세계에 머물며 생각을 의미한다. 눈을 감고 외부의 자극에서 자신의 의식을 분리하고, 더 나아가 자신의 육신을 잊고 초월적인 세계에 몰입한다定. 그러나 말하고 먹고 일할 때는 눈을 뜨고 현실 세계로 돌아온다. 이는 움직이는 동안에는 명상에 집중할 수 없다는 것을 의미한다. 이러한 이유로 초월 세계의 해탈 의식과 현실 세계의 생활 의식을 구분하고, 이러한 사상 개념은 다시 생명의 고통을 겪는 현실 사회와 이상적인 세계로 나뉘게 되었다.

## ■ 명상瞑想

명상은 글자 그대로 눈을 감고 생각을 정리하지 않고 조용히 존재하는 시간을 의미한다. 이것은 자아를 발견하고 내면을 탐구하는 과정으로 여겨진다. 영어에서의 'meditation'은 라틴어 'meditatio'에서 파생되었으며, '조용히 생각하다'를 의미한다. 'Meditation'이라는 단어는 종교적인 의미뿐만 아니라, 정신적으로나 물리적으로 스스로에게 집중하고 깊게 생각하는 행위를 나타내기도 한다. 이것은 종교의 수련법뿐만 아니라 현대 심리학과 뇌과학에서도 주목받고 있는 연습 방법으로, 종교적 신념을 넘어서 명상을 통한 영적인 체험을 강조한다.

불교, 힌두교, 그리고 인도 철학에서 명상은 지혜를 향상시키는 도구로 간주되며, 내면적으로 무엇이 우리를 이끄는지, 무엇이 우리를 뒷받침하는지를 깨달을 수 있는 방법으로 간주된다.

오늘날 심리학과 의학에서 강조하는 명상은 상대적인 의미를 부각하며, 명상을 통해 건강한 라이프 스타일을 채택하고 우리 몸의 자연치유 능력을 끌어올려 다양한 질병으로부터 해방될 수 있는 가능성을 강조한다. 과거의 명상은 종종 구도와 수행에 중점을 두었지만, 현대 사회에서 명상은 몸과 마음을 향상시키며 행복과 웰빙을 추구하는 데 중점을 두고 있다.

> *"사람의 마음이 편안하고 허욕이 없으면 하늘의 도道와*
> *부합하게 되고 도와 부합되면 병이 생기지 않는다."*
> *"도는 마음으로써 쓰임을 삼는다. 마음을 잘 운용할 줄 아는*
> *사람이 도로써 마음을 보면 마음이 곧 도이고,*
> *마음으로써 도를 통하면 도가 곧 마음이다."*
> *- 《동의보감 내경편》 -*

여기서 '마음'이라고 함은 사람의 마음이 아니라 하늘의 마음天心이다. 이렇게 도로써 마음을 다스려 질병을 치유하는 것을 이도요병以道療病이라 한다. 이것은 명상이 자연치유 원칙이며, 정신이 조화로워서 기氣가 균형을 유지하면 질병을 예방할 수 있다는 의미이다.

## 2. 명상(瞑想)을 어떻게 할 것인가?

명상은 마음을 내면으로 집중시켜 정신적 안정과 정화를 목적으로 하여 깨달음을 찾는 수행의 연습법이다. 외부에 집착하는 의식을 안으로 돌리며, 마음을 정화시켜 심리적 안정을 이루는 과정이다. 행복한 마음가짐과 행복한 삶을 실현하고 마음과 뇌의 건강을 유지하는 중요한 도구 중 하나이다. 즉 우리는 평소 행복한 마음가짐과 행복한 삶을 실현하기 위해 구체적인 방법으로 몸과 마음의 병을 예방하고 치유하는 다양한 방법의 하나인 명상은 깨달음의 한 방법이라고 할 수 있다.

일상적이고 상투적인 삶에서 벗어나 보다 자유로운 긍정성의 마음은 삶에서 스트레스를 떨쳐내고 행복하고 건강한 마음과 뇌를 만드는 훈련의 시작이다. 우리가 하루하루의 삶 속에서 겪는 일상적 경험들은 조금씩 기억의 형태로 뇌 속에 남게 되는데 대부분의 기억들은 의식의 수면 위로 떠오르지 않은 채 잠복 상태로 머문다. 이런 내면 풍경을 보다 아름답게 꾸미기 위해서는 암묵 기억 창고를 정돈하는 행복의 수원지를 만드는 고통스런 감정의 행렬을 여유로움과 관용성으로 대치하기 위해 좋은 경험을 적극적으로 취하도록 한다.

첫째, 부드러운 마음을 알아차리도록 한다. 명상을 시작할 때, 마음을 부드럽고 열린 상태로 가꾼다. 과거의 걱정이나 미래의 불안에 대한 생각을 제거하고 현재 순간에 집중한다.

둘째, 수행 체계를 개발한다. 명상을 통해 깨달음을 찾기 위해 상상력과 사유 기술을 향상시킨다. 마음을 진정시키고 내면의 조화를 찾도록 노력한다.

셋째, 긍정적인 언어를 활용한다. 명상 과정 중에 긍정적인 언어를 사용하여 자신의 마음을 들여다보고, 자신을 안정시키고 긍정적인 감정을 부여한다.

넷째, 내 몸을 관찰한다. 몸의 미세한 신호와 감각 기관을 관찰하고 몸의 생명과 사라짐의 지혜를 탐구하여, 그 상태와 감각에 주의를 기울이며 몸을 깊이 이해하도록 한다.

## 3. 명상(瞑想)의 종류

명상은 다양한 형태와 기법이 있다. 모든 명상 형태는 주로 집중과 통찰로 나눈다. 첫째, 집중 명상集中瞑想이란? 명상은 주의를 집중하고 현재 순간에 집중하는 것을 강조한다. 이때 마음을 현재의 경험에 지속적으로 주의·집중하는 것을 산스크리티어로 사마티Samatha라 한다. 호흡이나 자세 유지를 통해서 다른 생각과 감정을 내려놓고 정신적 안정을 찾는 데 집중하였을 때 평화로운 상태에 이르게 된다고 믿는 마음의 현상으로 재생된다. 집중 명상을 효율적으로 수행하기 위해서는 현재의 경험을 제공하기 위한 구체적인 감각 기관 선택, 가치 판단하지 않기, 느낌에 초점 맞추지 않아야 단계별로 나타나는 장애나 산란한 요소들이 사라지고 기쁨, 행복감, 평온함의 경험을 통해 마음과 대상이 온전히 하나가 되면 정신이 맑아진다김춘경 외, 2016.

둘째, 통찰 명상洞察瞑想의 다른 이름은 위빠사나, 관법灌法, 사념처관四念處觀란 이름으로 불린다. 주의의 대상을 특정한 대상에 집중하지 않고, 대신 일상생활에서 경험하는 순간의 변화를 주의 깊게 살펴보는 명상 기법이다. 대표적으로 마음 챙김 명상이 이에 해당된다. 통찰 명상은 심신에서 일어나는 감각의 초기 단계인 호흡, 느낌, 감각 등을 관찰하며, 이를 통해 슬픔, 기쁨, 탐욕, 분노와 같은 몸과 마음의 근본적인 특성을 인식하고 깨닫는 명상이다. 이것은 주의를 집중하고 정신적 훈련을 강화하는 과정으로 볼 수 있다. 통찰 명상은 우리의 내면세계를 탐구하고 더 나은 자기 이해와 내적 평화를 찾는 데 도움이 된다.

통찰 명상은 스트레스를 줄이고 통증, 불안, 정서 장애를 다루는 프로그램으로 사용될 수 있다. 이 명상을 통해 호흡을 조절하면, 뇌파의 알파파가 증가하고, 만성 통증을 완화하며, 전반적인 정신건강을 개선할 수 있다. 또한, 피부질환, 우울증, 뇌의 혈류량 증가, 호르몬 분비 변화, 혈액 내 지질 수치 감소, 고혈압 환자의 혈압 감소 및 관상동맥질환 개선 등에도 도움을 줄 수 있는 명상의 다양한 종류는 주제에 따라 40여 가지가 있다.

## 1) 마음 챙김 명상(Mindfulness Meditation)

주의 깊게 현재의 순간에 집중하고 마음과 몸의 상태, 주변 환경을 인식하는 명상 기법이다. 이 명상은 고요한 환경에서 이루어지는 것이 일반적이지만, 언제 어디서나 실천 가능하다. 일상생활에 대상을 분리해서 지혜를 얻기 위한 통찰 명상을 말한다. 특히 마음 챙김 명상은 현재의 경험에 집중하는 것을 강조한다. 과거나 미래의 걱정이나 생각을 떠나 현재에 집중하여 순간을 경험한다. 명상자는 자신의 생각, 감정, 신체 감각을 관찰하고, 이를 비판하지 않고 판단하지 않는다. 호흡을 집중 대상 중 하나로 사용되어 자신의 호흡을 관찰하며, 이를 통해 순간의 인식과 집중을 강화한다. 자기 이해와 정서 조절을 증진시키는 데 도움을 준다. 이를 통해 스트레스 관리, 감정적 안정, 창의성 향상 등을 실현할 수 있다.

## 2) 마음 수련 명상(Concentration Meditation)

명상자의 주의를 특정 대상 또는 개념에 집중하고 그 집중을 유지하는 명상 기법으로 집중과 통찰의 과정이 종합되어 있다. 이 명상은 명상자가 정신을 집중시키고 단순한 대상에 전념하면서 마음을 조절하고 집중력을 향상시키는 데 도움을 준다. 마음 수련 명상은 본래의 마음에 차곡차곡 덧씌워진 거짓 마음을 드러내고 내 마음속에 저장된 본래 마음을 드러나게 하는 빼기 명상법이다. 마음 수련 명상은 마음을 비우고 정화시키는 데 도움을 주며, 일상생활에서 집중력을 향상시키는 데 유용하다. 거짓된 사고와 감정을 걷어내고 본래의 마음을 찾는 과정을 통해 개인의 내적 성장과 인간 완성을 실현하는 데 도움을 줄 수 있다.

## 3) 자비 명상(Loving-Kindness Meditation)

자비 명상은 불교의 대표적 명상 기법으로, 다른 사람이나 자신에게 인내와 관용, 자비로운 마음을 발전시키는 데 사용된다. 이 명상은 긍정적인 감정과 바람을 표현하는 어구를 사용하며 대상을 다양하게 변화시키는 특징을 가지고 있다. 명상자는 자신, 가족, 친구, 중립적인 사람, 어려움을 겪는 사람, 어렵게 대하는 사람 또는 심지어 모든 존재를 명상 대상으로 선택할 수 있다. 이 명상은 감정을 시각화하고 마음을 열 때 도움을 주며, 꾸준한 연습을 통해 일상생활에서 자비와 관용을 향상시키는 데 도움이 된다. 또한, 심리적인 안정과 사회적 연결을 강화하는 데 기여할 수 있다.

### 4) 요가 명상(Yoga Meditation)

요가 명상은 몸과 마음의 평형과 조화를 찾는 데 중점을 둔 명상 기법이다. 이 명상은 몸의 동작과 호흡을 통해 몸과 마음의 통합을 실현하고 내적 안정을 찾는 데 도움을 준다. 요가의 목표는 신과의 합일, 심신의 합일, 마음의 집중, 마음 작용의 소멸 등 여러 가지로 정의되며, 이를 요가 명상의 한 형태로 적용한다. 몸의 동작과 자세를 사용하여 몸의 유연성, 근력, 균형을 향상시키는 것을 강조하며 몸의 불균형을 개선한다. 깊고 의도적인 호흡 연습을 통해 몸과 마음의 조화를 찾고 현재 순간에 집중하는 데 도움이 된다.

요가 명상은 명상과 명상 자세를 결합하며, 몸의 포즈와 동작을 유지하거나 특정한 자세를 사용하여 몸과 마음의 내적 평화를 찾는 것을 목표로 한다. 이 명상은 다양한 요가 유형과 스타일을 통해 몸과 마음을 연결하고 내적 균형을 찾는 데 도움을 주며, 몸의 건강과 정신적 안정을 향상시키는 데 유용한 명상 기법 중 하나이다.

요가는 마음의 작용을 제어하고 마음의 움직임을 억제하여 인간 본래의 고요한 마음으로 돌아가는 정신적 도구로 사용되며, 신체적 건강과 내적 안정을 위한 목표를 가지고 있다. 요가 명상을 통해 몸과 마음을 조화롭게 유지하고, 심신의 안정과 조화를 찾는 데 도움을 주며, 다양한 몸의 동작과 호흡법을 사용하여 몸과 마음을 향상시킬 수 있다.

### 5) 자율 훈련 명상

이완요법으로도 알려진 심리적인 요법이다. 이 방법은 명상자가 자신에게 긍정적인 메시지를 암시하여 심리적인 치유와 자기 조절을 돕는 방법으로, 신체적 감각에 집중한다. 이 명상은 상상력과 신체의 이완을 결합하여 마음을 평화롭게 하고 몸을 건강하게 하는 데 효과적이다.

## 6) 걷기 명상

명상과 걷기를 결합한 형태의 명상 기법이다. 몸을 움직이면서 마음을 진정시키며 명상 경험을 더욱 풍부하게 만드는 방법이다. 걷기 명상을 실천할 때, 조용하고 간섭을 받지 않는 장소를 선택하고 편안한 신발과 옷을 입는 것이 중요하다. 걷는 동안 호흡과 걸음을 조화시키고 현재 순간에 집중하여 주변 소리, 자연의 아름다움, 몸의 감각을 인식하며 걷기를 즐긴다. 이 과정에서 몸의 움직임, 지면과 발의 접촉, 걸음의 리듬이 명상 객체가 되어 마음을 진정시킨다. 걷기 명상은 어디에서든 수행 가능하며, 자연스러운 움직임 중 하나로 실시하기 간편한 명상 기법 중 하나이다. 이를 통해 현재의 순간을 경험하며, 주변 세계와 조화를 이루며 내면의 안정과 평화를 찾을 수 있다.

## 7) 호흡 명상

호흡 명상은 호흡에 집중하는 명상 기법으로, 숨을 들이마시고 내쉬는 과정을 관찰하며 숨의 흐름과 느낌에 주의를 기울인다. 연습을 통해 자율신경계를 안정화하여 몸의 자연적인 이완을 촉진하며, 현재에 집중하기 위해 과거나 미래의 걱정을 떠나 현재에 집중한다.

일반적으로는 숨을 따라가는 방법이 가장 흔히 사용되며, 스트레스 감소, 집중력 향상, 정서 조절, 명상 경험 향상 등을 위해 간단하면서 효과적인 기법 중 하나다. 요가나 기공 수행 시에도 중요한 역할을 하며, 심호흡과 규칙적인 호흡은 몸을 치유하는 데 도움을 준다. 올바른 호흡은 모든 세포, 근육, 뼈, 그리고 장기에 필요한 산소를 제공하여 세포들이 치유를 위한 에너지를 얻게 한다. 호흡 명상은 다른 생각을 방지하고 마음을 집중시키며, 마음을 안정시키고 내면의 변화를 촉진한다. 이러한 변화는 심리적인 치유 효과를 가져올 수 있다. 호흡을 이용한 명상법인 수식관 명상으로서 들숨과 날숨을 통해 몸과 마음의 현상을 관찰하는 명상법이다.

## 8) 차크라 명상

차크라 명상은 '차크라'라고 불리는 인체의 에너지 센터를 조절하고 균형을 맞추기 위한 명상이다. '차크라'라는 용어는 산스크리트어로 '바퀴'를 의미하며, 이는 각 차크라가 에너지의 원형적인 흐름을 나타내는 바퀴 모양으로 상상되기 때문이다. 해부학적으로 차크라를 물리적으로 발견할 수는 없지만, 인도의 정신, 신체, 및 정신적 실체의 에너지 중심으로 여겨진다.

인체에는 7개의 주요 차크라가 위치한다. 첫째, 골반 부위 회음의 기반 차크라, 둘째, 배 밑의 골반 부위 비장의 성 차크라, 셋째, 배꼽 부근의 힘 차크라, 넷째, 가슴 중앙 심장의 사랑 차크라, 다섯째, 목의 의사소통 차크라, 여섯째, 두 눈 사이 이마 진실 차크라, 일곱째, 정수리 깨달음 차크라는 각각을 활성화하고 균형을 맞추는 데 도움을 주며, 몸과 마음의 균형을 증진시키는 명상이다. 이를 통해 개인은 더 나은 에너지 흐름, 내면의 평화, 스트레스 감소, 그리고 정서적 안정을 경험할 수 있다. 차크라 명상을 수행하기 위해서는 각 차크라에 대한 이해와 적절한 명상 기술을 습득하는 것이 중요하다.

## 9) 사심사관(四尋思觀) 명상

'사심사관四尋思觀'은 중립적이고 객관적인 관점을 통해 사물을 관찰하고 그 진리를 깨닫기 위한 방법을 나타낸다. 정신적인 깨달음과 깨달음을 얻는 데 도움이 되는 방법이다.

사심四心의 구성 요소는 첫째, 마음의 순수淸净心는 부정적인 감정과 생각을 없애고, 내면의 정화와 순수성을 찾는다. 둘째, 모든 것의 동일한 마음同一心은 평등한 관점을 유지하여 차별과 편견을 극복하고 모든 존재를 동일하게 바라보는 것을 의미한다. 셋째, 공포의 마음으로 두려움이 없는 마음은 두려움과 불안을 극복하고 마음을 안정시킨다. 넷째, 마음을 평정하고 조용한 마음靜慮心은 명상을 통해 내면의 진리를 깨닫는 것을 목표로 한다.

사심사관 명상은 불교 수행자들이 마음의 평정과 깨달음을 달성하고 세계적인 고통과 염원에서 벗어날 수 있도록 도움을 주는 중요한 명상이다. 이 명상은 불교의 다양한 전통과 학파에서 실천되며, 신비한 경험과 깨달음을 추구하는 데 도움을 준다.

## 10) 만트라 명상

만트라 명상은 마음의 안정과 깨달음을 향해 나아가기 위한 불교적인 명상 기법 중 하나다. '만man'은 '생각하다'를, '트라tra'는 '수단과 방법을 지시하는 속박에서 자유롭게 하다'를 의미한다. 따라서 '만트라'는 마음의 해방과 자유로움을 향한 명상이다.

명상 시 만트라를 되풀이하여 암송하면 내면의 고요함과 평화를 얻을 수 있는 현재의 순간에 집중하고 깨달음을 얻는 데 도움을 주는 간단하면서도 효과적이다. 자세, 순수한 마음, 주위 집중, 깨달음을 얻고 나면 천천히 눈을 뜨고 몸을 움직이며 일상활동으로 돌아간다. 만트라 명상을 암송하면, 내면의 고요함과 평화를 찾을 수 있으며, 현재의 순간에 집중하고 깨달음을 얻는 데 도움을 준다. 또한, 소리와 단의 조합으로써 인체 내의 진동과 파동을 활성화시켜 생체 에너지의 균형을 맞추거나 활성화시키는 효과를 나타낼 수 있다. 만트라 명상은 몸과 마음의 조화와 평안을 찾는 데 도움을 주며, 한 개의 문자, 한 개의 음절, 한 단어 또는 한 문장으로 구성되어 있는 만트라를 암송하면 신성한 음률이 공명의 원리에 의해 내면의 진동을 활성화시키는 역할을 한다. 소리는 인간의 숨결과 지성의 결합에서 비롯된 것이므로 암송자는 자연히 몸과 마음이 조화를 이루어 편안함을 느끼게 된다.

## 11) 기타

### (1) 소리 명상

소리나 음악을 사용하여 명상하는 수행법이다. 이 명상은 인간의 뇌와 신경 시스템에 기반을 두고 있으며 주파수와 진동을 통해 뇌를 자극하여 이완 효과를 나타낸다. 소리나 음악은 감정적인 부분에 영향을 미치는 동시에 신체적인 변화를 유도하는 데 도움을 준다. 소리 명상은 다양한 소리와 음악을 활용할 수 있으며, 선택한 소리에 집중하고 그 진동과 주파수를 주의 깊게 인지하는 것은 중요하다. 명상 중에는 숨을 깊게 들이마시고 내쉬는 것을 주시하며 몸의 피로를 인지하고 해소한다. 부정적인 생각과 감정을 버리고 현재 순간에 집중함으로써 명상을 수행한다.

이러한 소리 명상은 음악, 자연 소리, 물결 소리, 새의 지저귀는 소리, 명상 음악, 노래, 현악기 등 다양한 소리와 음악을 활용할 수 있다. 이것을 통해 소리와 진동의 특성을 활용하여 인체의 긍정적인 생리적 변화를 유도하며, 마음과 몸을 진정시키고 내면의 평화와 조화를 찾는 데 도움을 준다. 일정한 시간을 정하고 명상을 점차적으로 연장하는 것도 유용하다. 이러한 명상 기법은 싱잉볼, 크리스탈, 징 명상 등 다양한 소리와 진동을 활용하는 데 포함될 수 있다.

### (2) 리다 명상

치료적 전략으로써 부정적인 사고를 약화시키거나 긍정적인 사고로 전환시켜 주는 인지 행동 치료와 수용 전념 치료를 통합하는 방식의 명상 프로그램이다. 감정을 회피하지 않고 직면하기, 감정과 생각의 관계 탐색하기, 감정과 생각으로부터 분리하기, 가치와 일치된 행동 탐색으로 구성되어 있다.

### (3) 간화선看話禪

간화선 명상은 불교의 학문적인 전통에서 중요한 역할을 한다. 이야기나 대화를 통해 인사이트와 깨달음을 발견하고 가르침을 깊이 이해하기 위해 사용된다. 불교에서는 명상을 깨달음을 지향하는 선禪이라 부르고, '간화看話란 본다라는 의미의 간看과 말이란 의미의 화話의 복합어'이다.

이 명상은 이야기나 다른 사람의 말을 듣거나 경전을 읽고 논의하며 깨달음을 찾는 데 활용하는 도구 중 하나이다. 불교 경전《화엄경華嚴經》과 관련되어 있으며, 학문적인 탐구와 명상의 결합을 통해 내면의 진리를 깨달음으로 이끈다. 간화선 명상은 뇌와 마음을 특정 주제나 주의를 중심으로 집중시키는 데 도움을 주며, 이를 통해 깨달음을 얻는 것이 목표다.

### (4) 지관 명상

초기 불교의 마음의 평정심을 이루기 위해 원효 스님이 대승기신론을 가르치면서 나온 색문, 마음을 관찰하는 심문으로 이루어진 수행법이다. 행동과 생각 멈추기, 부처님 바라보기를 통해 주시와 관찰, 감정과 연결을 통해 내면의 평화를 찾는 법이다.

제I장 왜(why) 자연치유를 알아야 하는가!?

제II장 컬러의 이해와 자연치유 솔루션!

제III장 자연치유와 생활요법

　이상은 다양한 형태와 방법으로 일상생활의 다양한 활동과 상황에서 수행할 수 있다. 이를 통해 명상은 일상적인 모든 행위 및 상황에서 가능하다는 것을 알 수 있다. 웃음을 통해 긍정적인 감정과 몸과 마음의 편안함을 찾는 웃음 명상, 감사의 마음을 가지고 일상의 선물과 기회에 감사함을 표현하며 내면의 평화를 찾는 감사 명상, 차를 마실 때 차의 향과 맛, 차를 내려 주는 과정을 주의 깊게 체험하는 차훈 명상, 달리면서 발걸음과 숨을 주의 깊게 체험하는 달리기 명상, 자연 속에서 산책하거나 등산을 하면서 자연의 아름다움과 조화를 체험하는 산행 명상, 목욕을 즐기며 물의 감각과 상쾌함을 주의 깊게 경험하는 목욕 명상, 요리를 할 때 재료의 향과 맛, 조리 과정을 주의 깊게 체험하는 요리 명상, 청소하는 과정을 마음의 평정과 정화를 위한 청소 명상 등은 일상생활의 다양한 상황에서 활용할 수 있다.

## 4. 명상의 효과

　명상의 각각의 방법은 마음과 몸을 진정시키고 내면의 조화를 찾는 데 도움을 줄 수 있다. 명상은 시간과 공간의 제약을 받지 않는 실용적인 도구로 활용될 수 있는 심리와 신체 치유로 나누어진다. 심리적 치유 효과로는 스트레스 감소, 우울 및 불안의 감소, 분노 조절 능력 감소, 정서적 감정 조절, 중독 감소, 자기 효능감과 자아 존중감 증진의 효과가 있다. 신체 생리적 치유 효과로는 뇌의 가소성 증가, 면역력 증가, 기억력 증진, 활력징후의 안전, 통증 감소, 기능성 소화 불량증 감소 등이 있다.

　이와 같이 인체의 치유체계를 최적의 상태로 만드는 것이 자연치유이며 서양의학을 대신할 만한 자연치유 방법들은 다양한 명상 기법과 가이드가 존재한다. 생활 속의 자연치유 중에 명상을 통한 치유의 효과는 인체의 치유 체계를 최적 상태로 만든다. 서양의학을 보완하거나 대체할 수 있는 자연치유 방법은 다양한 명상 기법과 가이드로 구성되어 있다. 각 개인의 특성과 현재 상태에 따라 가장 적합한 방법을 선택하여 실천할 수 있다.

미국의 생리학자 웰터 캐넌은 '항상성'의 개념을 자연치유력으로 설명했다. 그에 따르면, 신체는 균형을 잃었을 때도 항상성을 유지하려고 노력하며, 이 균형을 회복하려는 힘이 '자연치유력'이다. 인간을 포함한 모든 생물의 몸은 긴급한 상황이 발생하면 기본 상태로 돌아가려는 본능이 있을 때 명상을 권해 본다.

## 5. 명상을 위한 호흡법

잠자는 기운을 밖으로 내보내고, 새로운 기운을 받아들이는 호흡은 기氣의 역동적 운동성을 건강하게 하는 명상의 핵심 부분 중 하나이다. 호흡은 감각·느낌·생각·오감을 살려 코로 숨 고르기를 한 후 편안하게 하여 에너지를 얻기 위해 명상에서 중요하다고 볼 수 있다. 규칙적이고 깊은 호흡을 통해 심신을 진정시키고, 스트레스를 감소시키는 데 도움이 되는 호흡의 제어는 평온한 상태를 이루기 위한 연습이자 기술이다. 내부적인 평화와 조화를 찾는 데 도움을 주며, 더 나은 안녕과 웰빙을 증진시키는 데 도움이 될 수 있다.

호흡법呼吸法이란? 들숨과 날숨의 비율을 잘 맞추어 깊고, 가늘고, 길고, 고르고, 균형 있고, 천천히 부드럽게 하면서 복압력을 형성시키고 자율신경을 균형 있게 조절하여 신체의 기능을 강화하는 수련법이다. 감정적 에너지를 조절할 수 있는 강력한 도구로, 호흡을 통해 기氣를 조절하는 역할을 하나 궁극적으로는 마음을 조절하는 것 만으로도 상당한 치유 효과를 볼 수 있다.

호흡법에는 영양분의 섭취를 호흡을 통해서 피를 보충하는 복식호흡腹式呼吸은 생기를 돌게 한다. 그밖에 다양한 호흡법은 조식법調息法, 지식법止息法, 격호흡법激呼吸法, 역호흡법逆呼吸法, 역복식호흡逆腹式 呼吸, 용천호흡湧泉呼吸, 흉식호흡胸式呼吸 등이 심신의 조화를 통한 몸과 마음의 상호작용이 밀접하게 하여 후각을 살려 내는 힘도 길러낸다. 즉 자연스럽게 하거나 조절하거나 하는 모든 과정은 생리적인 과정을 그냥 따라가는 것이다. 숨을 들이마실 때는 주의 깊게 그 경험을 관찰하고 내쉴 때는 그 경험을 느끼면서 집중한다.

## 1) 호흡 시 단전(丹田)의 움직임

단丹은 '붉다, 뜨겁다' 등의 에너지를 의미하며, 전田은 '밭, 터' 등의 무엇을 생성하는 자리를 뜻한다. 그래서 단전丹田은 단丹, 정精, 힘 에너지를 생성하는 것으로 표현할 수 있다. 즉 천기天氣와 지기地氣를 합하여 단丹, 정精을 생성하는 자리다. 인간의 모든 능력은 단전의 상호작용에 의해 비롯된다. 인체에는 세 곳의 내단전주단전과 네 곳의 외단전보조 단전이 있는데, 전신에 뻗어 있는 기맥氣脈을 통하여 에너지를 운반하고 유통시키면서 인체의 생명력을 유지시킨다.

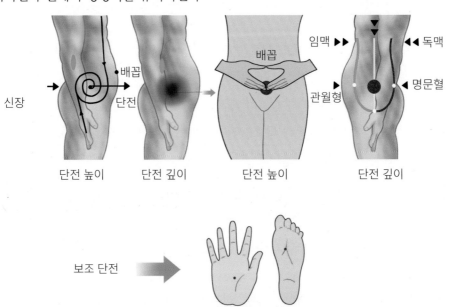

임맥 ▶▶
배꼽
독맥 ◀◀
신장
단전
관월형
명문혈

단전 높이    단전 깊이    단전 높이    단전 깊이

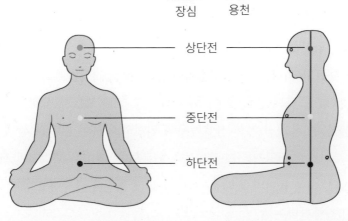

보조 단전

장심    용천

상단전

중단전

하단전

## 2) 호흡 시 주의 사항

억지로 숨을 참거나, 지나치게 길게 또는 느리게 하거나 등의 인위적인 호흡을 하면 안 된다. 강제적으로 호흡을 억제하는 시도는 부자연스러운 것으로 불쾌한 것이다. 있는 그대로 편안하고 자연스럽게 하되, 특히 마음의 병이 있는 사람은 호흡을 가슴인 허파로만 하게 됨에 따라 몸에 힘이 들어가면서 숨이 가슴에서 막힌다. 몸의 힘을 최대로 뺀 상태에서 호흡을 가슴 아래로 내린다고 생각하면서 긴장을 풀고 호흡을 진행한다.

몸으로 하는 호흡을 정신인 마음으로 하는 호흡으로 변화시킨다. 자신의 호흡을 정신적인 개념 혹은 정지 행위로 인식한다. 쉽게 얘기해서 실제의 호흡을 꿈에서 실행하는 호흡으로 인식하는 것이다. 어떤 것에 고도로 정신을 집중할 경우 자동적으로 호흡이 느려지고 안정되는 것이 있다. 반면에 공포, 욕정, 분노 등과 같은 해로운 정서 상태에서는 어쩔 수 없이 지나치게 빠르거나 고르지 못한 호흡이 되는 것처럼, 우리가 몸으로 하는 호흡은 곧 정신인 마음의 호흡과 관련이 있다는 인식을 하는 것이 중요하다.

느린 호흡의 중요성은 동물들의 호흡을 비교해 보면 알 수 있다. 잠시도 가만히 있지 못하는 원숭이는 1분에 32회, 사람은 1분에 18회, 300세까지 장수한다는 거북이는 1분에 단 4회만 호흡하는 것을 통해서도 알 수 있다. 단, 절대로 호흡을 강제적으로 길게 하거나 참는 호흡을 해서는 안 된다. 내면의 명상을 통하여 아주 천천히 저절로 호흡이 느린 상태가 되도록 해야 한다김완석, 심리학과 교수.

## 3) 좋은 호흡을 위한 코 세정 방법 (잘라네띠)

물을 의미하는 잘라jala와 세척을 의미하는 네띠neti의 합성어로, 편한 호흡으로 인해 막힌 코의 흐름을 좋게 하고 복식호흡에 도움이 된다.

- 체액과 비슷한 농도의 소금물 또는 생리식염수를 준비한다.
- 온수약 20도 500ml에 소금 3그램을 녹여 만든다.
- 스포이드 등으로 빨아들여 콧속에 두세 방울 흘려 넣는다.
- 똑바로 누운 상태에서 하는 것이 원칙이다.
- 생리식염수를 넣을 때는 한꺼번에 넣지 말고 한 쪽씩 따로 한다.

■ 콧속에 두세 방울을 흘려 넣었으면 코를 풀고, 다음에는 반대쪽에 두세 방울 흘려 넣고 코를 푸는 식이다.

■ 콧구멍으로 흘러 들어갔을 때는 삼키지 말고 뱉어 내고 하루에 3~4회 실시한다.

본래는 세척액을 코로 들이마셔 입으로 뱉는 방법으로 콧구멍 속의 세균을 세정한다. 점막에 스며들어 아픈 것이 단점이다.

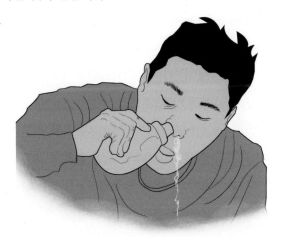

스스로 호흡을 하여 아래 받치고 있는 기운을 끌어 마음밭에 저장을 할 수 있다. 그런데 평상시 무심코 입으로 호흡을 한다면 여자는 7년을, 남자는 8년을 늙는다.

## 6. 명상을 위한 도구

### 1) 시각적 도구로 촛불을 사용한다.

자연이 갖고 있는 근원적인 힘이나 생명력에 기대어 명상을 하는 것이다. 촛불을 명상의 시각적 도구로 사용하는 이유는 여러 가지가 있다. 빛을 응시하면 명상 중에 흩어진 생각을 줄이고 명상 상태를 유지하고 안전감을 갖는 데 도움이 된다. 촛불의 빛은 아름다운 시각적 경험을 제공하여 이 아름다움은 명상 과정을 더 깊게 경험하고 정신적으로 연결하는 데 도움을 줄 수 있다. 다양한 종교와 신앙에서 중요한 상징으로 사용되어 명상 과정에서 촛불을 사용하면 종교적 의미를 강화하고 심적인 연결을 형성하고 환경을 조성하는 데 도움을 준다.

촛불의 불빛이 물결처럼 움직이는 것을 관찰하면 공기의 흐름에 따라 일렁이는 불빛은 오색 찬란한 빛의 전깃불과 사뭇 다른 느낌을 내며, 이것은 자연이 순환하는 과정을 명상하기에 좋은 수단이 되기도 한다. 그뿐만 아니라 불꽃이 뿜어내는 밝은 빛은 보이지 않는 영적인 세계를 대변하는 등 종교적으로도 많은 의미를 내포하고 있다.

예로부터 어둠과 빛은 서로의 소멸로 인해 존재하는 것으로 인간은 이를 통해 많은 의미를 상상했다. 결과적으로 밤과 낮, 흑과 백, 죽음과 생명을 상징하게 되었다. 이것은 정신적 차원으로 옮겨와 그 의미가 더욱 발전되었고 현재는 악함과 선함, 부정과 긍정을 뜻하게 되었으며, 나아가 빛은 영혼이나 눈에 보이지 않는 신을 상징하게 된 것이다김한나, 2007. 촛불은 명상을 더 효과적으로 만들어 주는 시각적 도구로, 명상 시 명상 경험을 개선하고 명상 중에 내면의 평화와 조화를 찾는 데 도움을 준다.

## 2) 청각적 도구로 좌종, 방울 크리스털, 자연의 소리를 사용한다.

청각적 도구를 활용한 명상법은 다른 방법에 비해 감각적 요소를 일깨우고 주의를 환기시키기 가장 좋은 명상법이다. 자연의 소리나 차분하고 정적인 음악을 듣는 것은 물론, 보다 깊은 묵상을 할 수 있다. 그중에 좌종, 크리스털, 특정 종교의 악기를 사용하기도 한다. 소리의 울림을 이용해서 보다 널리까지 세션의 시작과 끝을 알릴 수 있고, 명상 중간의 좌종과 방울 울림은 집중을 돕고 명상의 흐름을 조절하여 깊이를 더할 수 있다. 싱잉볼 같은 경우는 주발을 바닥에 내려놓고 막대를 수직으로 세워 주발의 겉을 쓸어 주듯 마찰시키며 소리를 낸다. 주발의 크기, 모양, 두께에 따라 그 음과 공명의 정도가 다르게 난다. 일회성의 소리를 가진 종鐘과 달리 막대를 주발에 밀착하여 계속 움직이는 만큼 그 소리가 지속된다.

토속 신앙에서도 마찬가지로 무당이 굿을 할 때 꼭 빠지지 않는 도구는 방울이다. 방울을 흔들어 냄으로써 신을 부르는 행위는 인간이 소리가 주는 힘을 의식적으로 사용하고 있다는 증거이다. 이처럼 반복적인 음의 파장에는 사람으로 하여금 무아지경에 빠지게 하는 힘이 있다. 그래서 이는 오늘날까지도 명상과 같이 집중을 필요로 하는 각종 행위에 널리 사용되고 있어 몸과 마음의 균형을 찾는 데 도움을 주는 강력한 도구다.

### 3) 후각을 이용한다.

신체의 감각 중에서도 가장 예민하게 반응하는 감각은 후각이다. 명상 과정에서 산소의 공급과 연결되며, 특정 향기는 몸과 마음에 안정감을 주고, 현재 순간에 집중할 수 있다. 후각이 미치는 영향 범위는 넓고 강하며, 뇌신경의 첫 번째로 일상의 시작이 후각이기 때문이다. 향을 맡는 것은 스트레스 완화와 정서적 안정이라는 측면에서 이미 그 효과를 과학적으로 인증받은 바 있으며, 전 세계적으로 가장 널리 쓰이는 치유의 수단이기도 하며, 현재의 존재를 느끼며 과거나 미래의 걱정에서 벗어날 수 있다.

### 4) 미각을 이용한다.

명상 중에 미각과 관련한 도구의 대표적인 예는 식품이나 차茶로서, 갖가지 차가 지닌 다양한 풍미와 향기를 이용하여 감각을 자극하고 정서적 안정을 돕는다는 점에서 '향기요법'의 일종인 후각적 방법과 연결될 수 있다. 의식적으로는 감사와 연결을 하기도 한다. 많은 시간을 들이지 않고도 일상생활에서 휴식을 취하면서 명상을 도울 수 있는 방법이다. 더욱이 따뜻한 차의 음용은 혈액순환을 도와 긴장을 완화시켜 주고 보다 편안한 상태의 사색을 유도할 수 있다는 장점이 있다. 차의 종류와 그 음용법에 대해 나라마다 가진 역사는 매우 다양하고도 깊으나 현대에 들어서는 보다 간편한 방법과 도구를 사용하여 차를 즐기며 명상을 할 수 있다.

### 5) 촉각을 이용하는 도구를 사용한다.

촉각을 활용하는 도구인 묵주와 염주는 명상 과정을 의식적이고 깊이 있는 경험으로 만들어 주는 도구로서 종교적 성물에서 찾아볼 수 있다. 묵주와 염주는 대개 기도와 연결되며, 사용자가 한 번의 기도를 마치면 하나의 구슬을 돌리는 방식으로 동작한다. 이 동작은 구슬을 모두 돌릴 때까지 계속되며, 종교적 믿음과 의식을 나타내기 위한 중요한 행위다.

묵주와 염주는 종교적인 관례나 개인적인 명상을 위해 사용된다. 묵주는 주로 천주교에서, 염주는 불교에서 사용되며, 두 도구는 명상자가 집중력을 높이고 현재의 순간에 집중하는 데 도움을 준다. 또한, 이러한 도구를 촉각을 활용하여 조작하면서 단순하고 반복적인 행위를 수행하는 것은 명상자가 감각적 경험을 통해 정신을 안정시키고 명상 경험을 향상하는 데 도움이 된다. 이처럼 사물을 돌리는 것과 같이 단순한 행위를 반복하는 것은 촉각에 똑같은 자극을 지속하여 줌으로써 잡념을 없애고 행위자체에 몰입할 수 있게끔 한다. 촉각을 이용하는 도구는 반복적인 행위를 통해 명상자에게 촉각적 경험을 제공하고, 명상 과정을 의식적이고 깊이 있는 경험으로 만들어준다. 이러한 도구는 종교적인 의식과 개인적인 명상을 향상시키는 데 도움을 준다.

# 7. 다같이 해 보는 명상

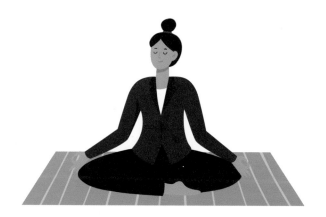

## 1) 앉아서 할 때: 연습(1)

자세를 조정하고 두 손바닥은 무릎 위에 놓고, 내 몸을 순환시킨다 생각하고 손바닥을 위로하늘, 혹은 아래로땅 가게 하여 우주와 내가 하나가 되었다고 생각하며 가부좌 혹은 결가부좌로 앉는다. 이때 가부좌 자세가 처음 하는 분들은 불편할 수도 있다.

■ 어깨의 힘을 털털 털어 빼고 어깨선과 허리를 바르게 펴고 턱은 목쪽으로 살짝 당겨 본다. 척추를 곧게 세우고, 편안하게 호흡을 고른다.

■ 지퍼 있는 옷을 입으신 분은 지퍼를 풀고 편히 앉는다.

■ 왼손을 들어 배꼽을 찾아 손을 걸쳐 보도록 한다.

■ 다음 오른손가락 4개는 3치를 의미하는데 손을 겹치고 왼손 위에 살포시 놓고 척추를 곧게 세우고 몸을 이완시킨다. 그리고 호흡을 해 보도록 한다.

■ 어린아이가 행복한 잠을 자듯이 … 중략 …

우리는 매일 같이 숨을 내쉬고 들이쉬며 호흡을 하지만 그것을 딱히 의식하지 않고 있다. 그러나 매일 내쉬고 들이쉬는 한 호흡은 우리의 생명 그 자체이며 깨어 있는 의식의 발판이 된다고 생각한다.

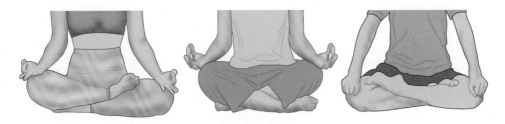

## 2) 앉아서 할 때: 연습(2)

■ 몸에 힘을 빼고 편안한 자세를 유지한다.

■ 양손을 배 위에  닿을 듯 말 듯 놓은 자세다.

■ 숨을 들이쉬면서 갈비뼈 사이사이 근육 사이사이로 숨이 들어가고 있는지 느껴 본다. 그리고 깊숙한 곳까지 산소가 들어가는 걸 느끼면서 잠시 숨을 멈추어 본다. 이제는  후우! 하면서 배 중앙으로 힘을 모으고 근육을 살짝살짝 움직이며 배꼽 밑으로 밀어 본다.

■ 척추를 따라 깊이 항문까지 깊이 조여지는지 힘을 준다. 호흡을 하는 동안 호흡이 각 부위로 보내고 호흡이 그곳까지 들어가서 닿는다고 상상을 한다. 만일 몸에 불

편한 곳이 있으면 그곳으로 호흡을 가져가서 숨을 그곳까지 들이쉬고 다시 코로 숨을 내쉰다고 상상한다. ··· 중략 ···

### 3) 누워서 할 때(바디 스캔 명상): 연습(3)

명상의 요소는 집중력이다. 호흡을 관찰하여 집중력을 키우며, 여러 가지 방법이 있으나 개개인이 원하는 수행법이 다를 뿐이다.

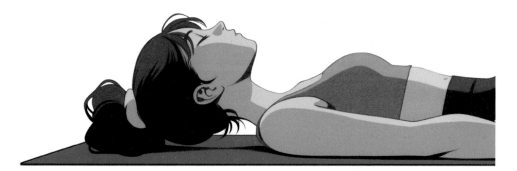

- ■ 먼저 집중 이완을 위해 등을 바닥에 대고 손바닥은 펴서 천장 쪽을 향하며, 양팔은 몸통 옆에 놓거나 나란히 한 후 자신의 몸을 스캔해 본다.
- ■ 또는 배 위에 올려놔도 좋다. 눈은 편안하게 감고 바닥과 몸이 닿아 있는 곳을 알아차리고, 발을 어깨넓이로 적당히 벌린다. 호흡에 따른 아랫배 감각에 주의를 기울인다.
- ■ 코를 통하여 몸 안으로 공기가 들어와서 아랫배가 움직이는 걸 느껴보길 바란다. 어떤 방법으로든 호흡은 조절하는 것이 아니라 몸에 따라 아랫배가 내려가고 아랫배가 올라가는 자연스런 흐름에 주의를 기울이고 그 흐름을 알아차린다.
- ■ 바디 스캔을 하는 동안은 편안한 자세를 취하는 것이 중요하다.
- ■ 만약에 누워 있는 자세가 편안하지 않다면 자세를 바꿀 수도 있다.
- ■ 또한, 연습 중에 집중이 안 되거나 잡념이 많이 생기거나 어떤 감정이나 감각이 너무 강하게 느껴지면 주의를 복부로 올려서 호흡에 따라 복부가 내려가는 것에 집중하여 본다. 주위를 복부에서부터 왼쪽 허벅지 무릎, 아랫다리, 발목 아래로 쭉

제1장 왜(why) 자연치유를 알아야 하는가?

제II장 질병의 이해와 자연치유 솔루션!

제III장 자연치유와 생활요법

욱 훑듯이 내려가서 왼쪽 발가락 끝의 감각을 느껴 본다.

■ 이제 주위를 엄지발가락과 다음 발가락으로 옮겨서 어떤 감각이 느껴지는지 그 대로 지켜본다. 피부와 발톱의 감각, 발가락 사이의 공간, 발가락의 체온, 발가락에서 느껴지는 시원함 혹은 따뜻함, 따끔거림이나 얼얼함, 어떤 감각이든지 있는 그대로 경험하여 본다. … 중략 …

■ 다시 호흡으로 몸의 긴장을 풀렸는지 느끼며 들숨과 날숨에 마음의 탁기를 내보내도록 한다. 긴장하거나, 걱정되거나, 불안하거나, 짜증나고 화나고 두려움의 마음은 감각에서 벗어나 서서히 평화롭고 깨끗해지는 걸 느끼며 마음은 무의식이지만 활동적이 되어 본다.

■ 마음은 하나지만 유동하는 불안정한 성질로 인해 여러 마음으로 보일 수 있다는 것도 알아차린다. … 중략 …

## 4) 마음 챙김 명상: 연습

불안에서 빠져나오는 방법을 정신의학에서는 자연치유의 한 방법으로 마음챙김을 강조한다. 개인의 생각이나 느낌에 의미를 부여하거나 옳고 그름을 판단하지 않고 현재 생각이나 감정을 관찰하고 집중하여 이완과 통찰을 해 보도록 한다.

■ 편안한 자세로 앉는다.
■ 몸에 긴장을 풀고 눈을 감아본다.
■ 편안하게 호흡하며 들숨과 날숨에 집중해 보도록 한다.
■ 그림처럼 보이는 은빛 억새가 예쁜 조용한 제주도의 가을 산을 바라보며 앉아 있다고 생각한다.
■ 천천히 제주 억새의 리듬을 타며 바람에 흔들리는 억새를 관찰해 본다.
■ 마음속에 떠오르는 생각이나 느낌, 불편한 신체 감각을 은빛 흔들림 위에 올려놓고 그 억새 따라 바람 타고 산등성이를 내려가며 시야에서 사라져 가도록 한다.

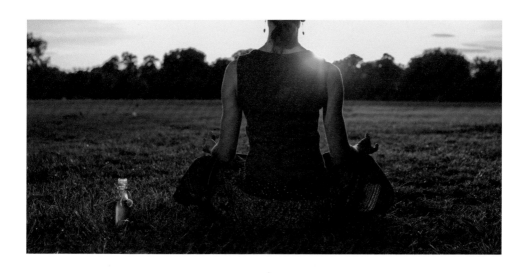

■ 다시 산을 바라보며 새로운 생각의 억새풀이 살랑거리는 것을 관찰한다.

■ 우리의 마음은 들판이며 나를 괴롭히는 불안과 상념들은 그저 잠시 나타났다가 사라지는 은빛 억새의 춤 사위 같을 뿐이다.

■ 조용히 계속 음악과 함께 … 중략 …

"사람의 얼굴은 못난 얼굴을 예쁘게 만들 수가 없고,

작은 키를 키울 수 도 없고,

약한 체질을 갑자기 강하게 만들 수도 없습니다!.

그러나…

인간의 마음은 유연하기 때문에 얼마든지 변화 성숙이 가능합니다."

－율곡 이이李珥 정신수양서《격몽요결擊蒙要訣》－

　사실 명상을 어렵지도 않고 높은 곳에 있지도 않다. 일상의 삶 자체가 명상이 될 수 있다. 코로나19로 인해 사람들은 방구석 콘서트를 하면서 즐거움을 얻었다. 그렇다. 그 순간순간 나에게 일어나는 기쁨이 될 수도 있다. 그 순간에 집중하여 성찰의 시간이 치유로 이어 나갈 수 있다면 기쁜 명상이 될 수 있다.

# 자유로운 영혼, 색(色)

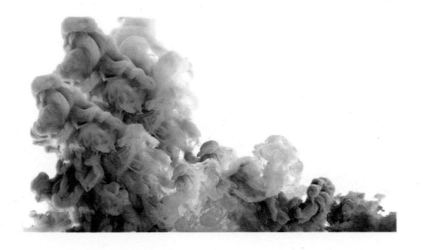

누구에게나 마음에 들어오는 색깔이 끌리거나 예쁘다고 느껴지는 건 그때마다 다를 수 있다. 날씨, 감정, 분위기에 따라서 제각각 다가온다. 어떤 날은 유난히 노랑이 좋았다가, 또 답답한 날은 바다를 연상하는 블루가 좋았다가, 뜨겁고 열정적인 레드가 끌리기도 한다. 그럴 때마다 컬러는 긴장감을 풀어 안정감을 유지할 수 있도록 하여 신경을 안정화시키며, 맥박이나 호흡이 편안해지고, 스트레스를 해소하여 마음을 평화롭게 도와주기도 한다. 이렇듯 컬러는 몸과 마음을 움직이게 한다. 이렇게 색채는 나를 알게 되기도 하니 나를 찾아가 보자.

# 1. 몸을 다스리고 마음을 움직이는 색채

[나의 컬러를 찾아라!]

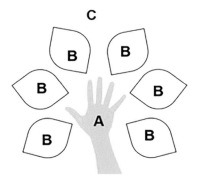

옆의 그림에서
A는 손
B는 손톱을 물들일 예쁜 컬러
C는 배경색이다.
각각 어떤 컬러로 채색하고 싶은 대로 선택해서 칠해 본다. 색상은 레드, 오렌지, 엘로우, 그린, 블루, 네이비, 퍼플, 화이트, 블랙 컬러를 사용하여 지금 나에게 끌리는 색을 기억하여 두자.

# 2. 색의 개념

색채는 전자파라는 빛의 파장의 일종으로 시각적 경험이다. 색채는 물체의 색이고, 물체가 발광하지 않고 빛을 받아서 반사되는 것이 색이다. 전자파에는 라디오파, 마이크로웨이브파[1], 음파, 원적외선, 내시경에 활용되는 X-선 등이 있다. 가시광선 또한 이 전자파의 일부분인 380nm~700nm 사이의 전자파이다. 뉴턴은 색채의 근원인 빛을 처음 발견하였다. 이러한 빛을 스펙트럼이라고 부르고 무지개색으로 구별하였다. 빨간 사과의 빨간색은 물체 자체가 빨간색이 아니라 그 물체 자체에 닿는 빛 중에서 빨간색이 반사되고 나머지는 흡수되기 때문에 우리에게 인식되는 것이다.

---

1) 마이크로웨이브(Microwave)는 전자파라고도 하는데, 전기력선과 자기력선으로 이루어진 일종의 유동 에너지이다. 전자파의 존재에 대해서는 1864년 스코틀랜드의 물리학자이자 수학자인 James Clerk Maxwell에 의해 그가 집필한 《전기와 자기》에서 전자기 이론인 Maxwell 방정식을 발표함으로써 처음으로 알려졌다. 1871년에는 빛의 전자기 이론을 발표하여 전자기파의 속도가 빛의 속도와 같다는 것을 확인하고, 빛도 전자기파의 일종임을 증명하였다. 그 후 Maxwell의 이론을 기초로 하여 1887년 독일의 물리학자인 Heinrich Hertz는 실험을 통해 전파의 존재를 입증하였으며, 전자파는 반사, 굴절, 간섭 등의 성질을 갖는다는 것을 입증하였다. 그의 이러한 공로로 전파에 사용되는 주파수의 단위를 Hertz의 약자인 Hz로 표기하게 되었다.

제I장 왜(why) 자연치유를 알아야 하는가!?

제II장 질병의 이해와 자연치유 솔루션!

제III장 자연치유와 생활요법

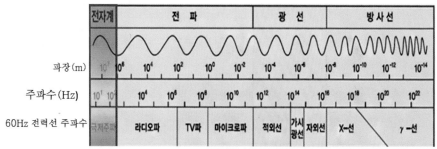

| 전자계 | 전 파 | | | 광 선 | | 방사선 | |
|---|---|---|---|---|---|---|---|

| 파장(m) | 10⁶ | 10⁴ | 10² | 10⁰ | 10⁻² | 10⁻⁴ | 10⁻⁶ | 10⁻⁸ | 10⁻¹⁰ | 10⁻¹² | 10⁻¹⁴ |

| 주파수(Hz) | 10¹ 10² | 10⁴ | 10⁶ | 10⁸ | 10¹⁰ | 10¹² | 10¹⁴ | 10¹⁶ | 10¹⁸ | 10²⁰ | 10²² |

| 60Hz 전력선 주파수 | 극저주파 | 라디오파 | TV파 | 마이크로파 | 적외선 | 가시광선 | 자외선 | X-선 | γ-선 |

- 전자파는 주파수에 따라 분류하며, 주파수가 낮을수록 에너지가 감소한다.

# 3. 색채(Color)란?

빛이 물체에 비추어 흡수하고 반사, 투과될 때 나난다. 사물이 밝음, 어두움을 눈의 망막과 여기에 따르는 신경의 자극이다. 이때 주로 세 가지 기본적인 색인 적색Red, 녹색Green, 청색Blue을 기반으로 다양한 물리적 현상을 의미하는 말이다. 우리가 느끼는 색의 인식은 눈에 의존해 나타나는 생리적인 현상이지만, 감각을 통한 충격은 심리적으로 작용하기 때문에 색에 대한 반응은 자극적이고 감각적이다. 그리고 직접적이다.

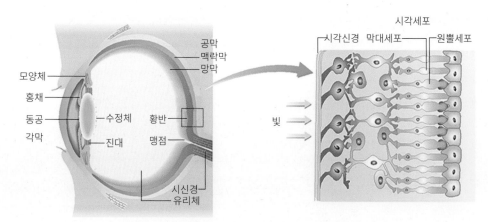

눈의 각 부분의 구조와 명칭과 망막을 확대한 모습
(망막에는 시각세포인 막대세포와 원추세포가 분포해 있다)

제I장 왜(why) 자연치유를 알아야 하는가?

제II장 질병의 이해와 자연치유 솔루션!

제III장 자연치유와 생활요법

빛이 간상체 또는 추상체를 거처 우리 눈에 들어오면 눈과 뇌의 상호작용으로 화학전달물질이 방출된다. 이 전달물질이 생성하는 전자적 메시지들은 뇌로 전해지고 최후에는 시상하부에 도달한다. 시상하부는 우리 뇌의 아랫부분에 위치한 뇌하수체와 함께 우리 몸에서 신진대사, 식욕, 체온, 수분 조절, 수면, 자율신경, 성기능과 재생산은 단지 시각적 자극만이 아니다. 색채는 우리 몸 안에서 생리적인 변화를 일으킨다. 심리학 용어를 빌리자면 색채는 감정적 경험을 전달한다.

# 4. 컬러와 자연치유적 건강

## 1) 컬러-테라피(색채 치료)란?

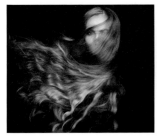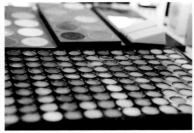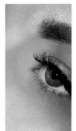

테라피therapy란 '요법' 또는 '치료'라는 뜻이다. 색은 감정, 문화, 상징 등과도 관련이 있다. 심신의 컨디션을 좋게 하고 마음의 안정과 균형을 위한 간접 치료 방법들을 통칭하는 의학 용어이다. 수술이나 약물 치료 같은 정통 치료요법의 효과를 높이고 고통을 줄일 수 있는 보조 수단을 뜻한다.

컬러 테라피color therapy는 특정한 컬러가 물리적으로 우리 신체의 일부분과 심리 상태에 영향을 미칠 수 있다. 시각적인 환경을 표현하고, 대부분의 사람이 정서적으로나 심미적으로 컬러에 반응하는 데 기초를 두고 있어 의미 전달에 중요한 역할을 한다. 그러므로 컬러 테라피color therapy는 인체의 조화로운 균형을 되찾기 위한 색선color ray으로 신체를 관리하는 것을 의미한다.

## 2) 컬러와 건강의 역사

1876년 아거스터스 플리즈너턴Augustus Pleasnaton은 식물, 동물과 인간에 미치는 컬러의 영향에 대한 연구를 토대로 한《Blue and Sun-light》라는 저서에서 포도를 그린하우스에서 재배할 때 수확량, 질과 크기가 증가된다는 것과 동물을 푸른빛에 노출시키면 특정한 질병에 대한 치료 효과가 있고, 성숙도와 생식력이 증가된다고 밝혔다. 20세기에 들어서면서 컬러를 치료 목적으로 사용하는 것에 대한 연구가 본격적으로 진행되었다.

루돌프 스타이너Rudolph Steiner는 컬러를 형태, 모양, 소리에 연관시켜 특정한 컬러의 진동성을 몇 가지 형태에 의해 확대되고 특정한 어느 컬러의 모양과 결합은 생물체에 해를 끼치거나 재생시키는 효과가 있다고 제안하였다. 또 1940년 러시아 과학자 크레코프도 붉은색은 자율신경계의 교감신경계를 촉진하고 푸른색은 부교감신경을 촉진한다는 연구 결과를 발표하였다.

1990년에 미국 과학진흥협회의 연간 협의회에서 우울증, 임포텐츠, 중독 등을 포함한 광범위한 심리학적 문제에 푸른빛을 이용한 성공적인 치료 결과를 보고하는 등 현대에 들어 컬러는 다양한 의학적 치료의 보조 도구로써 폭넓게 받아들여지며, 컬러가 정신과 건강에 영향을 미친다는 연구가 현재까지 진행되고 있다.

## 3) 컬러와 건강의 원리

정보를 받아들이는 오감 중 80%가 시각에 의존한다. 특히 자연에서 주는 계절의 변화 속에 컬러는 더욱 그렇다. 어떤 색이 시상하부에 전해지면 쾌감의 전달 통로 신경을 통과해 뇌의 편도핵에 도달해 '좋다' 혹은 '나쁘다'라는 판단으로 우리의 감정을 통해서 컬러로 표현된다. 색은 고유한 진동과 주파수를 갖고 있고, 그것이 감정뿐 아니라 생체 리듬에 영향을 준다. 즉 눈으로 받아들인 광선이 광수용체라고 불리는 세포부터 시상하부까지 전달되면서 내분비 계통을 자극, 혈압, 체온, 호흡, 소화, 면역, 노화 작용 등에 영향을 미친다.

# 5. 색(色)이 전하는 치유 메시지

　　인간의 삶과 색채는 서로 밀접한 상호관계를 유지하며 오랫동안 함께해 왔다. 일상에서 색은 정신적인 측면과 더불어 물질적인 측면에서도 상당한 역할을 하기 때문에, 색은 우리 생활의 중요한 부분으로 여겨진다. 삶의 질 향상은 '질병 중심'에서 '건강 중심'으로의 전환을 경험하고 있으며, 겉으로 보이는 질병이 없더라도 그 사람을 건강하다고 단정할 수 없는 현실이다.

　　이것은 병病도 아니고 건강健康도 아닌, 새로운 시대에 부각되고 있는 '불건강'이라고 할 수 있다. 이 새로운 관심 대상이 색채다. 색은 우리의 환경을 변화시키고 업무 능력을 향상시키며 인간관계를 원만하게 조절해 줄 수도 있고, 건강 상태를 향상시킬 수도 있다.

　　색은 우리의 의식을 깨워 스스로가 활기차게 살아 있음을 느끼게 해 줄 수도 있다. 일상 속에서 다양한 색의 영향을 이해하고, 마음과 몸의 상태에 맞게 활용하는 것은 단순한 즐거움을 넘어 정신과 신체의 웰빙을 촉진할 수 있다. 따라서 우리는 생활 속에서 표현되는 색채를 관찰하고 그 즐거움을 느끼며 관리하는 방법을 배워야 하며, 또한 색채에 적응하는 방법도 알아야 한다.

　　동양의 컬러 인식은 음양오행陰陽五行의 우주관에서 대단한 의미를 갖고 있다. 개념적, 추상적 속성을 가진 오색 위주로 색을 인식하였다. 즉 음양 사상陰陽思想은 혼돈의 우주 태극太極에서 음과 양의 2대 요소가 분리된다. 목木·화火·토土·금金·수水의 요소를 정해 오행五行으로 하고, 그에 대응하는 오색五色이 청靑·적赤·황黃·백白·흑黑이다. 특히 건강과 관련된 오장五臟은 간장肝臟·심장心臟·비장脾臟·폐肺·신장腎臟에 대응하여 색이 가진 치료 효과와 관련한다. 환자의 피부색으로 진단을 하는 동양의학의 치료에서 오색의 의미는 진단 기준이 되며, 치료 방법으로도 색이 지침이 되었다.

　　목木의 얼굴색 청색은 간·담과 연관 짓는다. 근육, 손발톱, 눈을 지배하고 성격은 화를 잘 내며, 신체 증상은 입이 쓰고 모레알 씹는 듯하고 피곤하며, 근육 경련, 간경화, 간염, 담석, 편두통 증상이 있음을 알 수 있다.

화火의 얼굴색 붉은색은 심·소장과 연관 지어 해석한다. 피, 혀, 얼굴, 팔꿈치와 팔뚝 위쪽을 지배하고, 성격은 기쁨과 행복을 드러낸다. 신체 증상은 가슴 두근거림, 손의 화끈거림, 발의 차가움, 정신질환, 안구 충혈 등의 증상이 발현할 수 있음을 유추할 수 있다.

토土의 얼굴색 노랑색은 비·위와 연관지어 해석한다. 무릎, 허벅지, 입술, 복부를 지배하고, 성격은 동정심을 일으키고 생각이 많다. 신체 증상은 소화 불량, 빈혈, 현기증, 얼굴 경련, 가슴 통증, 정서 불안 증상을 유추할 수 있다.

금金의 얼굴색 흰색은 폐·대장과 연관 짓는다. 피부, 체모, 코, 콧물, 손목 관절을 지배하고, 성격은 슬픔을 잘 느끼며 감상적이다. 신체 증상은 기침, 천식, 폐결핵, 설사, 변비, 목의 좌우 회전이 어려움, 어깨결림 증상을 알 수 있다.

수水의 얼굴색 검정은 신장·방광과 연관 짓는다. 뼈, 골수, 발목, 관절, 귀를 지배하고, 정서적인 성격은 두려움을 느낀다. 신체적 증상은 온몸이 부석부석하고 화장이 잘 받지 않으며, 빈뇨와 배뇨 시 아픔이나 다리에 쥐가 잘 나고 허리 통증의 증상이 있다.

하지만 색은 본래 개인의 주관적 시각 세계이기 때문에 그 느낌은 사람마다 다를 수밖에 없다. 다음은 컬러를 통한 우리의 상징적 의미와 마음, 몸의 반응을 통해 그 맘을 들여다보도록 하자.

## 1) 레드(RED)는 생명의 시작 그리고 용기를 위해 필요하다.

레드는 생존을 위한 에너지와 활기를 나타내며, 눈에 띄며 관심을 잘 끌 수 있다. 기쁨과 주의를 끌고 경고하는 용도로 위험을 뜻하며 피와 생명을 대표하며 역동적이고 매혹적인 색이다.

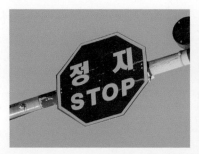 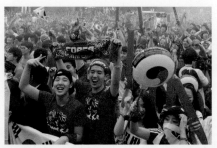

출처: 유토이미지(좌), 문화체육관광부(우)

■ 레드RED의 상징적 의미와 마음

남성적인 힘과 관련된 강인한 정력제이자 고무제로 몸을 따뜻하게 해 주는 특성을 지닌다. 삶의 작은 부분까지 살펴보는 여유가 없는 현대 사회에서도 레드는 사랑과 열정의 상징이자, 다시 삶에 열정과 용기가 가득하길 원하는 마음속 울리는 깊은 내면의 소리를 들어야 하는 컬러다.

남성은 레드를 통해 강렬한 캐릭터로 지도자 역할을 하거나 계몽적인 역할을 한다. 여성은 언제나 주역을 맡아야 하며, 자존심이 강하고 감정적으로 대처한다.

빨강을 선호하는 사람은 이 색상을 통해 자신감, 결단력, 의지력, 그리고 열정을 나타낸다. 이는 성공과 성취를 위한 의욕적이고 활동적인 특성으로 이어지며, 외향적이고 적극적인 성향을 보여 준다. 또한, 충동적이고 호기심이 강하며 어떤 일이 불행하게 벌어지면 다른 사람을 탓하고자 하는 욕망과 감정적인 편향을 나타낸다.

■ 몸의 반응

활동성을 촉진하고 삶과 힘, 생명력의 상징으로 이는 혈액순환을 활성화시키고, 뇌척수액을 자극, 교감신경계를 활성화시킨다. 레드가 자꾸 눈에 들어온다면 쉬고 싶으나 쉴 수 없는 몸이 감당하기 어려운 상태로 많은 에너지가 필요하고 활력의 충전이 필요하다. 새로운 에너지를 위해 지금 바로 활력을 충전해야 한다. 새로운 에너지에 사로잡힐 순간이다.

## 2) 오렌지(ORANGE)는 환희와 기쁨에 찬 따뜻함으로 다가온다.

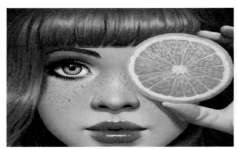 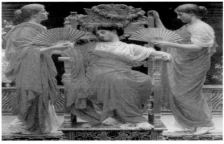

출처: https://wonderfulmind.co.kr/health/

## ■ 오렌지ORANGE의 상징적 의미와 마음

따뜻함을 반영하는 오렌지색은 부드럽고 긍정적인 감정을 불러일으킨다. 이 컬러는 젊음과 함께하는 활기찬 느낌을 전하며, 낭만적인 분위기를 조성하여 안식과 여유를 제공하는 역할을 한다.

낭만적인 분위기를 북돋우므로 안식과 여유를 주는 색이다. 빨강과 노란빛이 조화를 이루는 오렌지색은 두 색의 힘을 결합하여 강력한 치유의 효과를 가져온다. 활발하고 화려한 성격을 가진 오렌지는 외향적이고 개방적인 특성을 지니며, 빨강의 강렬함이 따뜻함으로, 노랑의 불안함이 편안함으로 변하여 나타난다. 이러한 특성은 주황색을 통해 자연스럽게 두 색의 본래 성질이 조화롭게 어우러지는 것을 보여 준다.

긍정적 의미는 온화, 성숙, 건강, 만족, 환희, 단란, 행운, 명랑, 기쁨이며, 부정적으로는 질투, 건조함 등을 갖는다. 사랑과 행복을 나타내는 주된 상징 중의 하나다. 단적인 예로 해 질 무렵 주황빛 노을을 바라보고 있으면 마음이 편안해짐을 느낄 수 있다. 주황은 사치를 부리지 않는다. 얽매임 없는 환경에서 인생을 행복하고 자유롭게 즐긴다는 의미를 표현하는 데도 쓰이는데, 특히 동양권의 중국에서는 전통에서 사랑과 행복을 나타내는 주된 상징 중의 하나다.

## ■ 심리 작용 및 성격 특성

기분을 고조시키는 사치와 환희의 색이다. 자신을 어필하고 눈에 띄고 싶을 때 사용한다. 이 컬러를 선호하는 사람들은 외톨이가 되는 것을 싫어하는 성격으로, 인생을 보다 행복하게 느끼도록 만들기 위해 노력한다. 사교성과 친절함을 촉진시키며 건강하고 부러울 정도로 흐르는 듯한 에너지를 가지고 있다.

빈부, 총명함, 어리석음, 지위 등을 불문하고 어떤 사람과도 잘 어울리는 독특한 성격을 지녔다고 할 수 있다. 표면적으로는 변덕이 많아 보일 수 있지만, 전반적으로는 사람들에게 호감을 얻는 타입이다. 이들은 매사에 기쁨을 찾고 즐거움을 추구하며, 친절하고 상냥한 행동으로 주변에 긍정적인 영향을 끼친다. 그러나 실제로는 깊이 외로움을 느끼고 있을 수도 있다. 따라서 오렌지가 눈에 띄는 순간, 거울 속 자신에게 위로와 미소를 전하면 좋을 것이다.

■ 몸의 반응

최근 몸과 마음에 큰 충격을 받은 일이 있었을지도 모르고, 있는 것인지도 모른다. 혹은 신나게 놀아 보고 싶을지도 모른다. 앞으로의 올바른 선택의 시간을 위해 지금은 지친 몸과 마음에 해독이 필요한 시기일 것이다. 간이 쉽게 피로하고 위와 장의 기능이 예민해질 수 있다. 생리, 감기, 담석, 갑상선, 비뇨 계통에도 주의해야 한다.

### 3) 노랑(YELLOW)은 지혜로운 소망을 전한다.

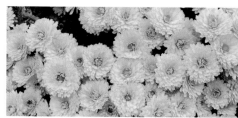 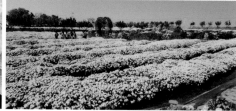

출처: 유토이미지(좌), 한국관광공사(우)

■ 상징적 의미와 마음

무한의 보호를 요구하는 의존성과 구애의 심볼이다. 즐거움과 동시에 유쾌함을 불러오며, 유럽 등의 크리스트교에서는 그리스도가 십자가에 걸릴 때 마지막 만찬에서 13번째 제자 유다가 입고 있던 의복의 색으로 쓰였다. 지금은 타인 아닌 나 자신을 믿고 변화해야 할 때이다. 자기 자신을 믿어 주는 일이 가장 쉽고도 어렵다. 밝고 호감을 주며 배움을 좋아하고 어린아이와 같이 순수하다. 많은 생각 가운데 결정을 못 하고 있는 일이 있을지 이미지상으로는 오렌지색이나 적색과 비교하면 경박하고 냉담하게 비춰질 수 있다. 그러나 명랑하고 호기심 넘치며 전진적인 이미지를 지닌 컬러로서 밝음, 행복, 지혜의 긍정적인 의미를 담고 있다.

노란색은 의사소통 능력이 뛰어나며, 지적 능력과 사고를 촉진하는 정신적인 모험가로 자기 실현을 꾀하고 새로운 것을 찾아 나가고자 하는 욕망이 강하다. 그러나 동시에 노랑은 부정적인 이미지도 가지고 있어, 비겁함, 겁쟁이, 배반자, 주의, 경고, 불안, 경솔, 신경질, 불안증 등의 부정적인 감정과 연결되기도 한다. 노랑은 일

회용 이미지를 가지고 있어 고급스러움을 표현하기 어려울 수 있다. 이 컬러는 감정의 움직임을 나타내는 데 사용되며, 생명의 4원색 중 하나로서 '빛'을 표현한다. 노랑은 빛을 자극하여 위험을 느끼게 하여 주위를 환기시키고, 치료에 효과적일 수 있다. 스에나가 타미오, 박필임 역; 2001 p.44.

### ■ 몸의 반응

소망의 결실이 바로 내 앞에 기다리고 있다. 황달, 소화기관, 신경계, 당뇨를 조심해야 한다. 누적된 스트레스로 인해 위가 쓰리는 소화 기능이 저하되기도 한다. 긴장을 풀고서 누구보다도 지혜로운 나 자신을 믿어야 한다고 느낀다. 생각, 근심 걱정, 노폐물 배출에 효과적이다.

## 4) 녹색(Green)은 설레임과 성장을 위한 기다림의 컬러다.

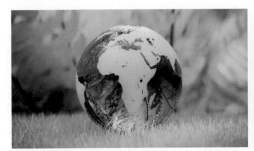 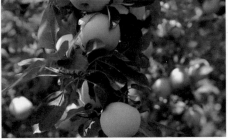

출처: 유토이미지

### ■ 상징적 의미와 마음

모든 색 중에서 가장 휴식을 주는 색이다. 영어의 'green'과 '성장하는'이라는 뜻의 'grow'와 깊은 관계가 있다. 고대 이집트에서는 그린이 생명의 부활, 재생을 의미한다. 생명의 4원색 중 하나로 공기인 산소를 의미한다. 초록색은 중성의 색으로 희망, 에너지, 다산, 성장을 상징하는 색이다. 성장 및 재생의 색으로 문제 해결을 도와주는 조화, 균형, 자유, 치유 및 평온함을 장려하는 색이다. '나이팅게일 에너지'로 불릴 만큼 치료와 관련되어 건강, 고요, 자연을 상징하는 색으로 생명력을 회보시키고 풍족함을 나타내며 상쾌함, 희망, 평화와 관련이 깊다.

시각적으로 가장 편안한 색깔이기 때문에 긴장을 푸는 데 도움이 되는 진정 효과가 있다. 우울증 환자에게도 유용하다. 그린이 마음에 와닿는다면 평소 다른 사람과 다툼이나 분쟁을 싫어한다. 늘 배려와 희생만 하는 당신은 평화와 문제 해결, 마음에 평온함을 장려한다. 하지만 지금은 회피나 참음이 아닌 자신의 목소리를 내야 하는 소통이 절실히 필요한 시기를 놓치지 말라고 조언하고 싶다. 녹색을 좋아하는 사람은 일반적으로 솔직하고 사회 의식이 있다. 지성, 성실함을 나타내는 도덕심이 풍부한 인간으로서 예의를 벗어나지 않으며 매우 뛰어난 교육자가 많다

스에나가타미오, 박필임 역; 2001, p.60.

■ 몸의 반응

근골격계의 피로, 통증, 간 기능 저하, 심장 허약, 기관지 문제, 척추, 소화와 순환 기관 기능을 조심해야 한다. 문득 가슴이 아프거나 얼굴이 붉어지기도 하며 답답함을 경험하고 있는 당신에게 '쉼'을 선물해야 한다. 자기 존중과 더불어 적절한 쉼이 선사하는 온전한 치유와, 자유의 시간이 주는 시간을 기대하길 바란다.

## 5) 청색(Blue)은 '소통은 나의 기회'로 다가올 수 있다.

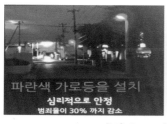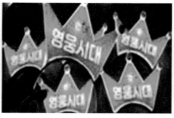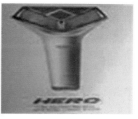

출처: https://blog.naver.com/sys0823/222052168583

■ 상징적 의미와 마음

자제와 자립의 심볼이다. 블루컬러는 직관과 높은 정신력의 색상이다. 믿음과 침착함의 상징이기도 하고, 정신적 측면에서 스트레스 해소 작용과 진정제의 성질로 적

색과는 완전히 반대의 작용을 가진다. 생명의 4원색 중의 하나로 물을 표현한다. 연상 단어 및 연상 심리는 푸른 바다, 자기 탐구, 정화, 치유, 내적 성장, 해방감, 새로운 자립, 지성 등을 말하는 사람도 많다. 이미지는 지성, 이성, 냉정, 평화, 자기 반성, 청량감의 청색은 진실의 색이다. 높은 뜻과 지성, 성실함을 나타내므로 자주성과 정신적 노력을 북돋아 준다. 이성과 감성을 연결해 주기도 하고 생활 속에서 무의식적으로 받는 스트레스로 인한 긴장을 풀어 주며 차분하고 논리적인 사고를 할 수 있도록 이끌어 준다. 시키는 본능보다는 이성을 자극하여 자제력을 유도한다. 짙은 청색을 좋아하는 사람은 상당히 지능적이며 현명한 사람의 색으로 의사결정을 직업으로 하는 재판관, 경영자에게서 많이 볼 수 있다. 또한, 여성은 건방져 보이지만 자립적인 경향이 있고, 남성은 자기 관리가 뛰어나 다른 사람의 충고를 전혀 수용하지 않으며, 지식과 권위를 좋아하고 사회 전반에 걸쳐 박식하다김용숙, 2008 :《컬러 심리 커뮤니케이션》, 일진사, p.93.

■ 몸의 반응

일에 집중한 나머지 몸을 돌아볼 시간이 없이 살아왔을 수도 있다. 뻐근하고 목과 어깨는 돌처럼 굳어져 있을지도 모른다. 블루가 자꾸 눈에 들어온다면 힐링 타임을 기다리고 있다. 면역력이 떨어지면 감기에 걸릴 수 있다. 목에 파란색 스카프를 착용해 보도로 말하고 싶다.

## 6) 보라(VIOLET)색은 탁월한 상상력의 지혜를 알게 한다.

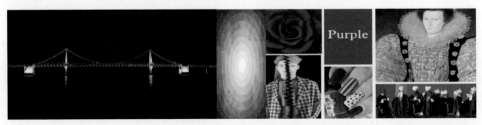

출처: 부산일보/http://www.gnewsbiz.com

■ 상징적 의미와 마음

바이올렛의 파장은 자외선과 인접하고 있어서 화학작용이 강한 것으로 알려져 있다. 정화 및 재생에 도움을 주는 컬러로 소생의 색이라고도 말할 수 있다. 따라서 활동력이 저하되었을 때 마음이 끌리기 쉬운 직관적인 색이다. 감정의 혼선을 잠재우는 정신력을 보조하여 주는 색이다. 영적인 능력자이면서 창의적이고 세련된 스타일을 가진 남다른 매력이 넘치는 사람이다. 성장을 원한다면 지금 신 앞에 내 두 손을 모으고 간절한 신과의 대화를 해 보라고 말하고 싶다. 하지만 갈팡질팡하며 자기 자신도 자신의 맘을 모를 때 바이올렛 컬러가 눈에 들어올 수 있다.

긍정적 이미지로서는 신비, 의지력, 사고력, 고귀, 우아, 예술적, 상상력이다. 부정적 이미지로서는 불안, 고독, 자만, 정서불안이다. 그 영향을 받아 억울한 감정마음이 답답하고 불쾌함이 들기도 한다. 심리 작용 및 성격 특성은 자립심, 개성적, 창조적, 상상력을 유도하고 고독감을 느끼게 하므로 정신적 밸런스를 잃게 하기 쉽다. 보라를 좋아하는 사람은 문화 지향성이 있고 예술가에게 압도적으로 많다이수진, 2005.

■ 몸의 반응

쉬고 싶으나 쉴 수 없는 상황일 수도 있다. 몸이 감당하기 어려운 상태로 많은 에너지가 필요할 때 신진대사의 균형을 잡아 주고 세포를 순화시켜 줘야 한다. 어쩌면 지금 바로 활력을 충전해야 된다고 느낄 수 있다. 새로운 에너지에 사로잡힐 순간이다. 정신질환, 치매, 중풍, 무기력증과 친하지 않았으면 한다.

## 7) 흰색(WHITE)은 생명과 사랑으로 새로운 의지를 전한다.

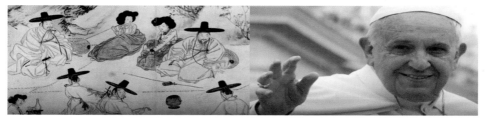

출처: 흰색의 비밀 (https://youtu.be/blX_gpfCvBU)

■ 상징적 의미와 마음

순수, 청결, 천진, 청초함의 상징이고 타협을 허락하지 않고 침범할 수 없는 기품이 간직되어 있다. 긍정적인 이미지로는 순수 청결, 순진, 상쾌, 밝음이 있고, 부정적인 이미지는 경박, 긴장감, 경계심 등이 있다. 위협적이지도 자극적이지도 않으면서, 깨끗하고 참신하며 변화를 수용하는 특성을 지니고 있다. 의사나 과학자, 상담자, 서비스 업종에서 종사하는 사람들에게 매우 유용한 색이다.

흰색은 모든 색광을 반사하는 본연의 성질과 결부되어 나타내기도 하고, 또한 일상생활에서 얼굴에 핏기가 없고 안색이 창백하면 건강 상태가 나쁘다고 여기며 숨쉬는 게 힘들어서 타인에게 따분하고 정열이 없다는 인상을 줄 수도 있다.

심리 작용 및 성격 특성은, 흰색을 좋아하는 사람은 정신적인 것을 포함하여 잃고 싶지 않은 소망을 나타낸다. 반면 어떤 색과의 배색에도 수용적이며 불안정한 성격이 있다. 완전을 목표로 하여 이상을 추구하려 노력하는데 자신감이 없으므로 자아감이 약하고 항상 수동의 자세이다. 주위를 의식하고 있다. 개성적이나 차갑고 감정도 없는 불모의 색이다. 원숙함보다는 항상 완전함을 추구하며, 기품 있는 이상을 가지려고 노력하는 타입이다김유순 외 5; 2004.

신비하고 정신적인 상태에 직관의 에너지로 인해 생각은 많은데 결정을 못 내리는 일이 있다. 신념이 변할 만큼의 인생에 중요한 시기를 보내고 있을 때 흰색의 에너지가 따뜻하게 감싸주기를 기대하고 있다. 흰색이 끌린다면 여전히 나에게 생명과 사랑이 남아 있다는 뜻이다.

■ 몸의 반응

비 온 뒤에 언약의 약속으로 받은 선물! 무지개가 떠오른다는 것을 알아두자. 호흡도 안 되고 슬금슬금 흐르는 눈물이 난다. 하지만 자신의 삶도 오색 찬란한 빛처럼 아름답게 하늘 위에 떠오른다는 걸 알아두자. 흰색을 자꾸 가까이하고 싶다면 전반적인 컨디션을 살피고 무리하게 몸을 혹사시키지 말아야 할 때이다. 전신 무기력증, 뇌척수염을 조심해야 내가 잘 견뎌낼 수 있다.

## 8) 검정(색BLACK)은 빛과의 은밀한 만남을 전해 준다.

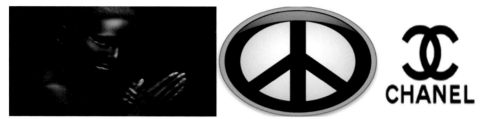

출처 : https://m.blog.naver.com/thinkingbug/50194549504
http://en.wikipedia.org/wiki/Peace_symbols

### ■ 상징적 의미와 마음

검정은 모든 색 중에서 가장 강한 성격을 나타내는 색이다. 강한 유채색과의 조합에 따라 젊은 색으로 느끼게 하고 신체의 볼륨을 살려 준다. 여성의 곡선미에 명암을 주는 반면, 순례자의 의상이나 수녀복에서 볼 수 있는 것처럼 극도로 점잖은 분위기를 자아낼 수 있고, 절망의 색인 동시에 영원과 신비의 색이다.

감정이 주는 긍정적 이미지로는 역동적이며, 날카롭고 강력한 파워가 있다. 절대적, 도회적, 세련, 격조 높음, 고급 상품, 현대적이다. 부정적 이미지로는 어두움, 불길, 절망적, 불안, 음기, 적막함, 태워버림 등이다. 어둠의 세계에 대한 공포와 연결되기 때문으로 순수하게 장식적인 관점에서 보면 검정은 빛을 흡수하기 때문에 분위기를 어둡게 한다.

심리 작용 및 성격 특성은 자신의 개성을 검정으로 가려 버리는데 감정의 표출을 억압, 명랑하고 솔직한 면이 결여되어 있고, 위압감, 방어를 나타낸다. 자신을 소중히 하고 싶거나 지키고 싶어 한다. 간섭받으려 하지 않고, 남을 다룰 줄 아는 재능이 있다. 패션계에서는 냉정하고 세련된 기품과 고급스러움을 나타내고, 가장 우아하고, 지적이며, 고급스러움을 표현할 수 있는 고귀한 마법의 색이라는 최고의 찬사를 듣는다김용숙; 2008.

■ 몸의 반응

새로운 인생이 시작되기 바로 직전이다! 나에게 블랙의 이슈는 반드시 지나가야 하는 천둥번개 또는 웅덩이와도 같다. 누구보다 자기 자신에 대한 신뢰도가 높은 여러분이기에 이 작은 자연의 반응과 마주하고 나면 인생의 반짝거림이 기다리고 있음을 믿어 보라고 하고 싶다.

# PART 03

365일 자연치유(Nature Therapy for 365 Days)

## 식물의 마법사, 향(香)

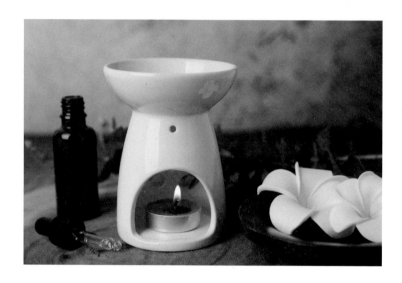

향香이라는 글자는 벼 화禾 자에 날 일日 자를 하고 있다. 벼가 익어가는 냄새를 향香이라고 한다. 그러나 옛 고문을 보면 기장 서黍 자 아래 달 감甘 자를 하고 있다. 기장이 단맛이 나게 하려면 발효를 시킬 때 가능한 일이다. 이 기장으로 빚은 술을 울창주鬱鬯酒: 제사의 강신 튤립을 넣고 빚은 술라고 한다. 울창주는 신을 내리게 하는 강신주降神酒로서 오늘날에도 천계天癸나 종묘 제례宗廟祭禮와 같이 나라 규모의 큰 행사에 쓰는 술酒이다. 이는 하늘과 땅 그리고 사람이 하나가 되게 하는 역할을 한다. 즉 향香 incense은 술酒과 함께 종교 의식으로 신과 인간과의 교감을 이르는 매개체로서 식물이 가진 힘이다향도 문화협회.

# 1. 향기와 인간

우리는 빛과 소리의 세계에 사는 것과 같이 온갖 냄새에 둘러싸여 살고 있다. 자연에서 나는 냄새로부터 우리 인간들이 만들어 내는 모든 물건과 의도적이건 의도적이아니건 간에 냄새가 나고 있다. 인간은 취각이 퇴화된 동물이라고 흔히 이야기하고 있지만, 향기는 불가사의한 힘을 가지고 있다. 강하게 사람의 마음을 움직이게도 하고 미묘한 사람의 감정을 지배하기도 한다.

문명이 발달함에 따라 향기를 관능에 결부시켜 이것을 즐기려는 경향이 뚜렷해져 쾌적한 향기로 정서를 풍부하게 하는 데 이용하려는 욕구가 강하게 되었다. 이를 위해 천연에 존재하는 천연 향료만으로는 이러한 욕구를 충분히 만족할 수 없어 새로운 향료 물질을 합성하고, 이러한 향료를 서로 조합하여 새로운 향취를 창조하고 있다.

일상에서 이용되고 있는 냄새라고 하면 향수, 훈薰향, 화장품, 비누, 세제, 구강제, 의약품부터 과자, 껌, 청량음료, 주류, 일반 식품과 이 외에도 살충제, 방충제, 접착제를 비롯하여 사용하지 않는 상품은 거의 없다. 오래전부터 인간이 사용해 왔던 천연향료는 인체의 생리·병리 현상에 영향을 미친다.

향은 자연이 가진 힘에서 온다. 그렇기 때문에 향기는 인간 생활과 밀접하여 향기 없는 생활을 한다는 것은 생각할 수 없게 되었다. 천연물의 메시지는 성별, 아픔의 상태, 연령, 체중 등의 요인에 따라서 서로 상승 작용을 경험할 수 있으며, 심리를 비롯한 우리 인체 대사 및 배설 능력에도 영향을 주기 때문이다. 그와 더불어 최근에는 향기 나는 식물을 사용하여 치료하는 향기요법은 아로마aroma: 식물 에너지 향기와 테라피therapy: 치료요법를 합성한 용어다. 향기치료, 향기요법을 가리키며 건강 증진, 질병 예방, 미용 등을 목적으로 이용하는 천연 치료법이 이어지고 있다.

동물이 가지고 있는 오감 중에서 시각과 청각은 과학적으로 규명되었다.

시각은 광선이나 미립자의 자극에 의해 감지될 수 있으며, 청각은 압력 차이에 반응한다. 또한, 촉각은 압력 차이에 의해 감지되며, 미각은 접촉을 통해, 후각은 특정 물질의 접근에 의해 감지된다. 즉 후각은 공기나 창공 중의 물질에서 발생하는 파동에

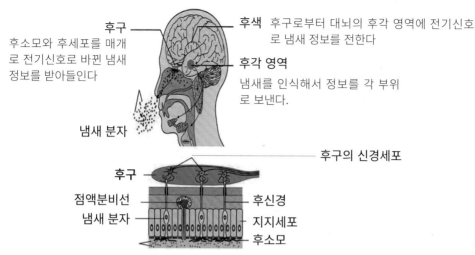

후구
후소모와 후세포를 매개로 전기신호로 바뀐 냄새 정보를 받아들인다

후색 후구로부터 대뇌의 후각 영역에 전기신호로 냄새 정보를 전한다

후각 영역
냄새를 인식해서 정보를 각 부위로 보낸다.

냄새 분자

후구의 신경세포

후구
점액분비선
냄새 분자

후신경
지지세포
후소모

출처: https://100.daum.net/encyclopedia/view/206XX79200068

의해 감지된다.

그래서 미각과 후각은 화학적 감각이라고 하고, 시각, 청각, 촉각은 물리적 감각이라고 부른다. 냄새의 느낌, 그 종류, 강약을 판정하는 정도는 나이, 노약, 성별, 인종, 습관, 건강도 등의 차이에 의해서 각기 다르다. 아로마테라피는 생활 습관을 건강하게 유지함에도 불구하고 더 나아질 수 있는 20퍼센트 정도의 무엇을 위해 필요한 것이라 생각하면 된다. 감정을 전환할 수 있게 하는 데는 아로마의 힘이 도움이 되는데, 치유와 긍정의 에너지를 갖고 있다고 본다.

## 2. 향기를 맡는 후각에 관한 학설

후각은 인간의 오감 중 하나로, 화학물질인 향기를 감지하는 능력을 갖고 있다.

다양한 향기 요소를 분류하는 능력을 갖고 있는 후각 수용체에 의해 결정된다. 향기를 인지하고 구별하는 방법에 초점을 맞추어 향기의 특성에 따라 다양한 신호를 생성하여 인간이 그 차이를 인식할 수 있도록 한다.

## 1) 진동설

냄새를 내는 물질로부터 그것을 감지하는 동물이나 사람에게 광이나 음과 같은 진동주파수에 의해서 냄새가 전파되어 후상피를 자극하여 냄새가 난다는 학설이다. 향기 분자의 진동이 향기를 감지하고, 감지된 신호를 뇌로 전달하여 향기를 인식한다. 이는 향기의 복잡성을 설명하고, 특정 향기 분자가 특정한 후각 수용체와 상호작용함으로써 향기를 형성한다는 가능성을 제시한다.

## 2) 입체 구조설

냄새의 차이는 냄새 분자의 외형과 길이, 폭 등에 의해 향기 분자의 입체적인 형태와 후각 수용체 간의 상호작용에 의해 결정된다는 학설이다.

## 3) 흡착설

냄새 감각은 인접한 취각막과 점액이 소수성, 친수성의 공유 영역에서 일어나는 반응에 의해서 자극된다는 것이다. 즉 물과 오일의 상호 층 사이에서 흡착 활성 에너지와 분자의 교차 부분 사이의 관계가 연결되어 냄새를 감지한다는 학설이다.

## 4) 측면 구조 기능 그룹에 관한 설

냄새는 각 분자의 크기와 모양에 따라 특정한 냄새를 감지할 수 있는 다양한 냄새를 갖는다. 분자의 말초 기능기는 냄새를 감지하는 과정에서 상호작용하여 우리가 다양한 냄새를 식별하고 해석하는 데 중요한 역할을 한다. 즉 말초 기능기는 냄새 분자와 상호작용하여 뇌에 신호를 전달하고, 이를 통해 우리가 특정 냄새를 감지하게 된다. 말초 기능기의 형태와 특성은 냄새에 얼마나 민감하게 반응하는지에 영향을 미친다. 이러한 측면 구조 기능 그룹의 이론은 냄새의 복잡한 특성을 이해하고 설명하는 데 도움을 준다.

## 5) 페르몬 이론

페르몬은 동물 종 내에서 특정한 메시지를 전달하고 성적인 끌림, 군집 형성, 경계 표시 등의 행동에 영향을 준다고 여겨, 냄새를 통해 서로와 소통하고 행동을 조정하는 데 사용되는 특별한 화학물질 페르몬이 있다고 주장한다. 이 학설은 향기의 인지적, 화학적, 생리학적 측면을 이해하고 설명하기 위해 제안되어, 냄새와 관련된 복잡한 상호작용을 이해하는 데 기여하고 있다.

## 6) 효소(酵素)설

효소설enzyme catalysis은 화학 반응을 촉진하고 속도를 높이는 생물학적 과정으로 취각 기관에 있는 효소는 냄새에 의하여 영향을 받아 자극으로 변한다. 세포 안에는 많은 신진대사 과정이 사실상 화학반응 속도를 높여 에너지 활용 효율을 증가시키는데, 이는 세포 내에서 이루어지는 거의 모든 화학 반응에 효소가 관여한다. 특히, 대사 과정에서 발생하는 다양한 화학반응들은 효소에 의해 제어되며, 세포 내에서 필요한 물질의 생성과 분해를 효과적으로 수행한다. 그중에 제어 단백질Control, Protein이라고 하는 단백질이 특별한 화합물에 특이적으로 반응한다. 이때 입체 구조적인 인식을 함으로써 화학적 에너지의 활용을 도와 냄새를 느끼게 할 수 있다는 학설이다.

위와 같이 다양한 이론과 학설이 존재하고 있는 것은 향의 이해에는 여러 가지 요소가 작용하며, 현재까지도 향의 정확한 작용 메커니즘을 완전히 이해하는 데는 도전이 필요하다는 것을 알 수 있다.

# 3. 향료의 분류

향료 분류 시 소재 및 제법에 따라 분류하여 천연 향료와 넓은 의미의 합성 향료로 나눈다.

## 1) 천연 향료

비누와 합성세제, 여러 가지 세척제, 방향제, 화장품, 향수류, 의약제품 등에 천연 향료가 응용되어 산업 현장에 사용되고 있다.

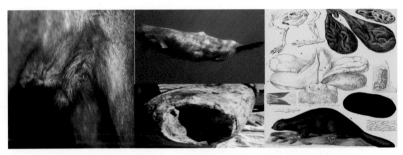

출처: https://blog.naver.com/springwind80/120136423544
https://news.v.daum.net/v/20210302143602355

### (1) 식물성 향료

식물의 잎이나 가지, 꽃 등으로부터 얻는 정유와 오페레진, 발삼, 검 등의 수지상 물질이다.

예) 장미유, 오렌지류, 페루 발삼으로 수증기류로 나오는 휘발성이 강한 물질로 성분은 테르펜류 화합물 및 유도체이다.

### (2) 동물성 향료

사향麝香 무스크, musk, 용연향龍涎香, 엠버그리스, Ambergris, 해리향海狸香, 카스토레움 Castoreum 등으로 예로부터 귀중하게 취급하는데, 현재는 동물보호법에 의해 합성 향료로 대체되고 있다.

## 2) 합성 향료(Synthetic Fragrances)

화학적으로 합성된 원료로 만들어진 향료다. 이러한 향료는 특정 향기를 재현하거나 새로운 향기를 창조하기 위해 다양한 화합물을 조합하여 제조된다.

■ **유리 향료**단리 향료

천연물질로부터 유리시킨 향료로 많은 성분의 복합체로 되어 있는 천연 향료로 부터 공업적으로 이용 가치가 높은 조합 향료의 원료로 많이 이용되고 있는 성분을 유리시켜 만든 것이다.

■ **순수 합성 향료**

순수하게 화학반응에 의해 만든 합성 향료이다.

■ **조합 향료**

① **화장품 향료**

합성 향료 본질로부터 분류한 협의의 향료로 화장품 특유의 향을 부여하는 데 사용된다. 향수, 로션, 크림, 샴푸 등 다양한 화장품에서 찾을 수 있으며, 소비자의 향기에 대한 기호에 따라 다양한 종류와 향기의 조합이 사용된다.

② **식품 향료**

음식이나 음료에 사용되는 향료를 말한다. 식품 산업에서는 제품의 풍미를 향상시키고 소비자의 기호를 충족시키기 위해 다양한 식품 향료가 사용된다. 형태별로는 수용성, 유용성, 유화, 분말 향료가 있다. 풍미별로는 Citrus감귤계, Fruits과일계, Milk우유계, Mint민트계, Spice향신료계, Nuts견과류계, Meat고기계, Fish생선계계가 있다. 용도별로는 청량음료, 냉과, 양주, 조리, 향신료용이 있다.

예를 들어, 제과, 유제품, 음료, 조미, 조리용/연초 향료로 바닐라, 딸기, 초콜릿 등의 향이 사용될 수 있다.

③ **약용 향료**

약물이나 의약품에 향기를 부여하기 위해 사용되는 향료로 약물이나 의약품은 의약부외품, 경구투여용에 종종 쓴맛이나 냄새로부터 소비자를 보호하기 위해 향료가 첨가된다.

제I장 왜(why) 자연치유를 알아야 하는가?

제II장 질병의 이해와 자연치유 솔루션!

제III장 자연치유와 생활요법

④ 산업용 향료

공간이나 제품에 특정 향기를 부여하기 위해 활용된다. 공장, 차량, 가정용 세제 등에 사용되는 향기는 환경이나 제품의 냄새를 개선하거나 특정한 경험을 제공하기 위해 사용된다.

예를 들면, 생물용으로 사료, 유인제, 기피제가 있고, 보안용으로는 도시가스, LPG, 독극물이 있다. 환경 개선을 위한 화학공장, 양계장 등에 사용되고, 공업용은 고무, 도료, 방청제가 있다.

# 4. 향기(香氣)의 종류

## 1) 플로랄(Floral)

향기의 가장 기본적인 재료인 꽃의 향기를 의미한다. 특히 장미, 재스민, 히아신스, 라일락, 아이리스 등 개성이 뚜렷한 향기를 내는 꽃의 종류에 따라 세분된다. 꽃에서 추출된 향기로 상쾌하고 로맨틱한 향기다. 이들을 조합하여 꽃의 향기로 느껴지는 향기들을 두루 플로랄이라고 부른다.

## 2) 우디(Woody)

나뭇등걸, 또는 목재에서 풍기는 묵직한 나무에서 추출된 향기를 말한다. 목재의 종류에 따라 풍기는 향이 다르므로 대개 잎갈나무속에 속하는 시더우드cedarwood, 향나무과에 속하는 샌들우드Sandalwood, 삼나무, 풀무, 삼포 등 목재의 이름을 붙여 부르며, 따뜻하고 우디한 향기를 가지고 있다.

## 3) 시트러스(Citrus)

그레이프 프루트, 레몬, 오렌지, 감귤, 베르가못 등 시트러스 과일에서 추출된 향기로 상쾌하고 활기찬 향이다. 상큼한 감귤류 열매의 향이 느껴지는 향을 뜻한다. 향기를 치료의 방법으로 삼는 아로마요법에서 항우울 치료를 위해 사용된다.

## 4) 허벌(Herbal)

바질, 티트리, 페퍼민트, 로즈메리, 라벤더 등 허브류의 식물에서 추출되는 향기로, 신선하고 경쾌한 향기를 가지고 있고, 강하며 시원한 느낌을 주는 향기이다. 아로마테라피에서는 강장과 탈취 등의 용도로 다양하게 쓰인다.

## 5) 오리엔탈(Oriental)

동양의 느낌을 주는 성분으로 구성되어 이국적이며 관능적인 느낌을 주는 향을 전반적으로 일컫는 향기다. 밍크, 앰버, 밴즈, 백단 등 동양 향료에서 추출된 향기로, 풍부하고 부드러운 향기를 가지고 있다. 성분보다는 감각의 특이성에 초점을 둔 조합의 향기를 의미한다. 특히 서양인들에게 동양적 느낌을 주는 향기를 의미한다.

## 6) 스파이시(Spicy)

통상 향료나 약재로 사용하는 우드향, 시나몬, 클로브, 카르닙, 정향이나 쥬니퍼베리류의 강한 향을 말한다. 다른 향기와 조합하여 첫 느낌을 강하게 하고자 할 때 주로 사용된다. 따뜻하고 풍부한 향기를 가지고 있다.

## 7) 프루티(Fruity)

감귤류를 제외한 과일의 향기를 말한다. 사과, 바나나, 체리, 딸기 등 달콤하고 상큼한 느낌이 강한 향기를 의미한다.

## 8) 그린(Green)

풀이나 나뭇잎의 향을 떠올리게 하는 향기를 말한다. 강한 느낌이 드는 플로랄에 비해 산뜻하고 경쾌하며 신선한 숲속의 느낌을 준다.

## 9) 모시(Mossy)

숲속의 습기가 있는 축축한 이끼moss에서 풍기는 듯한 향기이다. 신선하고 자연스러운 숲의 푸른 잎사귀, 바람에 휘날리는 식물들의 향기를 연상시킨다. 특유의 풀 향과 토양의 향이 결합되어 톡 쏘는 향기보다는 부드럽고 조용한 향기로 묘사된다. 모시 향은 휴식, 평온, 자연과의 조화를 상기시키는 데 도움을 주기도 한다.

### 10) 애니멀릭(Animalic)

동물이나 동물의 부산물에서 추출되는 향기를 말한다. 향이 강한 편으로 머스크, 앰버그리스 등의 향이 있다.

### 11) 파우더리(Powdery)

흔히 여성용 화장품인 분가루에서 느껴지는 향을 말하는데, 플로랄이나 애니멀릭 등 여러 다른 향 가운데 감각적으로 독특한 느낌을 주는 향기를 의미한다.

이 외에도 많은 종류의 향기가 있으며, 개인의 취향과 선호도에 따라 다양한 향기를 선택할 수 있다. 또한, 다양한 향기를 조합하여 개성적인 향수나 화장품을 만들 수도 있다.

## 5. 향(香)의 분류

에센셜 오일은 각각의 화학적 특성이 있다. 2개의 이소프렌 단위인 에센셜 오일의 가장 작은 단위가 결합한 분자와 탄소로 구성된다.

■ **모노-테르펜**Terpene은 부분 진통, 방부, 경도의 거담 해소, 부신피질 자극, 항염증 작용과 특성이 있다. 휘발성이 특히 강한 물질인 탄소와 산소로 이루어져 탄화수소를 이룬다. 귤껍질의 향기 성분과 소나무의 송진에 다량 함유되어 산화가 잘되며, 독소가 낮아 안전한 성분이다. 살균, 방부, 방충, 면역 상승, 활력 증강으로 대부분 탑-노트에 사용한다.

■ **페놀**phenol은 식물에 함유되어 인체에 유용한 항감염제, 방부, 항균, 흥분 효과, 박테리아 살균, 면역 조절 작용이 있다. 강하고 뜨거운 오일이기 때문에 피부 자극

이 강하며, 장시간 사용 시 피부 자극, 점막 및 간 손상 우려가 있다.

■ **알코올**Alcohol은 강장, 흥분, 항박테리아, 항바이러스 작용, 자극성이 없어 사용하기에 안전한 오일이다.

■ **케톤**Ketone은 위험한 성분이면서 유익한 성분 때문에 거담, 상처 치유, 지방 분해 작용이 있다. 하지만 대량 사용 시 신경 독성 유발 가능성이 있다. 지속 반복 사용 시 부작용 우려로 구분해서 사용하고 불규칙적으로 가끔씩 사용해야 한다.

■ **에스테르**Ester는 이완, 진정 효과, 항경련, 항균 작용의 특성이 있다. 에스테르가 함유된 오일은 향기가 좋으며, 모든 에센셜 오일의 화학 성분 중 가장 균형 잡힌 성분으로 산acid과 알코올의 반응으로 만들어지는 물질이다. 대표적으로 라벤더, 베르가못, 클라리세이지, 일랑일랑, 마조람, 로먼 캐모마일 등이 있다.

이런 화학 성분의 작용과 특성에 의해 향취香臭 분류 시 향香을 음표처럼 분류하였다고 하여 노트note라고 한다.

피쎄piesse는 음표인Note처럼 향을 음악적 기준으로 분류하여 향수 제조에 새로운 접근을 시도하였다.

향기는 유사한 조화로움으로 이루어진다고 생각하고 향의 노트를 탑Top, 미들Middle, 베이스Base로 나누었다. 이 세 가지의 하모니는 향이 휘발하는 속도에 따라 하모니를 이루는 것을 보고 아래와 같은 노트가 되었다.

## 1) 탑 노트(Top note 상향)의 정유

탑-노트의 오일들은 휘발성이 강하며, 향을 조합했을 때 감지되는 첫인상을 결정한다. 최초로 가장 빨리 향기를 느낄 수 있는 향으로 민감하고 깊이 배는 듯하다. 흡수가 빨라 낮은 비율을 사용해도 빠른 효과를 볼 수 있다. 무기력하거나 우울할 때 기분을 고양시키는 효과가 있다. 향기의 지속 시간은 3시간 정도로 오래가지 않는다. 향에 따라 냉성冷性 또는 열성熱性의 어느 한쪽에 속하지만, 온성溫性의 성질은 없다. 전체 향의 5~10% 정도를 차지하도록 배합하는 것이 바람직하다.

| Top note | 효능 |
|---|---|
| Lemongrass (레몬그레스) | 피부. 해독 작용, 악취 제거, 인후통, 후두염, 열병과 같은 호흡기의 염증에 효과가 있다. |
| Eucalypt (유칼립투스) | 강한 살균작용, 피부 정화, 정신 고양, 스트레스 해소, 호흡기에 효능이 있다. |
| Peppermint (페퍼민트) | 심신활력, 신경통, 신경 쇠약, 감기, 두통, 피부 세정, 지성피부, 살균, 소화 촉진효과가 있다. |
| Tea tree (티트리) | 베인 상처에 생긴 감염증 치료, 살균소독제, 탈취제, 공기정화제, 감기, 입 냄새, 무좀, 비듬에 좋다. |
| Mandarin (만다린) | 마음을 밝게, 우울증, 불안한 마음, 강장, 소화 촉진, 진정, 피부를 진정시켜 준다. |
| Clary sage (클라리세이지) | 기분을 밝게, 자궁을 건강하게, 생리 전 긴장을 풀어줌, 생리 주기를 바로잡아 준다. |
| Ginger (진저) | 심신을 따뜻하게 함, 순환기계인 정맥류, 수족냉증, 동상, 살균작용, 호흡기계인 가래, 코·열·목감기, 편도선, 소화기계의 소화 불량, 구토, 멀미 예방, 근육의 피로와 통증 완화, 기억력, 성기능 장애, 최음제 효능이 있다. ※ 민감한 피부에는 주의해서 사용한다. |
| Citronella (시트로넬라) | 우울증, 살충제 효과, 벼룩, 좀벌레를 없애는 데 효과적, 두통, 편두통, 신경통, 소화기계, 생식기계에 효과가 있다. |
| Lemon (레몬) | 비장을 자극하여 소화계, 면역계, 림프계 작용, 진정 작용, 기분 고조, 고혈압, 빈혈, 화장수, 피부 각질 제거, 건조성 피부염, 면역체를 활성화한다. ※광과민성 반응에 주의, 민감성 피부에는 소량 사용한다. |
| Basil (바질) | 정신의 긴장 완화, 기분 전환, 집중력 향상, 뇌기능 강화, 항우울증, 강장, 거담, 건위, 최음에 효과적이다. ※과용할 경우 마비 현상, 임산부와 민감한 피부에는 사용을 금지한다. |
| Verben (버베나) | 기분 고양, 살균, 방부, 강장, 해열, 건위, 최음, 진정 효과가 있다. ※ 민감한 피부에는 자극적이다. |
| Orange (오렌지) | 피로, 긴장 해소, 맑고 상쾌한 기분, 피부의 독소를 제거, 건조한 피부, 주름, 피부염 개선 ※ 광과민성 반응에 주의, 식욕을 증진 효과로 다이어트 중 사용을 금한다. |
| Bergamot (베르가못) | 비화농 여드름, 화상, 동상, 건선, 습진, 상, 불면증, 우울증, 구치, 후두염, 목감기, 방광염, 백대하, 질염복통, 식욕 부진, 해열, 항균 효과가 있다. |

| Top note | 효능 |
|---|---|
| Black pepper (블랙페퍼) | 동상, 타박상, 멍, 신경 강장, 식욕 증진, 변비, 점막염증, 복통, 설사, 빈혈, 관절염, 류머티즘, 염좌, 신경통, 근육통에 효과가 있다. |
| Chamomile (카모마일) | 진통제, 항알레르기, 소염제, 살균제, 발한제, 외상치료제, 여드름, 알레르기, 화상, 상처, 근육, 관절 근육통, 소화 불량. 메스꺼움, 월경 불순, 월경 과다, 신경계의 두통, 불면증, 스트레스에 사용한다. |
| Cinnamon (시나몬) | 심리적 우울증, 호흡기계, 체온을 정상화, 감기, 몸살을 완화시킨다. ※ 임산부, 다량 사용 시 경련 가능성 |

## 2) 미들 노트(Middle note 중향)의 정유

에센셜 오일을 블렌딩할 때 향의 이미지와 콘셉트를 결정하는 중요한 역할을 해서 소울 노트Soul Note라고도 한다. 탑 노트와 베이스 노트가 잘 조화가 이루어 부드럽고 완만해지도록 돕는다. 따뜻하고, 부드럽고 성숙한 느낌이 특징이며, 대사의 기능을 촉진하는 기능이 뛰어난 오일이 많다. 미들 노트의 오일류는 50~80%를 차지하여 조합된 오일의 모체를 형성하는데, 향은 약 6시간 정도 유지된다.

| Middle note | 효능 |
|---|---|
| Rosemary (로즈메리) | 정신의 기억력과 집중력 고양, 정신적인 피로 회복, 활력, 충전, 강심, 항우울증, 분노 감소, 강장, 건위, 소화 촉진, 수렴, 항류머티즘, 관절 통증 감소에 효과적이다. ※ 간질병, 고혈압 환자, 임산부는 사용을 금지한다. |
| Marjoram (마조람) | 심신 안정 작용을 하여 고혈압, 두통, 불면증, 통증을 완화하여 편안함, 근육통, 하부 요통, 소화장애, 강심, 강장, 거담, 최음 효과가 있다. ※ 임산부는 사용을 금지한다. |
| Geranium (제라늄) | 심신 안정, 이뇨작용, 노폐물 배출, 황달, 신장 결석, 당뇨, 요도염, 감염증전에 좋다. ※ 민감성 피부, 임산부는 사용을 금지한다. |
| Myrtle (머틀) | 피부의 수렴, 여드름, 피부 모공, 진정 작용, 폐의 감기, 호흡기 질환, 기관지의 카타르 증상, 방광염, 요도염에 효과 있다. ※ 장기간 사용 시 점막을 자극한다. |

| Middle note | 효능 |
|---|---|
| Neroli (네놀리) | 긴장 완화, 정서적 우울증 개선, 스트레스 해소,생리 전 긴장과 갱년기 증상인 흥분, 외로움, 피부 세포의 재생, 민감성, 노화 피부에 효과적이다.<br>※ 정신 집중 요할 시 사용을 금지한다. |
| Petitgrain (페티그레인) | 진정 작용, 몸과 마음의 긴장 완화, 불면증, 불안증, 여드름, 뾰루지 등의 피부 트러블에 효과적이다. |
| Hyssop (히솝) | 근육경련 조절, 슬픈 감정, 심신 허약, 정신의 안정, 순환기계, 저혈압, 호흡기계의 바이러스성 감염증인 감기, 기관지염, 기침, 가래, 생리주기를 조절한다.<br>※ 간질병 환자, 고혈압 환자, 임산부는 주의한다. |
| Palmarosa (팔마로사) | 진정 작용, 기분 고양, 소화기계 강화, 유해균을 억제, 피지 분비 촉진, 건성 피부의 보습, 살균, 대상포진, 진균에 좋다. |
| Melissa (멜리사) | 순환기 계통, 고혈압, 생리통, 생리 불순, 스트레스 관련 증상 완화한다.<br>※ 임신중, 민감성 피부는 사용을 금지한다, |
| Lavender (라벤더) | 긴장성 스트레스, 항우울, 불면증, 진정 작용, 살균, 소독, 항염 작용, 두통, 호흡기계, 피로 회복, 항바이러스에 좋다.<br>※ 임신 초기에는 사용하지 않는다. |
| Rose(로즈) | 생리장애, 생리 증후군, 폐경기장애, 진정, 강장, 소염, 소화 작용 피부 청결, 남성 불임증, 민감성 피부에 사용한다.<br>※ 임산부는 사용을 금지한다. |
| YlangYlang (일랑일랑) | 무드 고조, 노여움, 불안, 충격, 공포 등의 감정 완화, 항우울, 최음 작용, 불감증, 임포텐츠, 성적장애 호전이 있다.<br>※ 두통과 구토 유발 가능성이 있다. |
| JuniperBerry (쥬니퍼베리) | 독소 배출, 다이어트, 비뇨기계 살균 소독과 방광염, 배뇨, 신장 결석 해독 작용, 생리를 정상화, 통증 수반 경련, 불안과 긴장이 해소된다.<br>※ 임산부나 신장이 나쁜 사람은 사용하지 않아야 한다. |

## 3) 베이스 노트(Base note 하향)의 정유

베이스 노트에 속하는 에센셜 오일들은 보통 비교적으로 무거운 화학 성분으로 이루어져 있어 휘발의 속도가 느리다. 블렌딩한 향에 오일에 깊이를 주며 이를 피부 속에 끌어들여 정착시키고 영속성을 부여한다. 가장 마지막까지 맡을 수 있는 향이라 해서 라스트 노트Last Note, 보텀 노트Bottom Note라고 해서 보류제라고도 부른다.

베이스 노트의 오일류에 속하는 향들은 적은 양을 넣는 묵직한 흙 향, 나무 향, 짙은 꽃향기 등이 주를 이루며 깊이가 있고 강렬하다. 진정과 이완 효과가 있어 심신을 편안하게 릴랙스시켜 준다. 혼합한 향을 묵직하게 잡아 주는 고착제 역할을 하는 정신적, 정서적, 영적인 차원에 영향을 주기 때문에 대부분은 전통적으로 종교적인 의식에 쓰여 왔다. 보통 5, 6시간 또는 며칠 동안 향기가 지속되고, 향을 조합할 때 베이스 노트 오일류는 전체 양의 5% 이하로 소량만 넣는다.

| Base note | 효능 |
|---|---|
| Patchouli (패출리) | 소염, 몸을 따뜻하게 함, 무기력증, 가려움증, 염증, 기분 전환, 식욕을 억제하는 작용한다.<br>※ 소량만 사용한다. |
| Sandalwood (샌들우드) | 심신 안정, 명상 분위기 고조, 방광염, 항염증, 최음, 냉감증, 임포텐츠, 성적 장애를 개선한다.<br>※ 기분 저하 시 사용을 금지한다. |
| Cedarwood (시더우드) | 진정, 완화, 거담 작용, 신체 균형 유지, 수렴, 살균, 지성피부, 여드름, 피부 트러블 완화, 피부병, 마른버짐에 효과적이다.<br>※ 임신 중 고농도 사용을 금지한다. |
| Cypress (사이프러스) | 진정 작용, 정맥질환, 치질, 간장을 튼튼하게 하여 혈액 조성, 순환기 계통, 유행성 감기, 기관지염, 백일해, 천식, 다이어트에 좋다.<br>※ 임신 중에는 사용을 금지한다. |
| Frankincense (프랑킨센스) | 편안함과 행복감, 심리적 안정, 강박 관념 해소, 폐 기능 강화, 숨 가쁜 증상, 천식, 방광염 등 비뇨기 계통 전반에 효과적이다. |
| Benzoin (벤조인) | 몸을 따뜻하게, 호흡기계의 기관지염, 천식, 기침, 감기, 인후통 호전, 긴장, 스트레스 완화, 슬픔, 심신 안정, 심장과 순환기, 통증과 관절염에 효과가 있다.<br>※ 집중력이 필요 시 사용을 금지한다. |
| Jasmine (재스민) | 스트레스 저하, 로맨틱무드 조성, 기분 고조, 생리통 완화, 중증 우울증, 에너지 고조, 활력, 여성의 성적 장애, 남성의 정자 수를 증가, 불임증을 개선한다.<br>※ 임산부는 사용을 금지한다. |
| Myrrh (미르) | 항염과 상처 치유, 무기력한 기분은 고양, 격앙된 감정, 폐 질환, 갈라진 피부, 습진, 상처 회복, 무좀에 좋다.<br>※ 임산부는 사용을 금지한다. |
| Vetiver (베티버) | 스트레스 완화, 긴장, 적혈구를 강화, 강장, 최음, 진정, 세포 성장 촉진, 신체 회복, ADHD에 효과적이다. |

## 6. 향기(香氣) 치료

　　향기를 지니고 있는 약용식물의 꽃, 잎, 뿌리, 줄기, 수지 및 열매 등에서 추출한 에센셜 오일Essential oil에서 나는 식물의 에너지를 아로마라고 한다.

　　아로마테라피는 정통 의학은 아니지만, '달콤한 향기나 허브'를 뜻하는 그리스어 Aroma와 '힐링'을 의미하는 Therapeia의 합성어이다. 아로마는 그리스어인 'spice향료'에서 파생된 말이다. 오늘날에는 일반적으로 '향香'을 의미한다. 테라피therapy는 치료의 의미를 가진 트리트먼트treatment를 의미한다. 즉 식물이 자신을 지키기 위해 모상체trichome에 이슬처럼 함유되어 있는 에센스를 발산한다. 이때 약리적 효능이 있는 각종 방향 식물에서 추출한 에센셜 오일essential oil을 사용한다. 피부나 호흡기를 통해 인체 내에 흡수시켜 신체의 특정 부분이나 몸과 마음을 건강하게 유지하고, 사람의 정신적, 신체적, 사회적, 환경적, 영적인 면에서 탁월한 치유 효과를 가져오는 자연치료 요법이다. 이러한 향의 추출 부위는 다음과 같다.

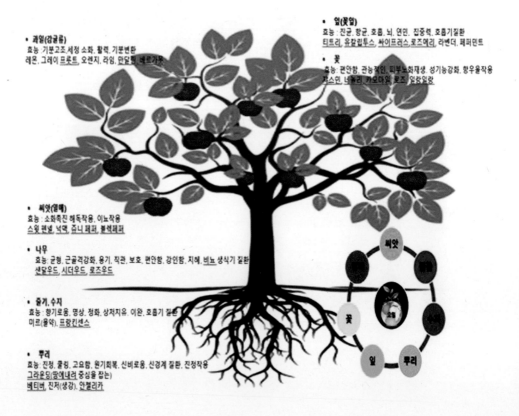

이처럼 에센셜 오일Essential oil은 식물체가 다르게 가지고 있는 강장, 항균, 살균 성분은 100%의 순수 강한 휘발성을 가진 고농축 유기화합 물질이다. 물에 잘 녹지 않고 알코올이나 유지에 잘 녹는 오일이지만 식물성 오일과는 다른 구조를 갖고 있는 정유다.

에센셜 오일의 치료적 성분은 물론 에너지를 그대로 간직하고 있어 안전한 사용법을 지킨다면 부작용이 거의 없고 인체에 부드럽게 작용한다. 에센셜 오일이 추출되는 식물은 방향 식물이라 불리는데, 생존을 위협받는 외부의 공격인 초식동물의 먹이가 되거나 박테리아, 세균 등에 감염되는 등에서 스스로 보호하기 위해서 에센셜 오일과 같은 2차 대사산물을 생성한다. 또한, 다른 식물과 너무 밀접해 토양의 영양을 뺏기지 않으려는 타감 작용, 과도한 수분 증발 예방, 다른 식물과의 정보 교류 등 식물의 번식과 성장을 위한 종류가 약 3,500여 종이다. 이 중 비용 측면에서 채산이 맞고 효능이 입증된 에센셜 오일 200여 종 정도가 상품화되고 있다. 대사 활동에 필요한 필수 영양소를 만드는 데 이것을 1차 대사산물이라고 한다. 이 외 생산되는 물질을 2차 대사산물이라고 하는데 에센셜 오일도 여기에 속한다. 2차 대사산물은 생명 유지에 필요한 영양소는 아니지만 식물이 성장하는 데 필요한 방어, 번식, 보호 등의 중요한 역할을 한다. 에센셜 오일은 모든 식물에서 생성되지 않으며, 에센셜 오일을 저장하는 장소나 함유량도 식물마다 차이가 있어 이는 에센셜 오일의 희소성, 추출량, 가격 등에 영향을 미친다.

# 7. 향기 요법의 역사

## 1) 우리나라 향(香)의 역사

우리나라는 《환단고기》의 한민족의 역사를 다룬 책에 보면 기원전 1285년 해부루 단군 병진 원년에 향을 피워 제사를 지냈다는 기록이 있다. 삼국시대와 고려시대에 여인의 뺨과 입술이 연지로 화장되어, 당시에 연지 화장이 보편화되어 있었음을 알 수 있다. 이러한 연지는 꽃, 나무, 열매 등을 건조하여 빻은 가루를 사용하였으며, 이는 고구려 고분인 쌍용총에서 발견된 벽화에 나타나 있다.

신라 눌지왕 때 중국에서 향을 받아 병을 치료하는 데 사용하였다는 기록도 보인다. 신라 시대 페르시아에 향을 수출하였다는 기록이나 백제의 향로들을 보면 삼국시대 방향제, 장식용 및 구급용으로 수준 높은 향 문화를 누렸음을 추측할 수 있다. 그리고 목욕제를 사용한 다음에는 콩이나 팥의 냄새를 없애기 위하여 반드시 향을 사용했는데, 향료로는 향기가 짙은 꽃을 말려 가루로 만들어 썼다.

고려 시대는 향에 대한 애착이 어느 시대보다 더하여 신체나 옷에 향유를 뿌리거나 발랐으며, 비단 향낭을 여러 개씩 몸에 지니고 다녔다는 기록도 있다. 조선 시대 세종은 변계량에게 전국 각지를 조사토록 하여 향료 재배와 생산을 장려했으며, 성종 때는 향 식물의 재배 관리를 감독하는 '전향별감專香別監'이라는 벼슬을 두고 궁중에서 사용하는 향료를 별도로 관리하는 '향실香室'이라는 직제를 두었다. 궁중의 내의원과 상의원에 각기 네 명과 두 명의 향장香匠이 있었는데, 이 향장은 오늘날의 조향사를 말하는 것으로 향을 이용한 치료를 하고 제사, 의식 등에 사용하는 향을 제조하였다.

《규합총서閨閤叢書》에는 향 만드는 법이 기록되어 있는 것으로 보아 옛날에는 민가에서도 쉽게 향을 만들어 애용하였던 것으로 보인다. 그 외에 허준의《동의보감》〈기미론氣味論〉에는 사찰에서의 침향 사용 등을 통해 향기요법의 역사를 짚어볼 수 있다. 한국전쟁 후에는 사치품으로 인식되어 향수의 발달이 늦어지는 한 원인이 되기도 하였다.

## 2) 중국

향은 의례, 음식, 의료, 예술과 문화의 일환으로 향을 품은 화장품, 향로, 향초 등이 다양한 측면에서 중요한 역할을 해왔다. 기원전 4000년경 천연식물에 대한 연구 자료《황제내경黃帝內經》에는 황실과 귀족 계층에서 천연식물, 즉 허브에서 즙을 내어 상처에 바르거나 원시적인 훈증법을 이용하여 에센셜 오일을 사용한 기록과 함께 경락으로 발전시켜 응용하였다.

### 3) 이집트 & 인도

기원전 3000년경에는 이집트에서 미용, 중요한 종교의식에 사용되었고, 의료 목적으로 방향성 수지를 이용해 미이라를 제작하여 방부 처리 목적으로 사용되었다고 한다. 인도의 가장 오래된 종교 서적 《베다 경전》에는 식물 700가지에 대해 기술되어 있어 오늘날 아유르베다ayurveda 의학의 초석이 되었다. 따라서 신에 대한 인식의 변화로 자연의학의 한 요소로 이해하기 시작하였다. 특히 히포크라테스는 종교와 치료의 영역이 구분되지 않았던 향기는 종교의식의 성스러운 가치로 사용되면서 자연치유를 위해 200개가 넘는 허브를 연구하기 시작하였다. 19세기 후반에는 화학 기반의 생약학, 약학 및 의학의 발전에 의해 심리학과 의식 영역에 재발견되면서 대중화되고 있다.

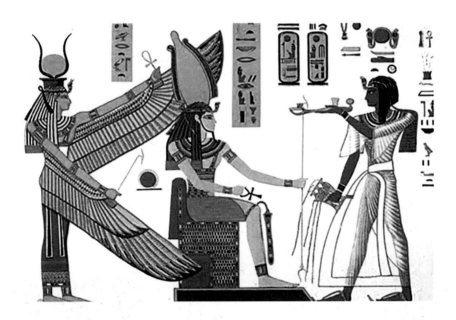

출처: 향기로운 삶을 연출하는 허브 & 아로마 라이프

# 8. 아로마테라피의 작용

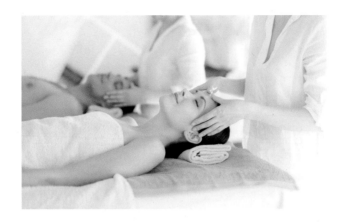

## 1) 마음(mind)

에센셜 오일의 향기를 맡으면 엔도로핀, 세로토닌, 아드레날린 등의 신경전달물질들이 분비되는데 이는 행복감, 정서 안정, 마음의 의욕과 활기, 진정 효과 등과 관계가 있다. 향기를 통해 자극을 받은 대뇌변연계, 시상하부, 뇌하수체라는 부분들은 정동情動, affect, 기억, 본능적 행동, 식욕, 성욕, 수면욕을 비롯해 자율신경계와 내분비계의 기능을 조절한다. 이 부분들은 마음의 영향을 쉽게 받는 곳으로서 마음이 안정되어 있으면 그 기능이 원활하게 작동하고 질병에도 잘 걸리지 않는다.

## 2) 몸(body)

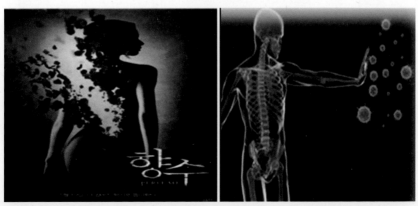

출처: 〈스페인 여행〉, 영화 〈어느 살인자의 이야기〉 (2007)

천재적인 후각을 가진 사생아 장바티스트 그르누이가 천상의 향수를 제조하고 결국 비극적 최후를 맞게 되는 이야기가 그 줄거리인 영화 〈향수〉의 "어느 살인자의 이야기"다. 작가는 후각을 말했지만, 이는 우리 몸의 예민함을 이른다. 동양에서 피부는 승강 출입을 통해 숨의 운동성을 알 수 있을 때 건강의 척도라고 한 것과 상통한다.

에센셜 오일에는 면역 기능을 강화하는 성분이 들어 있다. 이들 성분은 우리 몸이 바이러스나 세균 등과 싸워 이길 수 있도록 힘을 길러 주고, 혈액과 림프액의 순환을 촉진한다. 또 신장과 간, 위 등의 각 기관을 자극하여 기능을 향상하는 작용도 하는 것으로 알려져 있다. 아로마를 이용한 마사지 또한 같은 효능이 있다. 마사지 자체가 근육의 긴장을 풀어 주고 통증을 완화시키는 작용을 하기 때문이다. 아로마테라피는 에센셜 오일의 효능과 마사지의 자극이 복합적으로 작용하여 더 큰 효과를 만들어 내는 것이라고 하겠다.

### 3) 피부(skin)

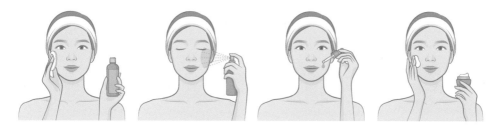

에센셜 오일에는 피부 상태를 정돈해 주고 피부 손질에 효과가 있는 성분이 많이 들어있다. 살균 소독 작용이 있기 때문에 여드름이나 상처에도 사용할 수 있다. 사람은 자신이 좋아하는 향기를 맡고 마음이 편안해지면 긴장이 이완되면서 혈관이 확장된다. 그러므로 이때 마사지를 하면 혈액순환이 촉진되고, 결과적으로 피부의 신진대사가 활성화되는 것을 도울 수 있다. 또한, 피부와 마음은 밀접한 관계가 있다. 이때 피부에 부드러운 촉각 자극을 주면, 정서를 안정시키고 스트레스 내성을 높이는 효과도 얻을 수 있다.

제Ⅰ장 왜(why) 자연치유을 알아야 하는가?

제Ⅱ장 질병의 이해와 자연치유 솔루션!

제Ⅲ장 자연치유와 생활요법

# 9. 오일의 흡수 경로

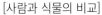

[사람과 식물의 비교]

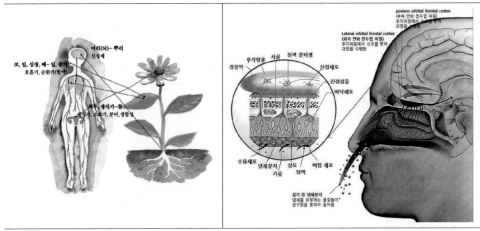

출처: 강승연(2013)

### 1) 후각을 통한 흡수

향기 분자 흡입은 점액에 닿아 용해된다. 이때 섬모에 향기 분자가 결합이 일어나 후각세포에 전달된다. 엑손 신경돌기의 향기 분자가 전기적 신호로 바뀐다.

• 후구 전달 → 후삭 → 변연계로 이어져 감정, 성욕, 식욕, 기억, 학습 기능 가능

### 2) 호흡을 통한 흡수

코 → 부비강 → 인두 → 후두 → 기관지 → 폐포 → 혈관 → 온몸으로 전달되기 위해 공기와 함께 들어온 에센셜 오일 성분은 일부는 코와 기관, 기관지, 폐의 점막을 통해, 또 일부는 폐포에서 가스 교환이 이루어질 때 모세혈관을 통해 몸 안으로 들어와 혈액을 타고 온몸으로 운반된다.

이처럼 코의 후각은 섬모가 있는 점막으로 이루어져 향기 분자와 접촉하면 후각 세포로 전달된다. 전기적 신호로 변환된 향기 분자의 정보는 후각 신경을 통해 변연계로 전해진다. 대뇌피질은 고도의 사색과 판단 기능을 하는 변연계에서 감정과 느낌을 생성한다. 변연계의 자극은 시상하부로 전달되고 자율신경계와 호르몬계를 지배하는 뇌하수체에 신호를 전달한다. 이때 뇌하수체는 시상하부의 명령에 따라 자율신경계에 자극을 주거나 호르몬을 생산한다.

### 3) 피부를 통한 흡수

에센셜 오일 성분은 분자량이 작기 때문에 우리 몸 안으로 쉽게 흡수된다.

표피 → 진피 → 체액 → 림프계 → 혈액 → 온몸으로 전달된다.

### 4) 입을 통한 섭취(경구 투여)

에센셜 오일을 직접 복용하는 방법으로 꽤 많은 양이 몸 안으로 들어오게 되므로 가정에서 실시하기에는 위험 부담이 큰 방법이다. 의료용 아로마테라피를 행할 때, 에센셜 오일 전용 베이스에 섞어서 농도를 희석한 다음에 복용하는 경우가 있다. 다른 방법들과 비교했을 때 작용 시간이 가장 오래 걸린다.

## 10. 향(香)을 사용한 자연치유법

### 1) 마사지법

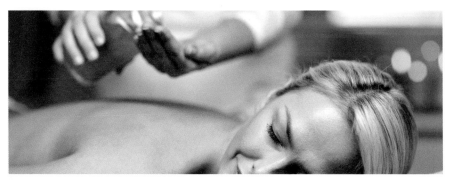

마사지는 향기요법의 꽃이라고 할 정도로 가장 효과적인 방법이다. 제대로 된 마사지는 심신을 안정시키고 근육 이완과 오일의 뛰어난 보습 효과로 피부 각질층을 부드럽고 매끄럽게 만들어 준다.

### ■ 마사지 순서

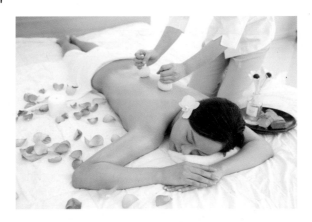

① 방안의 분위기를 따뜻하게 만든 후 간접 조명이나 음악 등을 활용한다.

② 마사지를 실시할 침대에는 따뜻함을 유지하고 수건을 깔아 몸이 베기지 않게 하고 오일이 침대에 묻지 않게 한다.

③ 마사지를 받을 사람이 침대에 누우면 입고 있던 가운을 벗기고 수건으로 몸을 덮어 준다.

④ 마사지는 심장에서 먼 곳부터 마사지 받는 사람의 호흡에 맞추어 자연스럽게 시작한다. 아로마 마사지는 전신 외에도 얼굴 등을 할 수 있으며 다양한 아로마 오일 중에서 받는 사람에게 맞는 오일을 선택해야 효과가 배가된다.

⑤ 마사지가 끝나면 마사지를 받은 사람이 충분히 휴식을 취할 수 있게 하고, 마사지 시술자는 손을 깨끗이 씻고 노폐물 배출이 되거나 마음을 편안히 하는 차를 준비한다.

⑥ 마사지를 받은 분이 오일이 몸에 충분히 흡수될 수 있도록 하루 정도 지난 후 샤워나 목욕을 하는 것이 좋다.

## 2) 흡입법

코로 향을 들이마심으로써 효과를 얻는 흡입법은 가장 편하고 쉽게 할 수 있는 방법이다.

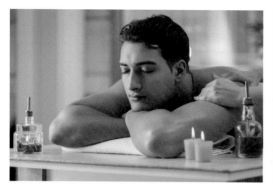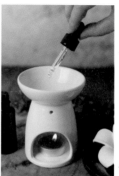

### (1) 램프 확산법

① 아로마 테라피용 램프에 따뜻한 물과 오일을 준비한다.

② 램프 접시에 따뜻한 물로 2/3 채운 후 램프 전용 양초를 켠다.

③ 아로마를 흡입하고자 하는 분의 증상 또는 용도에 따라 블렌딩된 오일을 4~6방울 정도 떨어뜨린다. 이때 사용되는 양초는 3~4시간쯤 사용할 수 있는 것으로 하여 보통 1~2시간 피운 후 양초를 끈다.

④ 남은 양초는 다음에 다시 사용할 수 있다.

### (2) 목걸이를 이용한 흡입법

① 아로마테라피용 목걸이와 오일, 화장지를 준비한다.

② 아로마 목걸이 안에 들어 있는 오일 보관용 병에 흡인하고자 하는 분의 컨디션이나 몸 상태에 맞는 오일을 넣는다.

③ 뚜껑을 닫고 휴지로 주변에 묻은 오일을 정리한 후 목걸이에 넣는다. 한 번 목걸이에 넣는 양은 7일 정도 분량을 넣지만, 흡입하는 분의 컨디션에 따른 호흡 상태에 따라 빨리 소모되기도 하고 늦게 소모되기도 한다.

### (3) 가습기를 이용한 방법

① 가습기와 오일을 준비한다.

② 가습기에 원하는 오일을 5방울 정도 떨어뜨린다.

③ 가습기는 사용 후 깨끗하게 청소해야 하는 불편함이 있지만, 유행성 감기나 불면증에 아주 효과적으로 사용할 수 있다. 또는 뜨거운 물에 에센셜 오일을 떨어뜨려 수증기를 얼굴에 쏘여 주면 모공을 열어 피부에 직접 침투하는 동시에 코를 통한 흡입으로 향의 흡입 속도가 매우 빠르게 전달될 수 있다.


## 3) 목욕법

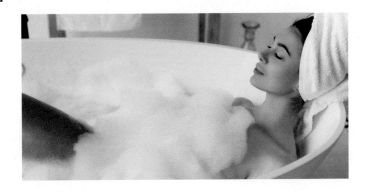

### (1) 전신욕

향기요법 중 그 효과를 극대화하면서 즐길 수 있는 것이 바로 전신욕법이다. 욕조의 더운물에 오일을 떨어뜨린 후 물과 오일이 잘 섞이도록 한 다음 15~20분 정도 욕조에 몸을 담그고 있는 방법이다. 욕조에 있는 동안에는 손을 이용해 물과 오일이 잘 섞이도록 계속 저으면서 몸 전체를 마사지하듯 문질러 준다.

### (2) 족욕

발은 신체의 모든 장기가 모여 있다고 할 수 있는 인체의 축소판이다. 반사요법의 원리에 의해 모든 내부 장기가 발바닥에 연결되어 있으므로 발바닥을 마사지하거나 족욕을 하면 효과를 극대화시킬 수 있다.

### (3) 좌욕

엉덩이는 남녀를 불문하고 위생이나 건강 면에서 특별한 관리가 필요한 신체 부위이다. 좌욕은 전신욕을 하기 어려울 경우 따뜻한 물에 에센셜 오일 10방울 정도를 떨어뜨려 엉덩이 부분만 담그고 있는 방법으로 약 10분 정도 실시한다.

### (4) 습포법

습포법은 전신 마사지가 여의치 않을 때 신체의 각 부위별로 찜질을 해 주는 것을 말한다. 통증이 있는 부위를 집중적으로 찜질하는 방법으로 피곤함을 없애고 혈액순환을 개선해 주며, 통증 완화, 울혈 제거, 염증 개선 등에 효과적이다.

### (5) 훈욕薰辱

스팀법의 일종으로 얼굴에 아로마 증기를 쐬어 얼굴의 미용을 돕는 방법이다. 원리는 증기 흡입법과 흡사하며, 코로 흡입하는 대신 얼굴에 아로마 증기를 쐬어 피부로 흡수하기 위한 목적으로 하여 스트레스를 해소하는 방법으로 하면 좋다. 조선 시대에는 약초를 사용하기도 하기도 하였고, 명상을 하기 전 훈욕을 하면 머리가 맑아지기도 한다.

위와 같은 활용법도 특성과 효능에 따라 다양한 용도로 활용될 수 있다. 그러나 에센셜 오일은 농축된 형태로 매우 강력하고 농도가 높을 수 있어, 신중하게 사용해야 한다. 또한, 일부 사람들은 특정한 향기에 알레르기 반응을 보일 수 있으므로 사용 전에는 적절한 희석이나 사용 방법을 확인하는 것이 중요하며, 개인의 특이성을 고려하여 사용해야 한다.

● 당신의 몸에서는 어떤 향香이 나나요?

고대 이집트 시대 이후로

우리는 남들의 주목을 끌기 위해

자신의 몸을 냄새로 장식해 왔습니다.

하지만 굳이 향료와 식물에서 추출한 방향유로 우리의 몸을

칠하느라고 법석을 떨 필요가 없습니다.

우리 몸에서 나는 자연스러운 향이 정원에서 뽑아낸 향기보다

서로에게 매력을 불러일으키는 데 훨씬 더 유용하기 때문입니다.

- 레이첼 허즈의 〈욕망을 부르는 향기〉 중에서 -


사람의 향기는 세상을 바꾼다! 향기로 세상을 바꿔 보시길!!

# PART 04

365일 자연치유(Nature Therapy for 365 Days)

## 하루 10분만 투자하자! 전통 괄사 미용법

질병의 고통은 힘들다. 예전에는 없었던 비만, 생활 습관병, 약물의 내성과 함께 신체적 의존도가 높아지는 중독질환, 만성질환과 같은 새로운 질병들이 발현되고 있다. 인간은 언젠가는 늙을 것이고, 그러므로 모두는 잠재적인 환자이며, 당연히 어떠한 형태로든지 의료 서비스도 필요하고, 예방을 위한 양생도 필요로 한다.

최근에 대중적인 인기를 끌면서 물리적 자극이 가능한 다양한 도구들이 개발되고 있다. 이런 양생법의 하나로 피부관리실이나 병원 등에서는 다양한 다른 수기법들에 의한 치료법 등으로 새로운 이름들이 많이 만들어지고 있다. 이런한 수기법들이 만들어지는 배경에는 괄사요법이 많이 병행되고 있다. 그 이유는 효과가 있기 때문이라 여겨진다. 하지만 괄사의 반응으로 나타나는 모래 알갱이 같은 피부의 반응으로 인해 대뇌피질의 흥분과 억제가 약간의 스트레스 반응을 일으킬 수 있다는 단점도 있을 수 있다.

우리나라는 예로부터 건강에 대한 관심도가 높은 나라였다. 최근에는 텔레비전을 통해 질병이 생길지도 모르는 질병에 대해서 그다지 관심을 갖지 않았던 것이 사실이다. 하지만 요즘에는 계획적으로 자신의 몸을 관리하는 사람들이 늘고 있어 예방 차원의 의학이 그 어느 때보다 주목받고 있다. 인류가 질병과 싸우는 과정에는 항생제, 진통제, 화학약품이 광범위하게 남용되면서 날이 갈수록 내약성이 심해지는 등의 문제가 나타나고 있다. 이런 질병의 발생을 사전에 방지하고 예방하는 차원에서는 전통적인 자연요법 중 괄사요법은 이론과 임상 실천에서 큰 효과가 있다.

# 1. 괄사요법의 이해

괄사요법을 위해서는 먼저 그에 대한 충분한 지식과, 자질이 구비되어 인체 부위, 즉 세포, 조직, 근, 관절, 순환계, 신경계, 내분비, 소화기, 피부, 호흡기, 비뇨생식기 등에 대해서 잘 이해하고 있어야 한다.

건장 증진을 위해 괄사요법을 경험하는 사람들에게 관리사는 많은 경험을 해야 치료법이 효과가 나타나기 때문에 분리된 관절을 결합시킬 수 있고 강직된 관절을 풀 수도 있다. 고통을 최대한 줄일 수 있도록 주걱, 접시, 은, 동물의 뿔은 처진 근육을 근육결 방향으로 문질러 주면 심부의 근육과 골격을 고려하여 깊은 층까지 경락과 근육을 접목시킨 뭉친 근육과 막힌 혈穴들을 뚫어 준다.

이렇듯 괄사의 응용 범위는 광범위하고 다양하므로 부작용이 없는 괄사요법을 통하여 건강미 형健康美形을 지켜 나갈 수 있을 것이다. 또한, 항상성을 유지할 수 있어서 확실한 효과는 대중적으로 사람들이 삶의 질에 영향을 미쳐 심리적 안녕을 취할 수 있을 것으로 본다.

여러 가지 자연 건강법들이 탄력적이고 과학적으로 통합의학적인 문제 해결을 할수 있도록 더 깊이 있는 실질적인 임상연구를 기대한다. 특히 고타법의 효능은 '인체에 너지 파장'을 이용한 수법이므로 정신 신경계에 치료 효과가 있을 것으로 여겨지며, 추후 이런 효능을 검증할 만한 질병 중심이 아닌 사람 중심의 유기적 연구가 필요하다. 자연요법도 과학 발전과 함께 지혜로운 의단疑端의 사고가 있다면 괄사요법 역시 성장해 나갈 수 있는 계기가 되길 기대한다.

# 2. 괄사요법이란?

괄사요법은 긁는다는 뜻으로 긁을 괄 '刮', 괴질병 사 '痧'로, 어혈이 혈액순환에 영향을 주어 뭉쳐 있는 곳을 긁거나, 문지르거나, 꼬집어서 피부에 충혈 작용을 일으켜 혈중 산소량을 증가시킨다. 경락과 인체의 신경계, 림프계, 혈관계, 소화기계, 면역계, 근골격계, 피부계의 혈액이 몸 전체에 잘 흐르게 되면, 관계 기관의 세포에 산소와 영양 보충이 되고, 피부를 긁을 때 발생하는 열로 인해 몸의 유해 성분을 피부 바깥으로 사痧라는 반응을 통해 내보낸다. 간단하고, 쉽고 부작용 없이 질병의 예방과 치료를 할 수 있는 방법이다.

## 3. 괄사의 이론적 배경

괄사의 이론적 배경은 경락 학설로 경락 경혈의 에너지 자극 통로를 통해 급만성 피로 회복과 심리적 안정, 피부 미용, 세포 기능 활성화로 인해 노화 지연과 건강을 증진시키는 방법이다. 침습적 치료의 단점을 보완하는 차원에서 괄사, 안마, 추나, 지압, 스포츠 마사지, 카이로프랙틱 등 명칭의 차이는 있으나 손으로 하거나 도구를 사용하는 치료법으로 볼 때 기혈 순환을 시키는 효능이 있다.

## 4. 괄사요법의 원리

중국 고대 청나라의 민간 건강 비법으로 곽지수, 왕개, 오도원, 왕맹명, 오상선, 21세기 여교수의 배독설로 이어져 그 작용 기전을 연구하며 현재까지 알려지고 있는 원리는 다음과 같다.

### 1) 괄사요법 치료 원리

안마의 쓸기, 주무르기, 누르기, 떨기, 두드리기, 구부림의 손 기술, 운동의 자동·타동·교정, 잡아당김 등의 8가지 수기법을 응용하여 지압을 응용하여 탄생하였다. 뒤이어 밀고 당기는 추나요법의 14가지를 응용하여, 현재 사용하는 수기요법들은 안마와 추나가 합쳐져 추나 안마가 되었고, 그 원리를 이용하여 괄사요법이 탄생하였다. 그중에 고타법 같은 경우는 현대 물리학적으로 인체 에너지 파장을 이용한 원리로 추나 안마요법을 응용하여 다양한 통증 치료, 운동 치료, 여러 가지 질병의 영역에 예방적 차원에 활용되어 괄사요법이 원리로 이어지고 있다.

## 2) 괄사의 비(非)침습적 방법

《황제내경》의 철학, 천문, 기상, 역법, 지리, 생물, 심리 등의 방면에 외치법을 운용 제시하여 예방, 질병의 변화, 진단, 치료, 양생을 위해서 음양오행 학설, 장상 학설, 병인·병기 학설, 진단·치법 학설, 예방양생 학설의 원리를 응용했다.

## 3) 피부론적 원리

12경락자 피지부야十二經絡者 皮之部也[1], 피부왈 주리진액 삼설지소皮膚曰 腠理津液 滲泄之所[2], 풍한지사선입피모風寒之邪先入皮毛[3], 피부의 양통痒痛[4], 과통증을 인식하는 감각수용체, 연관통은 괄사요법의 원리로서 폭넓은 영역을 연구하게 한다.

---

1) 피부에는 나누어진 부위가 있는데《동의보감》〈외형편〉피부편인 경락 분포에 있어 12경락의 낙맥은 모두 피부층에 분포되어 있어 12경락은 피부의 일정 부위를 나누어 다스린다. 일정 부위의 색이 달라지면 어떤 경락에 문제가 있는가를 살펴서 치료하는데 피부에 나타나는 오색(五色)으로써 폐에 속하는 피모는 풍한의 사기는 피모에 먼저 들어간다.

2) 피부의 표피를 주리(腠理)라고 하는데, 진액(津液)이 빠져나오는 삼설(滲泄)하는 곳을 살결인 주(腠)라 하며, 주름이 만나는 곳을 리(理)라 한다. 주리(腠理)를 현부(玄府)라 하는데 현부는 땀이 몸 안에서 밖으로 나오는 한공(汗孔)이다. 진액은 본래 검은색으로 구멍 선을 따라 나오며 피부 속에 결취(結聚)함으로 현부라 한다. 진액의 기능으로는 자윤(滋潤)과 영양의 기능이 있어 체표로 퍼지는 진액은 피모를 자윤하고, 공규(空竅)로 흘러가는 진액은 눈, 코, 입, 코 등의 공규를 자윤하고 보호하는 기능을 가지고 있어 혈맥으로 스며드는 진액은 혈맥을 충양하고 원활하게 하는 작용을 가지고 있으며, 장부와 조직으로 들어가는 진액은 각 장부 조직을 영양하고 자윤한다.

3) 백병의 처음 생길 때는 시초는 바람과 차가운 사기는 반드시 피모로부터 시작된다고 되어 있다. 이는 외부의 온도 변화에 의해 피부가 먼저 영향을 받아 병이 시작된다는 의미이다. 피부의 면역력이 떨어진 상태에서 피부가 외부의 찬 기운에 노출이 되면, 인체는 해당 부위의 체온을 유지하기 위해 혈류를 증가시키게 된다. 허한 틈을 타서 한기가 많으면 장(腸)과 위(胃)를 침범하게 되며, 외부의 찬 기운에 저항할 수 있는 면역력이 저하되어, 소화 불량이나 불면증 등의 질환을 초래하고, 열이 많으면 근이 이완되고, 골수가 소모되며, 기육(肌肉)이 소락(消落)되고, 모발이 직패(直敗)하게 된다. 즉 근골에 한이 침범하면 근이 당기고 뼈가 아프며, 열이 있으면 근이 늘어지고 뼈가 삭으며, 살이 타는 것 같고 근육이 무너진다.

4) 모든 여러 가지 피부의 아프고 가려움인 소양증(瘙痒症)은 허증에 속한다. 즉 가렵고 아픈 것은 피모(皮毛)에서 생긴다. 혈이 살과 주리에 영양 하지 못하면 소양증이 발병한다고 하였다. 대개 화기(火氣)에 근접될 경우, 미열하면

## 4) 괄사요법의 동·서양 의학적 효능

동양의학적 효능은 활혈거어活血祛瘀[5], 생신, 음양 조절, 배독 작용, 파혈 및 용혈로 다양하고 독특하며 부작용이 없이 양생 가능한 수법이 장점이다.

현대의학적 효능은 피부의 물리적 자극으로 지방과 한선의 기능을 개선하고, 에크린샘의 출구를 열어 주고, 말초순환계의 혈액을 좋게 하여 주고, 각 기관을 통솔하는 신경계에 영향을 주어 인간의 감정, 의지, 사고, 지각, 운동을 다스려 준다. 긴 근육성 소화기계에 영양분과 수분 흡수를 도와 항문으로 배출이 용이하게 하여 신체의 영양 상태를 개선할 수 있게 한다.

외부의 세균이나 바이러스에 특이적인 저항력을 갖는 면역력을 증강시키는 효능이 있고, 경견 근막통증증후군[6]의 동통 감소는 근골격에 세포를 서로 연결하여 몸의 균형을 아름답게 유지시키는 효능과 호흡을 통한 기능이 좋아지게 한다. 괄사요법 시 비뇨생식계는 소변 속 질소 대사량이 증가하여 피곤한 근육에 배뇨 작용을 원활하게 하고 성숙한 남녀의 성세포를 건강하게 하므로, 여러 수법을 다양하게 사용하면 체액을 받아 림프관으로 보내는 집합관의 역할을 잘할 수 있게 하여 림프계의 순환을 좋아지게 하는 효능도 있다.

---

가렵고, 대열하면 가렵고 아프고, 가까이하여 작열하여 부스럼이 되는 것은, 모두 화열(火熱)의 도(度)에 의한 작용인 것이다. 이렇게 피부가 아픈 것은 심(心)이 실한 데 속한다. 양통의 현상은 몸에 벌레가 기어가는 것처럼 가려운 것은 혈이 허한 것이고, 술을 마신 뒤 온몸이 가려워진 것은 풍창(風瘡)과 같아서 피가 나올 때까지 긁는다. 이것은 허증에 속하고 통증은 화에 속한다. 혈이 있어야 살이나 주리에 영양을 공급할 수 있는데 혈이 허해서 가려움이 생긴다.

5) 혈액순환을 원활하게 하며 막히거나 정체되어 있는 어혈(瘀血)을 제거하는 효능

6) 근육의 탄력성이 떨어져 수축된 상태가 지속되어 통증을 느끼게 되는 가장 일반적인 만성 근육 장애. 근육이 수축된 상태가 지속되면 근육 내 신경이 눌리고 혈관이 압박되어 근육 내에서 생긴 통증 물질이 배출되지 못하고 근육 내에 축적된다. 그러면 근육이 부착된 골막이 자극을 받아 통증이 유발된다. https://ko.dict.naver.com/#/entry/koko/b9ea25693e884126a62e87bb3fd161d5

### 5) 괄사요법 시 준비물

괄사유와 도구는 물소뿔, 금·은 제품, 저마, 돌, 동전, 목기판, 도자기, 백자 자기 등이 다양하며, 운용 방법에 있어 괄사의 치료 효과를 높이고 질병의 치료 기간을 단축시키기 위해서 해부학적 지식과 병증에 대한 이해가 요구되므로 괄사판을 쥐는 방법, 자연적 보사와 인위적 보사인 구법, 괄사요법 시 나타나는 사흔, 사진, 사상에 대한 생리적 변화는 진단과 치료의 기준으로 삼는다.

괄사는 단순해 보이지만 아주 숙련되어야 힘의 강약, 장단, 길이, 시간 등을 조절할 수 있다. 마지막으로 각 부위 수법으로 인체의 기를 소통시킬 수 있는 괄사법의 면괄법 8가지 방법과, 촬사법의 5가지 방법, 방사법, 인체 에너지 파장을 이용한 수타법과 도사법 등의 수법으로 경락을 수기 조작할 수 있는 방법은 괄사 효능을 높이는 데 적절히 사용해야 한다.

## 5. 괄사의 실전

### 1) 괄사의 다양한 도구

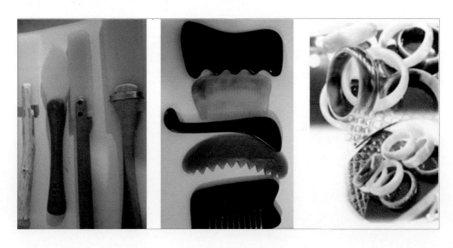

## 2) 괄사 수법

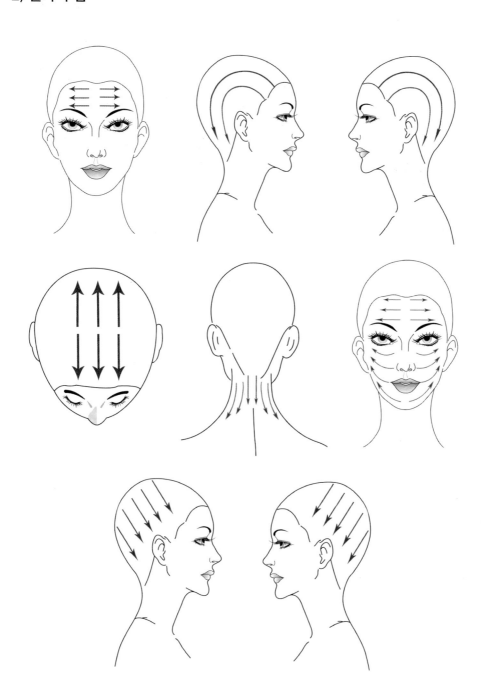

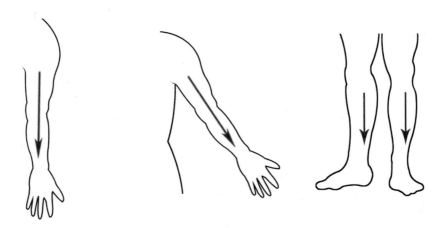

위의 그림을 화살표 방향을 보고 순서는 머리부터 시작하여 경추의 목을 따라 내려 온다. 그다음은 척추를 하나하나 만져 보며 천천히 시술한다. 척추 옆 기립근방광경은 옆으로 하고, 가슴 정중앙 후임맥, 팔과 다리는 위에서 아래 순으로 시술한다.

이마는 옆으로 하며, 다른 부위는 위에서 아래 방향으로 도구를 사용하여 시술한다. 시술 방법이 간단하다고 해서 쉬운 것은 아니다. 단 괄사 수법 시 아프지 않게 해야하며, 부작용이 없다는 장점 때문에 호흡에 따라 천천히 수법을 해야 하는 걸 놓친다.

얼굴은 붓기, 피부 트러블, 얼굴 축소, 두통, 탈모 등을 개선하고 예방할 수 있다. 목 뒤의 승모근은 갑상선과 탈모, 허리 통증 등이 개선에 많은 도움이 된다. 팔과 종아리는 테니스 엘보, 무릎 통증 등에 효과가 있어 질병 예방이나 미용, 다이어트에 탁월한 효과 덕분에 괄사 시술 전후 꼭 지켜야 할 유의 사항을 놓치는 경우도 있으므로 자연 치유라고 해서 무조건 하는 것보다 허약 체질이나 영유아는 의자 또는 누운 자세에서 유의하도록 하여 15분을 초과하지 않아야 한다.

시술 방법은 괄사판과 피부와의 각도를 45도로 유지하여 괄사판의 1/5~1/3 부분 사용 한다. 괄사판을 가볍게 쥐고 팔꿈치와 손목의 힘을 빼고 도구를 사용하여 위에서 아래로 힘의 강약을 조절한다. 시술 면적이 넓기 때문에 침구처럼 정확한 혈위가 아니더라도 무 방하며, 총 30회 이내로 출사와 기혈 소통이 되도록 충분히 괄사한다. 사반이 나오면 30 회가 안 되어도 중단 후 다른 부위로 옮겨 시술한다. 아울러 전신 시술을 하고자 한다면 젖산 피로 물질이 많이 쌓이기 때문에 2~3일 정도로 나누어 실시하는 것이 좋다.

# [참고문헌]

· 강대희(2012), "말초 신경병증성통증 모델 백서에서 오두탕의진통 및 신경회복 효과", 동신대학교박사학위 논문.

· 고미아(2012), "테이핑이경부통증을 호소하는 고등학생에게 적용한 밸런스 테이핑 요법의 효과", 「한국성인 간호학회지」, 제24권(4), pp.417‐427.

· 김해룡(2015),"탄력테이핑요법이 여고생의 요통 및 요부관절가동범위에 미치는 효과", 문대학교 석사학위 논문.

· 강승주·김인한(2012),"테이핑요법이뇌졸중 편마비환자의 견관절 운동범위와 통증, 신체기능 및 우울에 미치는 효과", 「간호학회지」, 제24권(3), pp. 294‐304.

· 강준한·김성환·이규진(2010), "근골격계 질환의 테이핑요법" 도서출판 메디안북

· 강혜림(2013), "마음챙김명상, 분노조절과 공격성에 미치는 영향", 원광대학교 석사학위논문.

· 백송원 외 2인(2017), "경부 밸러스테이핑요법이 골프스윙 시 몸통회전에 미치는 영향", 「한국체육학회지」, 제56권(1), pp.741‐751.

· 여수경(2019), "치매노인의 배회행동 대응을 위한배회감지기연계 출입문 디자인 제안", 국민대학교 석사학위 논문.

· 나혜원(2006), "알츠하이머와 혈관성 치매환자의 음악적 잔존능력 비교 연구", 숙명여자대학교 석사학위논문.

· 김정미(2008), "치매노인전문요양시설건축계획", 홍익대학교 석사학위논문.

· 김을순(2017), "치매 위험요인이 중년후기성인의건강관련 삶의 질에 미치는 영향", 전남대학교 석사학위논문.

· 김동건(2017), "정기신(精氣神)통합치유론에의한 화병(火病)에 대한 연구", 국제뇌교육종합대학원대학교,석사학위 논문.

· 박현자(2016), "차명상의 양생법적 이론배경 및 사례조사", 대구한의대학교 석사학위논문

· 임란희(2018), "명상(瞑想)의 자연치유 효과에 관한 학술연구 동향분석", 남서울대학교 석사학위 논문.

· 류희만(2008), "피부관리의 컬러테라피적용에 관함 기초적 연구", 동명대학교대학원 석사학위 논문. p.85.

· 안상민(2017), "자연치유관점으로 본 성경적 소리치유연구", 서울장신대학교 자연치유선교 대학원 석사학위 논문.

· 이응길(2008), "인간의 마음과 자연치유에 관한 고찰", 서울장신대학교 석사학위 논문.

· 태연정(2017), "양자의학 관점에서 본 몸의 소리 힐링요법해석", 남서울대학교 석사학위 논문.

· 허창덕(2011), "전신테이핑요법이 스트레스오두통과 견통완화에 미치는 영향연구", 「국제통합 대체의학협회지」, 제7권(1), pp.57‐65.

- 홍근주외4인(2009), "컬러테라피가스트레스와 뇌파변화에 미치는 영향", 대한피부미용학회지, 제7권(1), pp.51-59.
- 안지혜·김종두(2013), "컬러테라피에대한 이론적 고찰", 「한국자연치유학회지」, 제2권(1), pp.74-82.
- 장성룡·김민수(2012), "색채치료의 이해와 다양한 기법으로서의활용에 관한 연구", 한국예술치료학회지, 제12권(1), pp.93-114.
- 이애영·이선화(2011), "컬러가 인간의 생리·정서적 반응에 미치는 효과", 「상담학 연구 학회지」, 제13권(2), pp.779-798.
- 임누리(2009), "색채심리와 색채치료 관련 연구 고찰", 서경대학교 석사학위 논문, pp.6-21.
- 이수진(2005), "유아를 위한 그림책에서의 색채표현 연구", 홍익대학교 석사학위 논문. p.54.
- 문제일(2015), "향기를 기억하는 뇌", 한국분자·세포생물학회, 제12회 동계학술지, pp.32-35.
- 윤지영·박주훈·박선남·최옥병·이환명·이진영(2010), "천연원료를 이용한 기초 화장품의 역사적 고찰", 호서 대학교 기초과학연 구논문집 제18집, pp.111-118.
- 최은영(2019), "음양오행론에 근거한 아로마테라피의 활용방안 연구", 대전대학교 박사학위 논문.
- 박미은(2016), "아로마 향기요법 관련 변인에 대한 메타분석", 영산대학교 석사학위 논문, pp.7-16.
- 강승연(2013), "아로마 오일의 농도변화와 향의 노트별 뇌파반응특성", 숭실대학교 박사학위 논문, pp.28-35.
- 홍민희(2016), "치맥족의 돌봄에 대한 주관성", 군산대학교 석사학위 논문.
- 이고단(2012), "치매의 한·양방협진모델 개발을 위한 연구", 원광대학교 석사학위 논문.
- 김영균, 권정남, 최난숙(1997), "치매에 대한 문헌적 고찰", 대한한방내과학회지.
- 김한나(2007), "기독교적 감성에 의한 빛의 상징성 표현 연구", 충남대학교 석사학위논문.
- 오지현(2014), "명상과 사색을 도와주는 사물 연구", 국민대학교 석사학위논문.
- 강미영·한나리·한채정(2011), "기관 내 무료 괄사요법이 여대생 신체조성, 혈중지질 및 혈관탄성도에 미치는 영향", 「한국인체미용예술학회」, 제12권(1호).
- 권정주(2010), "정골의학적 수기요법 분석 및 추나의학적 활용방안 연구", 경원대학교 한의학과 석사학위 논문.
- 나대웅(2011), "약손요법에 따른 노인의 신체반응과 심지적변화", 조선대학교 박사학위 논문.
- 강옥매(2010), "중국추나요법의 발전과정 및 발전방향 연구", 대전대학교 보건스포츠대학원 석사학위 논문.
- 성경숙(2003), "경락마사지가 근막동통 증후군의 동통과 자각증상 감소에 미치는 효과", 동의대학교 간호학과 석사학위 논문.
- 김상준(2011),'괄사요법이 경견근막통증후군의 동통 감소에 미치는 효과", 경기대학교 대체의학대학원 석사학위 논문.
- 김용성(2005), "경락맛사지가 일상생활에서 스트레스 완화에 미치는 영향", 광주여자대학교 석사학위 논문.

· 김종철(2013), "12주간의 경락 및 경혈점 자극운동이 중년여성의 유연성에 미치는 효과", 경희대학교 박사학위 논문.
· 김중권(2006), "카이로프랙틱 치료가 요통환자의 통증 감소에 미치는 영향", 경기대학교 스포츠과학대학원 석사학위 논문.
· 김재곤 외 2인(2014), "젖산에 의한 혈관 이완: Brief review", 「한국웰니스학회」, 제9권(4호).
· 명지선(2011), "카이로프랙틱 경추교정이 대학생들의 경추배열과 경부통증에 미치는 영향에 대한 연구", 한서대학교 건강증진대학원 석사학위 논문.
· 문미진·김경희(2008), "미용 괄사요법을 이용한 스트레스와 우울증 해소에 관한 변화 연구",「한국미용학회」 추계학술발표회, 제12권.
· 문미진·김경희(2008), "미용 괄사요법을 이용한 체형 변화 연구: 상반신을 중심으로",「패션 비즈니스」,제12권.
· 신향미(2002), "피부노화가 여성의 심리상태에 미치는 영향과 피부관리 선택 형태", 고신대학교 보건대학원 석사학위 논문.
· 안성희(2011), "음양오행이론에 의한 경락맛사지를 적용한 피부관리 효과의 비교 연구", 동덕여자대학교 향장대학원 석사학위 논문.
· 오태민(2010), "한국시각장애인 안마사제도 활성화를 위한 고찰", 서강대학교 공공정책대학원 석사학위 논문.
· 옥인희(2008), "경락 전신 마사지가 스트레스 및 신체면역에 미치는 영향", 건국대학교 대학원 석사학위 논문.
· 유민(2014), "한국과 중국 직장여성들의 피부 관심도와 피부 관리실 이용실태", 광주여자대학교 일반대학원 석사학위 논문.
· 윤미숙(2012), "한국 마사지의 形成背景과 관한 考察", 명지대학교 산업대학원 석사학위 논문.
· 이연옥(2010), "수기요법과 괄사요법이 안면크기 변화에 미치는 효과 비교", 호남대학교 산업경영대학원 석사학위 논문.
· 이연옥·정인경(2010), "괄사도구를 이용한 경락마사지가 안면 크기 변화에 미치는 효과 연구", 「대한피부미용학회」, 제8권(4호).
· 이정희(2007), "뇌파분석을 통한 약손요법 복부맛사지가 스트레스 완화에 미치는 효과 연구", 건국대학교 산업대학원 석사학위 논문.
· 이진우(2003), "한국 수기요법(手技療法)의 변천 및 발전방향(發展方向)", 명지대학교 사회교육대학원 석사학위 논문.
· 이춘희(2008), "미용경락이 피부미용에 미치는 영향", 숙명여자대학교 향장미용 석사학위 논문.
· 이황우(2001),"태극권의 원리와 특성에 관한 연구", 명지대학교 사회교육대학원 석사학위 논문.
· 이연옥(2010), "수기요법과 괄사요법이 안면크기 변화에 미치는 효과 비교", 호남대학교 산업경영대학원 석사학위 논문.
· 이연옥·정인경(2010), "괄사도구를 이용한 경락마사지가 안면 크기 변화에 미치는 효과 연구",「대

한피부미용학회」, 제8권(4호).

· 이정희(2007), "뇌파분석을 통한 약손요법 복부맛사지가 스트레스 완화에 미치는 효과 연구", 건국대학교 산업대학원 석사학위 논문.

· 이진우(2003), "한국 수기요법(手技療法)의 변천 및 발전방향(發展方向)", 명지대학교 사회교육대학원 석사학위 논문.

· 이춘희(2008), "미용경락이 피부미용에 미치는 영향", 숙명여자대학교 향장미용 석사학위 논문.

· 임진강(2008), "조선시대 추나의학사 연구", 경희대학교 대학원 석사학위 논문.

· 위유량(2011), "척추이상소견자에 대한 카이로프랙틱 요법의 효과", 고신대학교 박사학위 논문.

· 최만호(2013), "양자역학과 대체의학 진단간의 인식에 관한 연구", 서경대학교 경영학과 석사학위 논문.

· 홍연숙(2005), "성인 여성의 라이프스타일에 따른 피부 관리 및 체형관리 실태 조사 연구", 성신여자대학교 석사학위 논문.

· 황지은(2011), "우리나라 7개 도시를 통한 대기오염에 따른 심혈관계 질환 및 호흡기계 질환의 일일 사망 영향 연구", 서울대학교 보건대학원 석사학위 논문.

· 김효린(2010), SP얼굴성형 해부학』. 엠바한의사연구회.

· 니시하라가츠나리, 김정환 옮김(2012), "코 호흡을 해야 몸이 젊어진다", 엔터스코리아

· 니시하라가츠나리, 박은희 옮김(2009), "호흡력", 아타데미북

· 박금실·김종진·김수경·이섬백(2012), 자연의학 총론, 아트하우스 출판사, pp.288-290.

· 한형조(2013), "스펙보다 더 중요한 자기발견", 격몽요결, 인문학명강동양고전 中, 21세기 북스, pp.131~139.

· 김춘경·이수연·이윤주·정종진·최웅용(2016), "상담학 사전", 학지사

· 불면증에 효과, 스마트폰 중독(강규현,2015)

· 알코올의존자(강은혜, 2014)

· 알레르기성 비염환자 삶의 질(김아영, 2009),\

· 스트레스 감소(이승구, 2018)

· 막스뤼셔지음·김세나 옮김(2020), "막스뤼셔의색채심리학", 오르비스출판사, p.81.

· 캐런할러지음·안진이 옮김(2020), "컬러의 힘 내삶을바꾸는 가장 강력한언어", 월북출판사, p.25.

· 권소영·김성은·김은정·김중홍, 유강목(2008), "살바토레의 아로마테라피 완벽가이드 ", 현문사

· 양해주(2015), "香의 길라잡이", 도서출판 남양문화, pp.4-29 , 290-330.

· 고미숙(2013), 『몸과 인문학』, 북드리망.

· 전국한의과대학 신경정신과 교과서편찬위원회(2010), "한의신경정신과학", 집문당.

· 그레이 쿡·최하란·정건 역, 정형준 감수(2013).『Movemen』. 대성의학사.

· 김규열 외 3인(2012),『식료 본초학』, 의성당.

· 김규열·배병철(2010),『한의학개론』, 성보사.

- 김기욱 외 13인(2006),『강좌 중국의학사』, 대성의학사.
- 김기욱 외 6인(2014),『뜻으로 푼 황제내경 소문』. 법인문화사.
- 김광옥 외 4인(2007),『미용경락 Meridian of Cosmetology』. 청구문화사.
- 김남수(2008),『평생건강을 위한 뜸(灸)의 이론과 실제』, 정통침뜸연구소.
- 김두원·김승수(2008),『경혈총서 침 뜸 온구법』, 글로북스.
- 김복영(2009),『101가지 증상별 꽈샤배독 요법』, 혜성출판사.
- 김선애(2010),『potency of Healing Energy』, 갑을패.
- 김은기(1999),『침이 무서운 당신을 위한 괄사요법』, 대성의학사.
- 남산스님(2008),『남산스님의 괄사요법』, 고요아침.
- 니시하라 가츠나리·김정환 역(2012),『코 호흡을 해야 몸이 젊어진다』, 싸이프레스.
- 류희만(2008), "피부관리의 컬러테라피적용에 관함 기초적 연구", 동명대학교 대학원 석사학위 논문. p.85.
- 닉 오트너·최지원 역(2013),『The Tapping Solution』, 니들북.
- 동양한의학연구회(2011),『한의학 임상의전』, 혜성출판사.
- 대한보완통합의학회(2012),『Integrative Medicine』, 한미의학.
- 라이프21출판부(2006),『중의진단학』, (주)침코리아.
- 박성기(2002),『중국정통 괄사건강요법』, 정문각.
- 박성호(2004),『Orthomolecular Medicine』, 한국분자교정학회.
- 박준기(2012),『두개천골치유기법』, 좋은땅.
- 배병철(2005),『기초한의학』, 성보사.
- 백승일(2000),「신체활동과 면역계」, 상명대학교 자연과학연구소. Vol.7.
- 백승헌·정현옥(2003),『왕실의 궁중 건강비법』, 하남출판사.
- 백승헌(2014),『면역요법』, 다문.
- 베이징출판사 편집위원회, 강청일 역(2008),『自家안마치료법』, Green Home.
- 소광섭(2004),「봉한학설의 재조명 미래비젼」,『한국정신과학회』. Vol.22.
- 수신오도(2014),『參呼吸禪法 』, 팬덤북스.
- 신경희·조상윤 (2013),『스트레스의 통합치유』, 영림미디어.
- 신문균 외 5인(1993),『Human Anatomy』, 현문사.
- 야마다 게이지·전상운·이성규 역(2002),『중국의학은 어떻게 시작되었는가』, 사이언스 북스.
- 양금생·왕경(2003),『난치병을 이기는 꽈샤요법』, 아카데미북.
- 양승(2000),『약선식품동의보감 약선식품』, 세계중탕약선연구소.
- 여계유(2005),『400가지 질병 꽈샤처방』, 한수.
- 인석 외 5인(2012),『History of Medicine in Korea』, KMA의료정책연구소.
- 오한진(2008),『꼭 알아야 할 통합의학』, 청운출판사.

· 오현승(2009), 『刮痧療法』, 전국의학사

· 유진호 외 2인 (2000), 「刮痧療法에 대한 고찰」, 『대한침구학회』.

· 이경미·노판수(2008), 『예뻐지는 성형괄사』, 혜성출판사.

· 이동한(2011), 『퇴계선생 건강법 활인심방』, 교육과학사.

· 이병국 (2008), 『東醫寶鑑鍼灸編』, 現代鍼灸院.

· 이병국(2009), 『經穴圖』, 現代鍼灸院.

· 이병국(2014), 『오장육부도 모르면서 鍼놓고 계십니까』, 現代鍼灸院.

· 이병창(2015), 『몸의 심리학』, 정신세계사.

· 이재동·김남일(1997), 『중국 침뜸의학의 역사』, 집문당.

· 이치현 외 14인(2014), 『아로마 테라피』, 훈민사.

· 이호영(2009), 『타통테라피 괄사』, 태웅출판사.

· 함주현 외 2인(2002), "추나(推拿)와 안마(按摩)에 대한 고찰", 한서대학교 동양고전연구소, 東方學.

· 한중 자연족부 괄사건강연구협회(2005), 『수정괄사요법』, 光文閣.

· 최미경·이영희(2010), 『보완대체요법』, 정담미디어.

· 한국대체요법 연구회(2005), 『근육과 관절통증 및 경혈에 대한 수정괄사요법』, 광문각.

· 와다 스미오·강금희 역(2013), 『누구나 이해할 수 있는 양자론』, 뉴턴코리아.

· 일본 뉴턴프레스·강금희 역(2013), 『Newton Highlight』, 뉴턴코리아.

· Alice Roberts. (2010)(5th ed). The Complete Human Body. Londn, NewYork, Melbourne, Munich, and delhi. 박경한 외 2인역. 2014. 『HUMAN BODY』. 서울:사이언스북스.

· Dimitrios Kostopoulos·Konstantine Rizopoulos. (2008). The Manual of Trigger Point and Myofascial Therapy by Dimitrios Kostoulos, Konstantine Rizopoulos(2th ed). New Jersey,U.S.A, Slack, Inc, 강세윤 역. 2008. 『통증유발점 및 근막통치료』, 서울: 영문출판사.

· Janet G. Travell·Simons. (2007). Myofascial Pain and Dysfunction, The Trigger Point Manual(Volume 2. The Lower Extremities)(th ed). Williams & Wilkins, Inc. 이강우 외. 2007. 『트라벨·사이몬스 통증유발점의 기전과 치료』. 서울:영문출판사.

· Kendall 외 4인, (2005). Muscles Testing And Function With Posture And Pain (5th ed). Williams & Wilkins, Inc. 한국통합의학연구소 외 역, 2006. 근육학 진단과 검사. 서울: 한미의학.

· Kenneth W. Lindsay, Ian Bone. (2010) Neurology And Neurosurgery Lllustrated (4th ed). Elsevier Inc. 이광우 역. 2010. 『임상신경학』. 서울:E*Public

· Lynn S. Bickley 외 2인, (2011). Bates' Guide to Physical Examination and History Taking (2th ed). Williams & Wilkins, Usa Inc. 김금순 외 22인 역, 2011. 『건강사정 』, 서울: 군자출판사.

· Philipp Richter, Eric Hebgen. (2008). Trigger Point Muscle Function Chain(1th ed). Hippokrates Verlag in MVS Medlizinverage Stuttgart GmbH&,Gemany. 배종현 역·강윤

규 감수.『건강사정』, 서울 : 군자출판사.

· Peter J. Delves, (2011). The Immune System(1th ed). part of Taylor&Francis Group LLC, 서영훈 외 5인 역. 2011.『면역학』. 서울: 라이프사이언스.

· Susan Wilson & Jean Giddens, (2013). Heaith Assessment for Nursing Practice(5th ed) Arrangement with Elsevier Inc, 이강이 외 4명 역. 2014,『건강사정』, 서울: 현문사.

· Thomas W, Myers (2005), Anatomy Trains Myofascial Meridians for Manual and Movement Therapists (1th ed). Churchill Livingstone ,Inc, https://news.joins.com, "뇌 속 웃음 회로서 명령 40개 얼굴근육이 빚은 종합예술"(2019).

· 황제내경독송본, 진주표편주, 법인문화사,2009.

· 활인심방, 교육과학사(2011), 이동한 편역

· 한방미용과 경락, 장매화외 3인 저, 구민사(2014)

· 이옥종(2019), 바이오 밸런스 테이핑매뉴얼, ㈜위테이프

· 송윤경·이종수·임형호·조남경 역, 2005, 근막경선 해부학, 서울: 현문사.

· 강명희 외 4인(2008),『피부미용사 이론서』, 혜성출판사.

· 黃龍, 尹鐘和 外 2人(2007),『中國鍼灸學術史大綱』, 法仁文化史.

· 黃龍粫(2005),「中國鍼灸學術史大綱」, 法人文化史.

· 장성환(2004),『알기쉬운 경혈학』, 성보사.

· 정종영·김미연(2006),『아틀라스 피부관리학』, 엠디월드.

· 정행규(2007),『특강동의보감』, 동의보감출판사.

· 조증래(2014),『심우방 고타법』, 정음서원.

· 주춘재·정창현, 백유상 역(2006),『經絡經穴』, 청홍.

· 주춘재·정창현·백유상·장우장 역(2009),『韓醫學入門』, 청홍.

· 지토 편집부, 홍순도·홍광훈 역(2013),『그림으로 풀어쓴 황제내경』, 김영사.

· 청월스님(2012),『무통괄사』, 예나루.

· https://ppss.kr/archives/225456(Digital Marketing Curation에서)

· https://wonderfulmind.co.kr/psychology-of-color-meaning/

· https://m.blog.naver.com/salidacompany/220850593661

· http://www.mhyang.co.kr/bbs/content.php?co_id=3050

· https://terms.naver.com/entry.nhn?docId=3404716&cid=58409&categoryId=58409

· http://www.iusm.co.kr/news/articleView.html?idxno=293947

· www.kmces.or.kr, '약선설계특별과정 藥用作物과 견비통17편(2018)'

· https://www.sciencetimes.co.kr/news(2013).§https://m.blog.naver.com/panaxcare/220268231241

· http://www.insightkorea.co.kr

· https://www.dementia.or.kr/(대한치매학회)
· 산림청(https://www.forest.go.kr)
· 해양수산부(https://www.mof.go.kr)
· 농촌진흥청 농업기술포털(https://www. nongsaro.go.kr)
· 건강보험 공단의 의약품 정보검색(건강정보 검색)
· 법보신문(http://www.beopbo.com)
· 대한체육회(2008), "요가 스포츠백과"
· 서울아산병원(amc.seoul.kr)
· http://100.daum.net/encylopedia/view
· http://www.k-act.co.kr/therapy/principle.html?ln=2
· http://www.kostat.go.kr/survey/society/ss_dl/1/index.board
· http://www.thetappingsolution.com/money
· http://www.thetappingsolution.com/overcomingfears
· http://www.thetappingsolution.com/stress
· http://ko.wikipedia.org/wiki/
· 국제에이브 마음테라피 협회(https://eiv.kr/16)

Nature Therapy for 365 Days

# 365일 자연치유

초판 1쇄 인쇄    2024년    9월    20일
초판 1쇄 발행    2024년    9월    30일

저자        고운실
펴낸이      박정태
편집이사    이명수              출판기획        정하경
편집부      김동서, 박가연
마케팅      박명준, 박두리        온라인마케팅    박용대
경영지원    최윤숙

펴낸곳      BOOK★STAR
출판등록    2006. 9. 8. 제 313-2006-000198 호
주소        파주시 파주출판문화도시 광인사길 161 광문각 B/D 4F
전화        031-955-8787      팩스        031-955-3730
E-mail      kwangmk7@hanmail.net
홈페이지    www.kwangmoonkag.co.kr

ISBN       979-11-88768-86-8      03510
가격        23,000원